互联网中医院医护人员培训系列教材

医学助理培训指南

主　审　何清湖

主　编　张冀东　孙贵香

副主编　王　丹　刘子毓　曹　淼

中国中医药出版社

·北　京·

图书在版编目（CIP）数据

医学助理培训指南 / 张冀东，孙贵香主编 . —北京：中国中医药出版社，
2020.10（2021.12 重印）

互联网中医院医护人员培训系列教材

ISBN 978 - 7 - 5132 - 6345 - 0

Ⅰ . ①医⋯　Ⅱ . ①张⋯ ②孙⋯　Ⅲ . ①医学—技术培训—教材

Ⅳ . ① R

中国版本图书馆 CIP 数据核字（2020）第 148128 号

中国中医药出版社出版

北京经济技术开发区科创十三街 31 号院二区 8 号楼

邮政编码　100176

传真　010-64405721

河北新华第二印刷有限责任公司印刷

各地新华书店经销

开本 787×1092　1/16　印张 15.75　字数 312 千字

2020 年 10 月第 1 版　2021 年 12 月第 2 次印刷

书号　ISBN 978 - 7 - 5132 - 6345 - 0

定价　65.00 元

网址　www.cptcm.com

服 务 热 线　010-64405510

购 书 热 线　010-89535836

维 权 打 假　010-64405753

微信服务号　zgzyycbs

微商城网址　https://kdt.im/LIdUGr

官 方 微 博　http://e.weibo.com/cptcm

天猫旗舰店网址　https://zgzyycbs.tmall.com

如有印装质量问题请与本社出版部联系（010-64405510）

习近平总书记在党的十九大报告中指出：我国社会主要矛盾已经转化为人民日益增长的美好生活需要和不平衡不充分的发展之间的矛盾。总体而言，我国优质医疗资源不足，分布不均，在一定程度上造成了"看病难、看病贵"的社会问题。特别是中医医疗资源更加紧缺，无法使有限的中医药医疗资源为更多的国人健康而服务。在此背景下，2017年，《国家中医药管理局关于推进中医药健康服务与互联网融合发展的指导意见》（国中医药规财发〔2017〕30号）中明确提出，要深化中医医疗与互联网结合，优化中医医疗服务流程，创新中医医疗服务模式，推进中医远程医疗服务。2018年，国务院办公厅进一步发文，在《国务院办公厅关于促进"互联网＋医疗健康"发展的意见》（国办发〔2018〕26号）中进一步明确提出，要健全"互联网＋医疗健康"服务体系。

中医药是我国优秀传统文化的瑰宝，是具有中华民族原创特色的医疗资源。近些年来，国家出台了一系列相关政策和法律法规，中医药事业的发展迈向了新的台阶。特别是《中华人民共和国中医药法》的颁布，正式确立了中医药的法律地位，为中医药事业的快速发展奠定了坚实的基础。2020年初暴发的新型冠状病毒肺炎疫情，中医药在疫情的防控以及治疗方面发挥了重大作用。在国家卫生健康委员会公布的《新型冠状病毒肺炎诊疗方案》包含了中医治疗的内容，且经过中医药治疗后，治愈率明显提升，再一次证明了中医药在保障人民健康方面发挥的巨大优势。

在中医药资源有限的背景下，利用成熟的互联网平台，构建完善的"互联网＋中医药"的服务内容、流程、模式、管理、监控体系，以及与之配套的人才培训、科普宣传等一系列领域都亟待探索。本套互联网中医院医护人员培训系列教材在湖南中医药大学、湖南中医药大学第一附属医院、银川谷医堂互联网医院的专家团队的共同努力下，结合互联网中医院目前实践中的经验和遇到的问题编纂而成。其主要特点是在互联网背景下，系统构建互联网中医院医护人员在全新的医疗服务环境中具备的专业知识和综合能力体系，突出中医药特色与优势，兼顾现代医学相关内容，使其更能够适应互联网中医药服务的新要求。本套教材的编写注重突出中医药的基本理论、基本知识、基本技能，兼有科学性、实用性、先进性、系统性与启发性，同时也兼顾了科普的作用。读者对象主要为互联网中医院的医护人员、医学助理；从事互联网医疗的相关管理人员；大专院校学生及其相关人员；对中医药医疗保健感兴趣的人员。

互联网中医院医护人员培训系列教材第一批教材包括5门课程，具体为：

（1）《医学助理培训指南》，本册为互联网中医院医护人员培训系列教材之一，主要内容涉及医务人员职业道德及礼仪规范、中医健康管理服务规范细则、心肺复苏基本知识、不孕不育基础知识、肥胖症基础知识、肝胆病的诊疗与调理等内容，同时本册附录中也收录了互联网医院相关的法律法规。

（2）《中医健康管理师培训指南》，本册为互联网中医院医护人员培训系列教材之一，主要内容包括中医健康管理的相关理论与概念、中医健康管理的服务基本内容（中医健康信息管理、中医健康状态辨识与评估、中医健康状态调理、中医健康管理效果评价、中医健康教育与健康促进）、中医健康管理服务范式、慢性病与重点人群的中医健康管理及其他相关知识等。

（3）《中医养生学保健基础》，本册为互联网中医院医护人员培训系列教材之一，主要内容涉及中医养生学相关概念、不同中医证型、体质、亚健康状态的中医干预养生方法，常见药食同源食材、常见中药、常见疾病的中医药调治与养生方法，以及常见的中成药在养生保健中的应用。

（4）《二十四节气养生》，本册为互联网中医院医护人员培训系列教材之一，以二十四节气的特点为基点，以中医理论为依托，包括饮食、起居、经络穴位、运动、情志养生等方面，并详细介绍了药膳、艾灸、足浴、敷贴等养生措施。

（5）《体重管理培训指南》，本册为互联网中医院医护人员培训系列教材之一，以中医学理论及临床营养学理论为指导，对肥胖以及消瘦人群等体重异常人群的原因、机理以及调理原则、调理方法进行系统论述，以科学指导体重异常人群进行增重或减肥实践。

互联网中医院医护人员培训系列教材的编撰，得到中医药领域诸多专家的大力支持，以及银川谷医堂互联网医院等相关单位的热情参与。由于"互联网＋中医"领域仍然是一片尚待探索和完善的全新领域，加上我们的水平与知识所限，时间匆促，不足之处真诚希望各位专家、读者多提宝贵意见，以便我们在后续修订时不断进步；对未涵盖的较为成熟的服务内容我们会在后续不断增补本系列教材，以期为"互联网＋中医"的实践提供有价值的参考依据。

何清湖

2020 年 6 月

近年来，随着互联网技术的不断发展，社会上开始涌现互联网医疗的相关机构。作为"互联网+"的新生事物，互联网与医疗健康的结合模式对推进实施健康中国战略，提升医疗卫生现代化管理水平，优化资源配置，创新服务模式，提高服务效率，降低服务成本，满足人民群众日益增长的医疗卫生健康需求，起到了一定的促进作用。2018年4月25日，国务院办公厅印发的《关于促进"互联网+医疗健康"发展的意见》，对各种形式的"互联网+医疗健康"机构进行了规范，也为本领域的健康良性发展提供了指导。中医药是我国独具特色的医疗卫生资源，充分发挥中医药的特色与优势，在互联网背景下如何高效优化中医药资源，以便更加规范地服务于更多的人民群众是需要不断探索的重点问题。

本书为互联网中医院医护人员培训系列教材之一，主要培训对象为互联网中医院的医学助理。医学助理的基本工作内容就是辅助医生工作，协助患者治疗，既充当门诊治疗助手，还可以帮助医生从纷杂的行政、管理工作中解放出来，以便全身心投入、高质量地为患者提供核心医疗服务。根据目前互联网中医院的实践经验和对医学助理工作能力的实际需求，结合医学助理的平均专业水平，本书涉及了医务人员职业道德及礼仪规范、中医健康管理服务规范细则、心肺复苏基本知识、不孕不育基础知识、肥胖症基础知识、肝胆疾病基础知识等内容，同时本书附录中也收录了互联网医院相关的法律法规，构成了互联网中医院医学助理的基本知识框架。在内容编写上，除了专业知识广度的拓宽，还根据医学助理的平均专业水平对知识的深度进行合理把握，使其尽可能符合实际工作需求。

本书的编写得到了谷医堂中医馆的大力协助，在此表示衷心感谢！由于互联网中医院的培训体系尚在不断探索和完善中，加上我们的水平与知识有限，本书的编写难免有不足之处，真诚希望各位专家、读者多提宝贵意见，以便今后修订时进一步完善。

《医学助理培训指南》编委会

2020年3月

第三章　心肺复苏基础知识

第四章　不孕不育基础知识

第一章　医务人员职业道德及礼仪规范

第一节　医务人员职业道德规范

医德，即医务人员职业道德，是医务人员应具备的思想品质，是医务人员与患者、社会以及医务人员之间关系的总和。医德规范是指导医务人员进行医疗活动的思想和行为准则。

其特征主要有：

1. 全人类性

救死扶伤、治病救人是医务工作者的神圣职责，是为人类的健康服务。因此，医务人员职业道德具有全人类性。这是医务人员职业道德的最基本特征，是人道主义的重要体现。

2. 严肃性

医生对患者的诊断及药品的质量都关系着人民群众的健康，因此，医务人员对患者做诊断、开药方，以及发放、出售药品都必须认真、严肃。否则，将给人民群众造成难以弥补的后果。

3. 平等性

医务人员职业道德要求从业者对患者一律平等，一视同仁，无论患者职务高低，何种身份，都必须平等对待。平等性是医务人员职业道德的显著特点。

根据《中华人民共和国医务人员医德规范及实施办法》，医德规范具体如下：

1. 救死扶伤，实行社会主义的人道主义。时刻为病人着想，千方百计为病人解除病痛。

2. 尊重病人的人格与权利，对待病人，不分民族、性别、职业、地位、财产状况，都应一视同仁。

3. 文明礼貌服务。举止端庄，语言文明，态度和蔼，同情、关心和体贴病人。

4. 廉洁奉公。自觉遵纪守法，不以医谋私。

5. 为病人保守医密，实行保护性医疗，不泄露病人隐私与秘密。

6. 互学互尊，团结协作。正确处理同行同事间的关系。

7. 严谨求实，奋发进取，钻研医术，精益求精。不断更新知识，提高技术水平。

第二节　医务人员礼仪规范

一、医务人员仪容仪表

基本要求是美观、整洁、大方、得体。

1. 头发

勤洗、勤理，干净整洁无异味。需要戴帽的职工，梳理整齐不蓬乱。

2. 眼部

及时清除眼睛的分泌物。戴眼镜的职工应随时对眼镜进行揩拭和清洗，保持眼部清洁。

3. 耳部

经常清洗，注意清除耳垢，避免当众掏耳。可佩戴耳钉，但不可戴耳环。

4. 鼻部

注意保持鼻腔清洁，不要在公众场合擤鼻涕、挖鼻孔。

5. 口腔

保持牙齿洁白，口腔无味。上班之前忌食气味刺鼻的东西，如烟、酒、葱、蒜、韭菜、腐乳等。

6. 手臂部

勤洗手，保持手的清洁卫生，不涂指甲油。肩部不应暴露在衣服之外，不得穿吊带裙。

7. 腿部

不将腿部直接暴露，应配肉色或浅色的长裤袜。着裙装时，裙子切忌露于工作服之外，着长裤时，要穿着工作裤。

8. 脚部

保持脚部的卫生，鞋袜要勤洗勤换，不要当众脱鞋。上班时不能光着脚穿鞋，护士上班时应穿规定的工作鞋，医生不能穿带钉皮鞋或超过 4cm 的高跟鞋、拖鞋、响底鞋上岗。

9. 化妆

美观，自然，得体，协调。勿当众化妆，勿在异性或患者面前化妆，勿化浓妆，勿使妆面出现残缺，勿借用他人化妆品，勿评论他人的化妆。

10. 手姿

站立时双手垂放；持物时不应翘起无名指与小指；手指方向时，食指、中指、无名指、小指四指并拢，手心向上。

禁忌的手姿有以下几种：

不卫生的手姿——搔头皮、掏耳朵、剔牙等。

不稳重的手姿——双手乱动、乱摸、乱举、乱放，或是咬指尖、折衣角等。

失敬于人的手姿——用手指指人等。

二、医务人员站、坐、走的姿势

"站有站相，坐有坐相"，站、坐、走的姿势都有一定规矩。一位哲学家曾说过："相貌的美高于光泽的美，而秀雅合适的微笑，又高于相貌的美，这是美的精华。"只要注意培养、锻炼，就能保持优雅的仪态。

1. 站姿挺拔

要求"站如松"，意思就要像松树一样挺拔，还要注意优美和典雅。标准的站姿要求上半身挺胸收腹、腰直、双肩平齐、舒展、精神饱满、双臂自然下垂、两眼平视、嘴微闭、面容带笑；下半身双脚应靠拢、两腿关节与髋关节展直、身体重心落于两脚中间，标准站姿是双脚呈"V"字形，膝和脚跟应尽量靠紧。女子的优美站姿是双脚呈"丁"字形，一脚在前方，一脚在后斜方，膝盖靠拢，两腿靠紧直立，肌肉略有收缩感，优美的站姿看上去有点像字母"T"，给人以亭亭玉立的印象。男子站立双脚可稍稍分开，但最多与肩同宽。

注意：

（1）站着与患者谈话时要面对患者，保持一定距离（约60cm）。

（2）姿势要端正，可以稍稍弯腰，不能身斜体歪。

（3）不要下意识做小动作，如摆弄衣服、咬手指、玩打火机等，有失庄重。

（4）站时不要抱肘，不能插在腰间、衣袋中，不正确的站姿常常影响人与人之间的正常交流，同时也暴露个人修养的欠缺。

2. 坐姿文雅

要求"坐如钟"，意思是像钟那样端正。上身自然垂直，两腿自然弯曲，双脚平落地上，双膝应并拢。男士双膝可稍稍分开，但女士的双膝、脚跟必须靠紧，两手半握拳放在膝上或小臂放在座椅两侧扶手上，腰要直、目平视、嘴微闭、面带微笑、大方自然。女子入座时要用手将裙子前拉一下，然后整理一下，两膝不能分开，双脚要并拢；男子如有需要可交叠双腿，但一般是右腿架在左腿上。入座轻盈、和缓、从容自如；落座后保持上身正直，头平稳，不东摇西晃；两臂弯曲放于桌上；两腿微曲并拢，两脚两膝并起或稍前后分开，或双手搁在双膝上，两腿向左或向右摆放。注意入座顺序，优先尊长，平辈与同事之间可以同时就座；讲究入座方位，不论什么情况下，都要从左侧一方走向自己的座位，从左侧方离开自己的座位，即"左进左出"。落座无声，挪动椅子要轻拿轻放，坐下后不得拖动椅子。

3. 走姿稳重

要求"走如风"，意思像风一样轻盈、稳健。起步时，上身略向前倾，身体重心放在前脚掌上，行走时应目视前方、上体正直、挺胸收腹立腰，重心稍向前倾，双肩平稳，双臂以肩关节为轴，前后自然摆动，不晃肩膀。步履轻捷，弹足有力，柔步无声。女子要行如风，两脚行走线迹应是正对前方成直线，而不是两条平行线（一字步）；男子两脚跟交替前进在一条线上（两条直线），两脚尖稍外展。

医务人员走路时注意以下问题：

（1）行走在走廊、通道、楼梯时应靠右行走，见到患者要微笑。

（2）两人行走不要拉手搭肩，多人不要列横排，与患者同行要礼让患者。

（3）通道比较窄，有患者过来应主动停下工作，侧身站立，用手示意患者通过。

（4）遇到十分紧迫的事，可加快步伐，但不可慌张奔跑。

（5）行走时不得吸烟、吃东西、吹口哨、整理衣服等。

4. 彬彬有礼

（1）招呼

见到患者主动打招呼，应看着对方的脸，露出笑容，点头致意为15度，这样才令人感到愉快。

（2）行礼

双目应注视受礼者、微笑，上身向前倾30度，头自然下垂，女性双手轻搭在前方，自然柔和；男性双手要放在裤线的稍立脚点处，五指并拢，切忌边走边行礼，这是十分不礼貌的。

（3）医生接待患者要礼貌

当患者进入诊室时，主动打招呼问好、让座，患者落座后先寒暄，找一些轻松话题，再切入正题，循序渐进，掌握患者的心理状态和要求，给予信任和鼓励。

（4）微笑服务

微笑同眼神一样是无声的语言，是在与患者交流中的"润滑剂"。一种有分寸的微笑，再配上优雅的举止，往往比有声语言更有魅力，可收到"此时无声胜有声"的效果。

5. 手势规范

（1）引导患者或指示方向

在为患者引路及指示方向时，应注意手指自然并拢，掌心向上，以肘关节为支点，前臂自然伸直指示方向，并兼顾患者是否意会到目标。这种手势有诚恳、恭敬之意。引导患者时，应走在患者的侧前方，相距两三步，并且配合患者步调，遇到转弯或台阶、门口处要回头向患者用手势示意。

（2）介绍

介绍门诊或医生时，手指自然并拢，掌心向上，指示目标，切忌用手指直指。

（3）"请"的体态语言

在门诊中经常对患者表示"请"的意思，可用手势去表达，手指自然并拢，掌心向上，优雅得体。

（4）表示再见

与患者再见时应用右手，手指自然并拢，掌心面对患者，手指与耳部平齐，左右摆动，这种手势多用于导诊及门卫。

（5）行姿

收腹挺胸，全身伸直，两眼平视，起步稍前倾，重心落前脚掌，脚尖向前伸出，脚跟先落地，不得向内外；直线前进，不左右摇摆；两臂自然摆动，不晃肩膀，姿态自然，步履轻捷，弹足有力，柔步无声，全身协调。

（6）饰物

可戴耳钉和项链，项链不露出工作服之外，其他饰物上班时不予佩戴，如手镯、戒指、胸链、耳环、脚链等，更不能戴夸张性饰物。

（7）忌姿

与人交谈，两手叉腰或将双臂交叉在胸前；坐下时，歪斜肩膀，含腰驼背，半躺半坐，两腿伸得老远或把腿曲起藏在座位下或跷二郎腿，双腿不停抖动。

三、医务人员服务语言

1. 医务人员在为患者服务中，应文明礼貌，举止文雅，语言亲切，不但有高超的技术，更要有服务语言的修养。

2. 在迎宾、指路、问候、称呼、电话等服务中，必须使用"请""您"等礼貌用语。

3. 十字文明用语：您好、请、谢谢、对不起、再见。

4. 见到就医者要主动问候，就医者离开有道别声，就医者表扬有致谢声，工作不足有道歉声。

5. 根据就医者的身份、年龄、性别、职业等，运用不同的称呼，亲切和蔼。应记住就医者的姓名，以便再次遇到时准确称呼，工作中不直呼就医者的门诊号或床号。

6. 根据迎接、送别就医者的具体需要正确运用礼仪语言，做到讲究礼仪顺序、礼仪形式，语言亲切准确，关照、示意得体。

7. 与就医者及其家属谈话时，应暂停手中其他工作，要注意倾听，精神集中，表情自然，不随意打断就医者的谈话。与就医者说话时，多用建议、劝告式语调和语气，不用命令、训诫式语气，也不用过高或过低的音调同就医者交谈。

8.实行首问负责制，有问必答，不含糊其词，不胡乱解释。不得用简单的否定语回绝就医者，如"不知道""不行""没有""办不到"等用词。

9.接听电话时应先问候，通话结束时应轻放电话。接听电话，应在振铃三次之内接听。

四、医务人员服务礼仪

1.上岗礼仪

（1）对待就医者谦虚有礼，朴实大方，表情自然，面带微笑，态度诚恳。

（2）与就医者交谈需要坐下时，坐姿平稳、端庄、自然，面带微笑。在就医者面前要讲礼貌，不做不雅观的动作。

（3）导诊护士上岗要站着服务。医生定岗定位，对步行就诊者，首先让患者就位，对住院患者每天首次见面要问候。对来院客人微笑示意表示欢迎。同事之间相互问候。

（4）尊重就医者的风俗习惯和宗教信仰，对就医者的服装、形貌、不同习惯和动作不品头论足，并能按照就医者的要求和习惯提供服务。

（5）对就医者提出的问题，应及时答复。不能立即答复的，应主动为就医者查询，并及时告知就医者。

（6）提供预约服务时严格遵守约定时间，做到不误时，不失约。

2.谈话礼仪

与人交谈时，语气要亲切和蔼，表情自然大方，保持1m左右的距离。谈话过程中要认真倾听，时常点头，表示尊敬。别人谈话时不要主动趋前旁听，别人主动与自己谈话，应乐于交谈，谈话时不要只顾自己讲话，不要轻易打断别人谈话，不要只与一两个人说话而冷落了在场的其他人，与人谈话时不要左顾右盼、溅起唾液飞沫、翻动报纸、摆弄手指等。

3.握手礼仪

与别人握手时，要用右手，手臂不能过直和左右摆晃，握力适中，时间以3～5秒为宜。遇与领导、年长者、女性相遇，视对方有握手意向时迅速伸手与对方相握，如对方不主动伸手，自己不要贸然与之握手。

4.电话礼仪

（1）接电话时应主动问候，报部门及介绍自己。带着微笑接听，注意接电话时的语调及速度。

（2）不要在他人休息时间之内打电话，通话时间宁短勿长，通话内容简明扼要，通话时态度、言语要文明。

第二章 中医健康管理服务规范细则

第一节 中医健康状态信息采集

中医健康状态信息采集是在中医学理论指导下，通过望、闻、问、切采集受检者临床信息，从而为健康状态评估、健康状态调理提供依据的方法和过程。健康管理师或医护人员借助现代化中医诊断设备采集健康状态信息，如体质、舌诊、面诊、脉诊等信息，并对采集到的信息进行数字化分析。同时把信息存储于计算机中，从而建立检测者的中医健康档案，健康档案普及后在社会范围内建立中医特色健康状态信息库，形成"治未病"信息服务网络。

一、望诊

1. 概念

望诊指施诊者运用视觉对人体外部情况进行有目的的观察，以了解受检者的健康状况并测知病情的方法。

2. 望诊要求

（1）环境和光线要求

环境安静，空间相对独立，温度以 25 ～ 30℃为宜，在充足的自然光线下进行。

（2）体位要求

根据要观察的部位，受检者采取站或坐或卧位，以舒适放松为宜，望小儿指纹时嘱父母抱小儿向光而坐。施诊者采取站立或者坐位，保持合适的距离进行观察。

（一）全身望诊

1. 概念

全身望诊指施诊者在诊察受检者时首先对受检者的精神、色泽、形体、姿态等整体表现进行扼要地观察，以期对健康状况、体质类别、病情的寒热虚实和轻重缓急等获得一个总体的印象。

2. 操作方法

施诊者在刚一接触受检者的短暂时间内，静气凝神，敏锐地对受检者精神状态、眼神、肤色（尤其是面色）、形体强弱胖瘦、动作姿态等进行整体的观察，眼神应柔和自然，或在受检者不知情的情况下迅速进行，尤其是神的表现在受检者无意之时流露最真。

3. 注意事项

（1）注意在自然光线下观察，避免有色光源的干扰。

（2）注意观察应迅速，眼光要柔和，切忌用审视的眼光，避免让受检者有不自在的感觉。

（3）嘱受检者不要化妆后进行面部望诊。

（4）饮食辛辣、过冷过热食物，或饮酒后均会影响面部颜色，应适当休息后进行观察。

（5）运动后应休息半小时左右，待面色恢复正常状态才可检测。

4. 信息采集内容

（1）望神：包括两目、神情、气色、体态。

（2）望色：包括面部和皮肤的颜色和光泽。

（3）望形体：包括形体强弱、形体胖瘦、体形体质。

（4）望姿态：包括动静姿态、体位变化、异常动作。

（二）局部望诊

1. 概念

局部望诊指在全身望诊的基础上，根据健康状况和诊断的需要，对受检者的某些局部进行深入、细致的观察，以测知相应脏腑的健康状况以及病变情况。

2. 操作方法

嘱受检者保持放松，在全身望诊的基础上，嘱受检者暴露望诊部位，有针对性地对某些部位进行细致的观察，观察局部颜色、形状、动态等变化。

3. 注意事项

（1）注意在自然光线下观察，避免光线和有色光源的干扰。

（2）注意充分暴露望诊部位，以便能清楚地进行观察。

（3）注意保护受检者隐私，避免围观、喧闹。

（4）男施诊者给女受检者进行乳房、胸部、腹部、二阴检查时必须有陪护人员在场，态度要严肃认真。

4. 信息采集内容

包括望头面、望五官、望颈项、望胸胁、望腹部、望腰背、望四肢、望皮肤。

（三）望舌

1. 概念

望舌指通过察看舌质神、色、形、态和舌苔的颜色、质地、润燥等方面的变化，以测知健康状况、病情变化的一种独具特色的诊法。

2. 操作方法

（1）伸舌姿势

舌体放松，自然伸舌，舌面平整，舌尖略向下，将舌前2/3部分伸出口外。

（2）观察顺序

观察舌时，应按照舌尖→舌中→舌根→舌边，舌质→舌苔，最后舌下脉络的顺序进行。

（3）刮舌与揩舌

当受检者因饮食或服药而使舌失去其本来的状态时，需用刮舌板将舌上的虚假舌苔刮掉或用纱布包裹刮舌板将舌上的虚假舌苔揩掉，显现出舌本来的颜色再进行观察。

3. 注意事项

（1）避免面对有色的门窗和景物，如在夜间或暗处，用日光灯为好，光线要直接照射到舌面。

（2）注意嘱受检者张口不要太大，伸舌不要过长，用力不要过度，不要卷曲，以免影响观察。

（3）饮食及药物可使舌象发生变化，施诊者应根据受检者当日就诊前的进食情况，考虑是否有染苔，是否需要刮舌或揩舌。

4. 信息采集内容

包括望舌质：舌神、舌色、舌形、舌态；望舌苔：苔质、苔色；望舌下络脉。

（四）望小儿指纹

1. 概念

望小儿指纹指观察3岁以内小儿指纹的形色变化以诊察其健康状况和病情的方法。

2. 操作方法

将小儿食指掌侧桡侧缘浅表络脉的显现分布分为风、气、命三关。食指第一节为风关，第二节为气关，第三节为命关。施诊者先用左手拇指和食指固定小儿食指，找到掌侧桡侧缘浅表络脉。施诊者左手捏住小儿食指指尖，右手拇指指腹部从小儿食指指尖沿掌侧桡侧缘向指根部以轻柔的力量推擦几次，使指纹络脉显现。然后观察小儿指纹的长度、粗细、分支、颜色、浮沉、淡滞。

3. 注意事项

（1）注意安抚小儿，态度要和蔼，动作要轻柔，避免小儿恐惧心理和哭闹。

（2）在自然光线下观察，避免有色光源的干扰。

4. 信息采集内容

包括望小儿指纹的长度、粗细、分支、颜色、浮沉、淡滞情况。

（五）望分泌物排出物

1. 概念

望分泌物排出物指观察人体分泌物排出物的形、色、质、量的变化，以诊断病情的方法。

2. 操作方法

直接观察或采集标本，观察其形、色、质、量的特征。

3. 注意事项

（1）注意在自然光线下观察，避免光线过强、过暗和有色光源的干扰。

（2）排除饮食、药物、气候、昼夜等非病理因素的影响。

（3）注意标本采集的部位、时间、方式及保存方法，防止污染、部位不正确、混入其他杂质、变性等情况的发生。

（4）注意与其他三诊尤其是闻诊互参分析。

4. 信息采集内容

包括望痰，望涕，望涎唾，望呕吐物。

二、闻诊

闻诊就是通过听声音和嗅气味以了解受检者的健康状态，以此诊察疾病的方法。"闻而知之谓之圣。"这说明闻诊也是一种不可缺少的诊察方法，是医生获得可观体征的一个重要途径。

无论声音和气味，都是人体生命活动的外在征象，能够反映脏腑功能活动和气血津液的盛衰。因此，当人体生病后，由于外邪侵袭，或脏腑功能紊乱，气血津液失调，必然会出现声音和气味方面的异常。我们通过观察患者声音和气味的各种变化，就能了解疾病的性质、部位等方面的情况，特别是当临床上出现脉症不应、望色不符时，患者声音和气味的异常表现，往往会成为辨证的关键。如真热假寒证的患者虽形寒肢冷，默默不语，但其语声往往洪亮有力，口气臭秽，大便虽下利，但往往是下利黄色稀水而有恶臭的气味，这些都反映出患者体内邪热炽盛、格阴于外的真象；与真寒证的患者不同，寒证患者往往是懒言而语声低微无力，下利清谷而无臭秽之气。可见，患者的声息、气味都是脏腑寒热虚实病理变化的外在表现，是临床不可缺少的辨证指标。

（一）听声音

1. 概念

指用听觉采集受检者言语气息的高低、强弱、清浊、缓急变化以及咳嗽、呕吐、肠鸣等脏腑病理变化所发出的异常声响，对健康状态和病变寒热虚实等性质进行辨识的诊察方法。

2. 操作方法

（1）环境

在安静舒适、受检者放松自然的环境中进行，避免嘈杂影响判断。

（2）体位

受检者采取坐位或卧位，以舒适为度。施诊者采取站立或者坐位，与受检者保持合适距离，便于听到其发出的声音。

（3）采集要求

①施诊者静气凝神，专心倾听。

②必要时，受检者应注意配合施诊者的要求说话、深呼吸等。

③听呼吸音、肠鸣音、心音时可借助听诊器进行。

3. 注意事项

（1）闻诊环境必须安静，避免喧闹影响判断。

（2）嘱受检者放松心情，不要刻意掩饰或者克制某些病理声音的发出，以免影响采集结果的准确性。

（3）正常人的声音也有不同，要注意视性别、年龄、地域等不同而区别正常声音与病理声音。

4. 信息采集内容

（1）发声

听语声改变，有无喑哑、鼾声、呻吟、惊呼、喷嚏、呵欠、太息等。

（2）语言

听有无谵语、郑声、夺气、独语、错语、狂言、言謇。

（3）呼吸

听有无咳嗽、呼吸音异常、喘、哮、短气、少气、啰音等。

（4）胃肠异常声音

听有无呕吐、呃逆、嗳气、肠鸣、矢气等。

（二）嗅气味

1. 概念

指用嗅觉采集受检者身体和居室异常的气味，对健康状态和病变寒热虚实等性质进行辨识的诊察方法。

2. 操作方法

（1）环境

诊室或者病房，排除其他异味干扰。

（2）体位

采取坐位或卧位，以受检者舒适为度。施诊者采取站立或者坐位，与受检者保持合适距离，便于闻到其身体散发的气味。

（3）采集要求

①仔细询问受检者就诊前有无使用香水、化妆品或者有芳香味道的药物，以免掩盖气味，影响判断。

②通过与受检者对话，让受检者口腔的气味散发出来，在不经意中闻受检者口腔发出的气味。

③闻身体其他部位的气味时，施诊者适当靠近受检者，以能闻到其特殊气味为度。

④闻分泌物、排出物气味时，可将分泌物、排出物置于培养皿中，左手持培养皿靠近鼻子，右手向鼻子扇动，仔细辨别其气味。

3. 注意事项

（1）注意首先排除外界气味干扰，如香水、化妆品等。

（2）施诊者态度随和，闻到恶气应自然镇定，不可表露反感的情绪。

（3）闻身体散发的气味时要保持和受检者适当的社交距离，态度严肃认真，避免令受检者产生不安情绪。

4. 信息采集内容

包括病体气味，如口气，汗气，痰、涕之气，二便之气，经、带、恶露之气，呕吐物之气，以及病室气味和自感嗅觉。

三、问诊

1. 概念

问诊，是医生通过询问患者或陪诊者，了解疾病的发生、发展、治疗经过、现在症状和其他与疾病有关的情况，以诊察疾病的方法。

2. 操作方法

（1）环境、体位及对象

问诊应在较安静适宜的环境中进行，使受检者放松心情，避免紧张。体位应以受检者感觉舒适放松为宜，或卧或坐。尤其对某些病情不便当众表述者，应单独询问。若因病重、意识不清等原因而不能自述者，可向知情人或陪诊者询问。但当患者能表述时，应及时加以核实或补充，以便资料准确、可靠。

（2）仪表、举止和态度

施诊者应衣着整洁，且行为谦虚礼貌，使患者感到亲切温暖，值得信赖。在问诊时，切忌审讯式的询问。对患者的态度，既要和蔼可亲，也要耐心细致，使患者愿意主动陈述病情。如遇病情较重、较难治愈的患者，应鼓励患者树立战胜疾病的信心。医生切忌有悲观、惊讶的语言或表情，以免给患者带来不良的刺激，增加思想负担。

（3）问诊步骤

问诊时应先从礼节性交谈开始，施诊者先作自我介绍，询问患者的一般情况、个人信息，询问健康状态信息、保健养生诊疗需求。再依次按主诉、现病史、既往史、个人生活史、家族史的顺序进行问诊。

（4）语言通俗

医生询问病情，切忌使用患者听不懂的医学术语，应使用通俗易懂的语言进行询问，以便使患者能够听懂，能够准确地叙述病情。

（5）围绕主诉，全面了解

在问诊时，应重视患者的主诉，善于围绕主诉进行深入询问。又要了解一般情况，全面地收集有关临床资料，以避免遗漏病情。如发现患者叙述病情不够清楚，可对患者进行必要的、有目的的询问，或给予某些提示，但绝不可凭主观臆测去暗示、套问患者。

3. 注意事项

（1）态度和蔼，严肃认真

施诊者要关心受检者的痛苦和不适。问诊时态度要和蔼可亲，还要耐心细致，认真负责，不可敷衍了事，以取得受检者的信任与合作。

（2）语言亲切，通俗易懂

避免使用有特定含义的医学术语，避免出现悲观、惊讶的语言或表情，注意患者的心理活动，以免增加受检者的思想负担。

（3）围绕主诉，全面询问

善于抓住主诉有目的地深入询问。既要重视主症，还要了解一般兼症，避免遗漏病情，导致误诊、漏诊。

（4）适当提问，避免诱导

施诊者可以进行必要的提示或启发，但不可凭主观臆断暗示、诱导受检者，以避免所获健康信息资料片面或失真。

（5）以人为本，灵活应变

在具体的问诊中，应结合实际情况，灵活变通，如对危急患者应扼要地询问，不必面面俱到，以便迅速抢救。待病情缓解后，再进行详细询问。对于家属要求对患者隐瞒病情时，在问诊中应避免透露病情。

4. 信息采集内容

（1）问一般情况

问一般情况，包括姓名、性别、年龄、民族、职业、婚否、籍贯、现单位、现住址、电话等。

（2）主诉

主诉是患者就诊时陈述其感受最明显或最痛苦的主要症状及其持续的时间。

（3）现病史

现病史是患者从起病到此次就诊时疾病的病情演变与诊察治疗的全部过程。应询问受检者不适症状开始的具体时间、地点，起病的缓急，可能的原因或诱因，有无先兆等。再按照时间顺序询问，不适症状开始到就诊时的发展变化情况，何时加重或减轻以及何时出现新的症状，病情变化有无规律，病情缓解、加剧的因素等。对于病程较长，已经于外院就诊过的患者，应询问其做过何种检查，结果如何，下了何种诊断，经过哪些治疗及治疗的效果如何等。

（4）既往史

既往史包括既往体质情况、健康状况、患病情况，其诊治的主要情况，现在是否痊愈，或留有何种后遗症，是否患过传染病。有无食物过敏史、药物过敏史、外伤史、手术史、输血史等。对小儿还应注意询问既往预防接种情况。

（5）个人生活史

应询问出生地，久居地，有无疫区生活史、疫水接触史，生活习惯，行为习惯，饮食习惯，烟酒嗜好，工作情况，劳逸情况，心理状态，兴趣爱好，居住环境如何。女性还要问婚育史、月经史。儿童应询问出生史及喂养情况。

（6）家族病史

应询问患者直系亲属或者血缘关系较近的旁系亲属的患病情况，有无传染性疾病或遗传性疾病。

（7）问现在症

现在症是患者就诊时所感到的痛苦和不适，以及疾病相关的全身症状。在问诊时，应重视患者的主症，围绕主症进行深入询问，问主症密切相关的系统伴随症状。问主症位置、性质、程度、诱因、缓急、加重和缓解因素、时间规律等特征。再结合张景岳的"十问歌"问全身情况："一问寒热二问汗，三问头身四问便，五问饮食六胸腹，七聋八渴俱当辨，九因脉色察阴阳，十从气味章神见，见定虽然事不难，也须明哲毋招怨。"如寒热、汗出、饮食、睡眠、二便等。

四、切诊

（一）脉诊

脉诊是中医学中最具特色的一种诊断方法，历史悠久，内容丰富，是中医临床辨证治疗不可缺少的方法之一。脉诊为历代医家所重视，大部分中医经典皆言脉诊，著名医家扁鹊以擅长候脉诊病而闻名天下，据传为脉诊的创始人。医圣张仲景非常重视脉诊在临床中的作用，并在《伤寒杂病论》中提出了以脉辨证的方法。《难经》弘扬"独取寸口"候脉言病。西晋王叔和所著《脉经》确立了二十四脉，是我国现存最早的脉学专著。明代张景岳所著《景岳全书·脉神章》对脉神、正脉十六部、脉之常变、脉之从舍与顺逆等论述甚详。明代李时珍所著《濒湖脉学》载二十七脉，编成"七言诀"。明代李士材所著《诊家正眼》增定脉象二十八种。此外，李延罡《脉诀汇辨》、张璐《诊宗三昧》、黄宫绣《脉理求真》、周学霆《三指禅》等脉学专著，对于脉理辨析，临证经验互相印证，颇为实用。

1.概念

脉诊又称切脉，是施诊者用手指对受检者身体某些特定部位的动脉进行切按，体验脉动应指的形象，以了解健康或亚健康状态、病情变化，并辨别病证的一种诊察方法。

2.操作方法

（1）准备

如果受检者急走、远行或情绪激动时，应让其休息片刻，待其平静后方可诊脉，以避免干扰；受检者摘除手腕上的配饰和手表；在寒冷季节，施诊者在诊脉前应捂热自己的手掌手指；放置一柔软脉枕垫在受检者手腕下。

（2）脉诊时间

诊脉的时间，以清晨未起床、未进食时为最佳。但这样的要求一般很难做到，特别是对门诊、急诊的患者，要求及时诊察病情，而不能拘泥于清晨。诊脉时应保持诊室安静，且应让受检者在比较安静的环境中休息片刻，以减少各种因素的干扰，这样诊察到的脉象才真实可靠。

（3）受检者体位

诊脉时受检者的正确体位是正坐或仰卧，前臂自然向前平展，与心脏置于同一水平，手腕伸直，手掌向上，手指微微弯曲，在腕关节下面垫一松软的脉枕，使寸口部充分暴露伸展，气血畅通，便于诊察脉象。

（4）选指和布指

诊脉者与受检者应侧向坐，以左手切按受检者的右手脉，以右手按其左手脉。先用中指定关，接着用食指按关前的寸脉部位，无名指按关后的尺脉部位。三指呈弓形，指头平齐，以指尖与指腹交界处最敏感的部位按触脉体。布指疏密合适，身高臂长者，布指宜疏；身矮臂短者，布指宜密。小儿寸口部位甚短，一般多用一指定关法诊脉，即用拇指统按寸关尺三部脉。

（5）运指和调指

总按：三指平布，同时用大小相等的指力诊脉。

单诊：分别用一指单按其中一部脉象，重点体会某一部脉象特征。主要用于分别了解寸、关、尺各部脉象的位、次、形、势等变化特征。

举法：手指用较轻的力按在寸口脉搏动部位上。

按法：手指用力较重，甚至按到筋骨以体察脉象。

寻法：手指指力适中，用力不轻不重，按至肌肉并适当调节指力以体察脉象。

3. 注意事项

（1）脉诊应该在安静的环境下进行，同时应注意调节室温，以确保受检者在舒适环境中诊脉。

（2）采取合适的体位，一般采取正坐或者仰卧位，不要让受检者坐得太低或太高，以保证手臂与心脏在同一水平上，不要将一手搭在另一手上诊脉，以避免对脉管的影响。如果是侧卧，下面手臂受压；或上臂扭转，脉气不能畅通；或手臂过高或过低，与心脏不在一个水平面时，都会影响气血的运行，使脉象失真。

（3）诊脉用的脉枕不可过大、过小或过硬，否则将使受检者的手腕不自然而影响脉象的真实性。

（4）受检者必须平心静气，自然放松。

（5）施诊者的呼吸要自然均匀，用自己一呼一吸的时间去计算受检者脉搏的次数，此外，必须思想集中，全神贯注，仔细体会，悉心从寸关尺、浮中沉中体会受检者的脉象。

（6）在诊脉的时候施诊者要注意修齐指甲，以免影响指腹接触受检者脉管或给受检者造成不适感觉。

（7）施诊者在诊脉前应捂热自己的手掌手指以免刺激受检者的皮肤，引起受检者紧张，影响脉搏的跳动。

（8）诊脉时间以2～3分钟为宜，以辨别脉象的节律变化、初诊和久按指感之不同。

（9）注意辨别是否为反关脉、斜飞脉。

4. 信息采集内容

（1）脉象要素

辨识脉象的位、数、形、势；脉象的浮沉、长短、宽度、速度、均匀度、流畅度、紧张度、力度。

（2）脉名

辨识单因素脉、复合脉、真脏脉。

（二）按诊

按诊是切诊的重要组成部分，是诊法中不容忽视的一环。按诊不仅可以进一步确定其他三诊之所见，补充其不足，而且亦可为确定诊断提示重点。按诊的运用，早在《黄帝内经》中就有记载。汉代张仲景在《伤寒杂病论》中对按诊的论述颇多，尤其是胸腹部的按诊，已成为诊断和治疗疾病的重要依据。近代对中医腹诊及腧穴诊断作了较为深入的研究，并开发了手诊和足诊等系列诊法，研制了经穴探测仪与腹诊仪等一系列按诊仪器设备，对按诊在疾病的诊断意义和原理上也进行了深入探讨。

1. 概念

按诊是施诊者用手直接触摸或按压人体某些部位，以了解局部冷热、润燥、软硬、压痛、肿块或其他异常变化，从而推断健康状态、疾病部位、性质和病情轻重等情况的一种诊断方法。

2. 操作方法

（1）体位

根据按诊的目的和检查部位，采取不同的体位。然后充分暴露按诊部位。一般受检者应取坐位或仰卧位或侧卧位。受检者取坐位时，施诊者应面对受检者而坐或站立进行，用左手稍扶病体，右手触摸按压某一局部。这种体位多用于皮肤、手足、腧穴的按诊。

按胸胁可分为按虚里、按胸部以及按胁部。按虚里时，一般受检者采取坐位和仰卧位，施诊者位于受检者右侧，用右手全掌或指腹平扶于虚里部，并适当调节压力。胸部按诊时受检者多采取坐位，若受检者不能坐时，可先仰卧位诊察前胸，然后侧卧位诊察侧胸及背部。按胁部常采取仰卧位或者侧卧位。

在切按腹内肿块或腹肌紧张度时，可让受检者屈双膝，使腹肌松弛或做深呼吸，以便于切按。必要时可采取侧卧位。右侧卧位按诊时，受检者右下肢伸直，左下肢屈髋、屈膝；左侧卧位按诊时，受检者左下肢伸直，右下肢屈髋、屈膝，进行触摸推寻。此种方法，常用于仰卧位触摸不清或难以排除时，换位后再进一步确诊。另外，对腹部肿瘤的按诊，必要时亦可采取肘膝位，受检者用两肘、两膝趴在检查床上，施诊者站在受检者左侧，用右手稍扶受检者腰背部，左手按摸推寻受检者腹部。

按肌肤时可根据不同的病变部位，采取适当体位，以充分暴露按诊部位为原则。施诊者位于受检者右侧，右手手指自然并拢，掌面平贴诊部肌肤之上轻轻滑动，以诊肌肤情况。

按手足时，受检者采取坐位或卧位（仰卧、侧卧皆可），充分暴露手足，施诊者可单手抚摸，亦可用双手抚握受检者双手足，并作左右手足比较。

按腧穴时，根据腧穴位置选择便于暴露穴位的合适体位。

（2）手法

①触法：施诊者将自然并拢的第二、第三、第四、第五手指掌面或全手掌轻轻接触或轻柔地进行滑动触摸受检者局部皮肤。

②摸法：施诊者用指掌稍用力寻抚局部。

③按法：施诊者以手按压或推寻局部。按诊的顺序一般是先触摸，后按压，由轻而重，由浅入深，从健康部位开始，逐渐移向病变区域，先远后近，先上后下地进行诊察。这里所讲先上后下是从对受检者诊察的整体部位而言，就病变的某一局部的按诊来说，有时是从下向上的逐步寻摸，如肝、脾按诊，寻按方向要根据病证的需要来确定。对孕妇腹部的按诊，采用四部触诊法。

④叩法：即叩击法。施诊者用手叩击受检者身体某部，使之震动产生叩击音、波动感或震动感。叩击法有直接叩击法和间接叩击法两种。

直接叩击法是施诊者用中指指尖或并拢的第二、第三、第四、第五指的掌面轻轻地直接叩击或拍打按诊部位。

间接叩击法有拳掌叩击法和指指叩击法。

拳掌叩击法是施诊者用左手掌平贴在受检者的诊察部位，右手握成空拳叩击左手背，边叩边询问受检者叩击部位的感觉，有无局部疼痛，施诊者根据受检者感觉以及左手震动感，以推测病变部位、性质和程度。

指指叩击法是施诊者用左手中指第二指节紧贴受检者需诊察的部位，其他手指稍微抬起，勿与体表接触，右手指自然弯曲，第二、第四、第五指微翘起，以中指指端叩击左手中指第二指节前端，边叩边听叩击音。

3. 注意事项

（1）选择合适的按诊方法，按诊的体位及触、摸、按、叩四种手法的选择应具有针对性。临诊时，必须根据不同疾病要求的诊察目的和部位，选择适当的体位和方法。否则，将难以获得准确的诊断资料，亦失去按诊的意义。

（2）施诊者举止要稳重大方，态度要严肃认真，手法要轻巧柔和，避免突然用力或冷手按诊，以免引起受检者精神和肌肉紧张，以致不能配合，影响诊察的准确性。

（3）注意争取受检者的主动配合，使受检者能准确地反映病位的感觉。如诊察受检者肝、脾时，请受检者做腹式呼吸运动，随着受检者的深吸气，有节奏地进行按诊。

同时亦可让受检者由仰卧位改为侧卧位配合诊察。

（4）要边检查边注意观察受检者的反应及表情变化，注意对侧部位以及健康部位与疾病部位的比较，以了解病痛所在的准确部位及程度。

（5）要边询问是否有压痛及疼痛程度，边通过谈话了解病情，以转移受检者的注意力，减少受检者因精神紧张而出现的假象反应，保证按诊检查结果的准确性。

（6）指指叩击法的叩击方向应与叩击部位垂直，叩击时应用腕关节与掌指关节活动之力，指力要均匀适中，叩击动作要灵活、短促、富有弹性，叩击后右手中指应立即抬起，以免影响音响的振幅与频率。

（7）不可直接重按受检者皮肤有溃烂疼痛的部位。

（8）孕妇忌用腹部深按诊。

（9）男性施诊者不可单独按诊女性受检者的乳房、胸部、腹部、会阴部等部位。

4. 信息采集内容

颈部按诊：按颈部动脉搏动，按颈静脉充盈度，按瘿瘤，按瘰疬，按淋巴结，按气管，按喉结。

胸部按诊：肺界按诊，心界按诊，乳房按诊，虚里按诊。

胁部按诊：肝脏按诊，胆腑按诊。

脘腹按诊：按腹部冷热情况、软硬程度、紧张程度、是否喜按、是否拒按；按腹部胀满程度；按腹部肿块；按腹部疼痛；按孕妇腹部子宫底的高度。

肌肤按诊：诊皮肤寒热、润燥滑涩、汗出、紧张度、软硬度、弹性、疼痛、肿胀、疮疡，诊尺肤。

按手足：诊手足寒热温凉。

按腧穴：诊腧穴是否有异常感觉和反应、疼痛、包块、结节、条索状物。

五、健康信息档案书写

（一）指导原则

健康信息档案书写应当客观、真实、准确、动态、完整、规范。

（二）书写要求

1. 健康信息档案书写应当使用蓝黑墨水、碳素墨水，需复写的健康信息资料可以使用蓝色或黑色油水的圆珠笔。计算机打印健康信息资料应当符合健康信息资料保存的要求。

2. 健康信息档案书写应当使用中文，通用的外文缩写和无正式中文译名的症状、体征、疾病名称等可以使用外文。

3. 健康信息档案书写应规范使用医学术语，中医术语的使用依照相关标准、规范执行。要求文字工整，字迹清晰，表述准确，语句通顺，标点正确。

4. 健康信息档案书写过程中出现错字时，应当用双线划在错字上，保留原记录清楚、可辨，并注明修改时间，修改人签名。不得采用刮、粘、涂等方法掩盖或去除原来的字迹。

5. 健康信息档案应当按照规定的内容书写，并由相应医师或健康管理师签名。

6. 健康信息档案书写一律使用阿拉伯数字书写日期和时间，采用 24 小时制记录。

7. 健康信息档案书写中涉及的诊断，包括健康、体质、亚健康、疾病的诊断，疾病诊断包括中医诊断和西医诊断，中医诊断包括疾病诊断和证候诊断。

（三）信息采集内容

根据健康档案的基本概念和系统架构，健康档案的基本内容由个人基本信息和中医健康管理服务记录两部分组成。

1. 个人基本信息

包括人口学和社会经济学等基础信息以及基本健康信息。其中一些基本信息反映了个人固有特征，贯穿整个生命过程，内容相对稳定，客观性强。个人基本信息的建立要遵循自愿与引导相结合的原则，在使用过程中要注意保护服务对象的个人隐私，建立电子健康档案的地区，要注意保护信息系统的数据安全。主要有：

（1）人口学信息

如姓名、性别、出生日期、出生地、国籍、民族、身份证件、文化程度、婚姻状况等。

（2）社会经济学信息

如户籍性质、联系地址、联系方式、学历、职业类别、工作单位等。

（3）个人生活信息

兴趣特长、特殊嗜好、生活作息、生活环境等。

（4）社会保障信息

如医疗保险类别、医疗保险号码、残疾证号码等。

（5）基本健康信息

如血型、过敏史、预防接种史、既往疾病史、家族遗传病史、应激史、健康危险因素、残疾情况、亲属健康情况、个人健康评价等。

2. 中医健康管理服务记录

主要由健康状态信息档案首页、首次健康管理信息采集记录以及后续随访跟踪所产生的健康管理日程记录等组成，是整个健康管理档案建设的核心，是动态的、连贯的和可持续的，是健康管理工作评估和制定个性化健康管理方案的主要依据。

（1）健康状态信息档案首页

健康状态信息档案首页需包括健康信息首次采集机构、档案编号、管理机构的转入与转出记录、健康信息档案的基本功能介绍、受检者须知及注意事项。

（2）首次健康状态信息采集记录

1）一般情况

包括序列号、姓名、身份证号码、性别、年龄、时间、节气、天气、温度、湿度、职业、婚姻、民族、籍贯、出生地、工作单位、现住址、出生日期、血型、学历、特殊嗜好、心理状态、兴趣特长、行为习惯、饮食习惯、生活作息、药物过敏史、社会保障信息、电话、信息陈述者、联系人姓名、联系人电话、联系人住址。

2）现在症及检查结果

①中医四诊资料

问诊：描述受检者何时、因什么诱发因素出现不适或发病，当时有哪些不适、症状、伴随症状，初诊地、主要检查检验情况、初诊诊断、初诊治疗方法、初诊疗效、初诊后健康状态、病情演变发展情况，本次不适、发病持续时间，诱因，症状，主要检查检验及治疗情况。现在主要不适，伴随症状，寒热情况，有无疼痛、出汗，有无头面五官不适，有无颈项不适，有无胸闷、气喘、咳嗽，有无心悸胸痛，有无腹部、腰背、四肢不适，有无乏力，有无恶心呕吐，饮食口味情况，睡眠情况，二便情况。

望诊：整体神、色、形、态，局部神、色、形、态，舌象，排出物，小儿指纹。

闻诊：异常声音，身体和居室异常气味。

切诊：脉诊、按诊情况。

②体格检查

T（体温）、P（脉搏）、R（呼吸）、BP（血压）。

发育情况，体型，营养情况，步态，面容，表情，体位，言语对答，查体合作情况，精神状态；皮肤弹性，全身皮肤黏膜有无皮疹、黄染、出血点及蜘蛛痣情况；全身浅表淋巴结有无触及肿大；头发，头颅大小，有无畸形，头颅有无压痛及肿块，眼睑有无浮肿，眼球有无异常，结膜有无异常，巩膜有无黄染，双侧瞳孔是否等大等圆，对光是否反射灵敏；外耳郭有无畸形，外耳道是否通畅，有无异常分泌物，双侧乳突有无压痛，听力是否正常；鼻外形是否正常，鼻翼有无煽动，鼻腔是否通畅，有无异常分泌物；口唇有无发绀，齿龈、口腔黏膜是否正常，有无口糜，咽腔有无充血，扁桃体有无红肿及脓性分泌物，悬雍垂是否居中；颈项有无抵抗，颈静脉有无怒张，气管是否居中，甲状腺是否触及肿大、是否随吞咽动作上下移动；呼吸类型（胸式／腹式），双侧呼吸运动是否一致，呼吸节律是否整齐，深度是否均匀；肺部叩诊音，双肺野有无干湿性啰音；心前区有无隆起，有无心包摩擦感，是否触及心脏震颤，心率、节律是否整齐，各瓣膜听诊区是否闻及病理性杂音；腹部有无膨隆、腹壁静脉曲张、胃肠型及蠕动波，是否柔弱，有无液波震颤、振水声，有无肿块、压痛、反跳痛；肝脾肋缘是否触及肿大，墨菲征表现，双肾区有无叩击痛，肠鸣音是否正常；脊柱四肢有无畸形，双下肢有无水肿，有无杵状指、趾；前后二阴是否正常。神经系统检查生理反射是否存在，病理反射有无引出。

③辅助检查

中医特色仪器检查结果，化验单结果，影像学资料。

3）既往史

平素身体健康状况，有无其他疾病史，目前此类疾病的用药治疗情况，有无结核等传染病史，有无输血史、手术史、外伤史，有无药物、食物、物品过敏史，儿童应收录新生儿接种史。

4）个人史

出生地，久居地，有无疫区生活史、疫水接触史，生活习惯，行为习惯，饮食习惯，烟酒嗜好，工作情况，劳逸情况，心理状态，兴趣特长，居住环境情况，婚姻状况，配偶身体健康状况，夫妻感情状况，有无不洁性交史。女子还要问孕产及有无流产情况，初潮年龄，末次月经时间或绝经年龄，月经周期，月经量，有无血块、痛经等，儿童应收录喂养情况。

5）家族史

家族有无遗传疾病、传染病，亲属的身体健康状况。

（3）健康管理日程记录

1）随访一般情况

随访（或复检）时间（包括农历、节气），地点，随访单位机构，随访的人员，当天天气气候情况。

2）健康状态

受检者自我健康评估，现在主要不适、伴随症状，中医四诊情况，阳性体征，必要的阴性体征、辅助检查结果。

3）处理措施及效果

健康调理措施以及调理过程中原有症状、体征、实验室检查指标的变化情况，调理效果评估和后续调理调整或治疗修正。

第二节　中医健康状态评估

中医健康状态评估是在健康状态信息采集的基础上，对健康状态进行分类判定的过程，是中医健康管理的重要组成部分。通过对采集到的中医健康状态信息综合分析之后，予以体质辨识、寒热、阴阳和虚实等属性的辨识及五态人格等相关中医特色辨识，并对检测者的健康状态和发展转归做出较客观准确的评估及相关危险因素的预警。例如将北京中医药大学王琦教授提出的"中医体质分类判定标准"运用于中医健康状态辨识之中。具体筛选办法是先在常规体检后，填写中医体质和健康状况调查问卷表，突出常规检查看指标、中医调查看症状，将常规检查指标不正常的个体或中医问卷有不适症状者纳入需要进行体质辨识的人群。再由经验丰富的中医师进行诊断，同时结合量表分析进行综合评估，最终判定其体质类型。这样对某些体检指标虽然正常，但体质状态已失衡的个体能够进行早期干预；同时避免指标异常却无明显症状者忽视健康干预或自行盲目调养的情况。另外，对于不同体质通过体质辨识，可以实现个性化的、针对性的健康管理。

一、健康状态

健康包括人的生理、心理和社会适应性等几方面都处于完好的状态。健康不仅是躯体没有疾病，还要具备心理健康、社会适应性良好和有道德。一个健康的人，既要有健康的身体，还应有健康的心理和行为。只有当一个人身体、心理和社会适应都处在一个良好状态时，才是真正的健康。

二、健康状态判定标准

1. 食欲良好

进食时有很好的胃口，不挑剔食物，愉悦进食。

2. 二便通畅

大、小便排便通畅，便后轻松舒适。

3. 有效睡眠

上床能很快熟睡，且睡得深，醒后精神饱满，头脑清醒。

4. 语言清晰

语言表达正确，说话流利，言与意符。

5. 动作敏捷

行动自如，行走敏捷。

6. 心态宽容

性格温和，意志坚强，感情丰富，具有坦荡胸怀与达观心境。

7. 处世平和

看问题客观现实，具有自我控制能力，适应复杂的社会环境，对事物的变迁能始终保持良好的情绪，能保持对社会外环境与机体内环境的平衡。

8. 与人为善

待人接物能大度和善，不过分计较，能助人为乐，与人为善。

三、中医体质

指人体生命过程中，在先天禀赋和后天获得的基础上所形成的形态结构、生理功能和心理状态方面综合的、相对稳定的固有特质，是人类在生长、发育过程中所形成的与自然、社会环境相适应的人体个性特征。

四、中医体质的基本类型与特征

1. 平和质（A 型）

（1）总体特征

阴阳气血调和，以体态适中、面色红润、精力充沛等为主要特征。

（2）形体特征

体形匀称健壮。

（3）常见表现

面色、肤色润泽，头发稠密有光泽，目光有神，鼻色明润，嗅觉通利，唇色红润，不易疲劳，精力充沛，耐受寒热，睡眠良好，胃纳佳，二便正常，舌色淡红，苔薄白，脉和缓有力。

（4）心理特征

性格随和开朗。

（5）发病倾向

平素患病较少。

（6）对外界环境适应能力

对自然环境和社会环境适应能力较强。

（7）辨识与调节方法

辨识：正常的体质。

调节：饮食有节制，不要常吃过冷过热或不干净的食物，粗细粮食要合理搭配。

2. 气虚质（B 型）

（1）总体特征

元气不足，以疲乏、气短、自汗等气虚表现为主要特征。

（2）形体特征

肌肉松软不实。

（3）常见表现

平素语音低弱，气短懒言，容易疲乏，精神不振，易出汗，舌淡红，舌边有齿痕，脉弱。

（4）心理特征

性格内向，不喜冒险。

（5）发病倾向

易患感冒、内脏下垂等病；病后康复缓慢。

（6）对外界环境适应能力

不耐受风、寒、暑、湿邪。

（7）辨识与调节方法

辨识：肌肉松软，声音低，易出汗，易累，易感冒。

调节：多食用具有益气健脾作用的食物，如黄豆、白扁豆、鸡肉等；少食空心菜、生萝卜等。

3. 阳虚质（C型）

（1）总体特征

阳气不足，以畏寒怕冷、手足不温等虚寒表现为主要特征。

（2）形体特征

肌肉松软不实。

（3）常见表现

平素畏冷，手足不温，喜热饮食，精神不振，舌淡胖嫩，脉沉迟。

（4）心理特征

性格多沉静、内向。

（5）发病倾向

易患痰饮、肿胀、泄泻等病；感邪易从寒化。

（6）对外界环境适应能力

耐夏不耐冬；易感风、寒、湿邪。

（7）辨识与调节方法

辨识：肌肉不健壮，常常感到手脚发凉，衣服比别人穿得多，夏天不喜欢吹空调，喜欢安静，性格多沉静、内向。

调节：平时可多食牛肉、羊肉等温阳之品，少食梨、西瓜、荸荠等生冷寒凉食物，少饮绿茶。

4. 阴虚质（D型）

（1）总体特征

阴液亏少，以口燥咽干、手足心热等虚热表现为主要特征。

（2）形体特征

体形偏瘦。

（3）常见表现

手足心热，口燥咽干，鼻微干，喜冷饮，大便干燥，舌红少津，脉细数。

（4）心理特征

性情急躁，外向好动，活泼。

（5）发病倾向

易患虚劳、失精、不寐等病；感邪易从热化。

（6）对外界环境适应能力

耐冬不耐夏；不耐受暑、热、燥邪。

（7）辨识与调节方法

辨识：体形多瘦长，不耐暑热，常感到眼睛干涩，口干咽燥，总想喝水，皮肤干燥，经常大便干结，容易失眠。

调节：多食瘦猪肉、鸭肉、绿豆、冬瓜等甘凉滋润之品，少食羊肉、韭菜、辣椒、葵花子等性温燥烈之品。可练习太极拳、太极剑、气功等项目。

5. 痰湿质（E型）

（1）总体特征

痰湿凝聚，以形体肥胖、腹部肥满、口黏苔腻等痰湿表现为主要特征。

（2）形体特征

体形肥胖，腹部肥满松软。

（3）常见表现

面部皮肤油脂较多，多汗且黏，胸闷，痰多，口黏腻或甜，喜食肥甘甜黏，苔腻，脉滑。

（4）心理特征

性格偏温和、稳重，多善于忍耐。

（5）发病倾向

易患消渴、中风、胸痹等病。

（6）对外界环境适应能力

对梅雨季节及湿重环境适应能力差。

（7）辨识与调节方法

辨识：体形肥胖，腹部肥满而松软，易出汗，且多黏腻，经常感觉脸上有一层油。

调节：饮食应以清淡为主，可多食冬瓜等；因体形肥胖，易于困倦，故应根据自己的具体情况循序渐进，长期坚持运动锻炼。

6. 湿热质（F型）

（1）总体特征

湿热内蕴，以面垢油光、口苦、苔黄腻等湿热表现为主要特征。

（2）形体特征

形体中等或偏瘦。

（3）常见表现

面垢油光，易生痤疮，口苦口干，身重困倦，大便黏滞不畅或燥结，小便短黄，男性易阴囊潮湿，女性易带下增多，舌质偏红，苔黄腻，脉滑数。

（4）心理特征

容易心烦急躁。

（5）发病倾向

易患疮疖、黄疸、热淋等病。

（6）对外界环境适应能力

对夏末秋初湿热气候，湿重或气温偏高环境较难适应。

（7）辨识与调节方法

辨识：面部和鼻尖总是油光发亮，脸上易生粉刺，皮肤易瘙痒。常感到口苦、口臭，脾气较急躁。

调节：饮食以清淡为主，可多食赤小豆、绿豆、芹菜、黄瓜、藕等甘寒的食物。可适当进行中长跑、游泳、爬山、各种球类、武术等运动。

7. 血瘀质（G型）

（1）总体特征

血行不畅，以肤色晦暗、舌质紫暗等血瘀表现为主要特征。

（2）形体特征

胖瘦均见。

（3）常见表现

肤色晦暗，色素沉着，容易出现瘀斑，口唇暗淡，舌暗或有瘀点，舌下络脉紫暗或增粗，脉涩。

（4）心理特征

易烦，健忘。

（5）发病倾向

易患癥瘕及痛证、血证等。

（6）对外界环境适应能力

不耐受寒邪。

（7）辨识与调节方法

辨识：皮肤较粗糙，眼睛里的红丝很多，牙龈易出血。

调节：多食山楂、醋、玫瑰花等，少食肥肉等滋腻之品；可参加各种舞蹈、步行健身法、徒手健身操等。

8. 气郁质（H型）

（1）总体特征

气机郁滞，以神情抑郁、忧虑脆弱等气郁表现为主要特征。

（2）形体特征

形体瘦者为多。

（3）常见表现

神情抑郁，情感脆弱，烦闷不乐，舌淡红，苔薄白，脉弦。

（4）心理特征

性格内向不稳定，敏感多虑。

（5）发病倾向

易患脏躁、梅核气、百合病及郁证等。

（6）对外界环境适应能力

对精神刺激适应能力较差；不适应阴雨天气。

（7）辨识与调节方法

辨识：体形偏瘦，常感到闷闷不乐、情绪低沉，常有胸闷，经常无缘无故地叹气，易失眠。

调节：多食黄花菜、海带、山楂、玫瑰花等具有行气、解郁、消食、醒神作用的食物。气郁体质的人不要总待在家里，要多参加群众性的体育运动项目。

9. 特禀质（I型）

（1）总体特征

先天失常，以生理缺陷、过敏反应等为主要特征。

（2）形体特征

过敏体质者一般无特殊；先天禀赋异常者或有畸形，或有生理缺陷。

（3）常见表现

过敏体质者常见哮喘、风团、咽痒、鼻塞、喷嚏等；患遗传性疾病者有垂直遗传、先天性、家族性特征；患胎传性疾病者具有母体影响胎儿个体生长发育及相关疾病特征。

（4）心理特征

随禀质不同情况各异。

（5）发病倾向

过敏体质者易患哮喘、荨麻疹、花粉症及药物过敏等；遗传疾病如血友病、先天愚型（唐氏综合征）等；胎传疾病如五迟（立迟、行迟、发迟、齿迟、语迟）、五软（头软、项软、手足软、肌肉软、口软）、解颅、胎惊、胎痫等。

（6）对外界环境适应能力

适应能力差，如过敏体质者对易致敏季节适应能力差，易引发宿疾。

（7）辨识与调节方法

辨识：这是一类体质特殊的人群。其中过敏体质的人易对药物、食物、气味、花粉、季节过敏。

调节：多食益气固表的食物，少食荞麦（含致敏物质荞麦荧光素）、蚕豆等；居室宜通风良好，保持室内清洁，被褥、床单要经常洗晒，可防止尘螨过敏。

五、中医体质分类的判定

1.判定方法

回答《中医体质分类与判定表》中的全部问题，每一问题按5级评分，计算原始分及转化分，依标准判定体质类型。

原始分 = 各个条目分值相加

转化分数 = ［（原始分－条目数）/（条目数 ×4）］×100

中医体质分类与判定自测表

中华中医药学会标准

平和质（A型）

请根据近一年的体验和感觉，回答以下问题	没有（根本不）	很少（有一点）	有时（有些）	经常（相当）	总是（非常）
（1）您精力充沛吗？	1	2	3	4	5
（2）您容易疲乏吗？*	5	4	3	2	1
（3）您说话声音低弱无力吗？*	5	4	3	2	1
（4）您感到闷闷不乐、情绪低沉吗？*	5	4	3	2	1
（5）您比一般人耐受不了寒冷（冬天的寒冷，夏天的冷空调、电扇等）吗？*	5	4	3	2	1
（6）您能适应外界自然和社会环境的变化吗？	1	2	3	4	5
（7）您容易失眠吗？*	5	4	3	2	1
（8）您容易忘事（健忘）吗？*	5	4	3	2	1
判断结果：□是　　□倾向是　　□否					

气虚质（B型）

请根据近一年的体验和感觉，回答以下问题	没有（根本不）	很少（有一点）	有时（有些）	经常（相当）	总是（非常）
（1）您容易疲乏吗？	1	2	3	4	5
（2）您容易气短（呼吸短促，接不上气）吗？	1	2	3	4	5
（3）您容易心慌吗？	1	2	3	4	5
（4）您容易头晕或站起时晕眩吗？	1	2	3	4	5
（5）您比别人容易患感冒吗？	1	2	3	4	5
（6）您喜欢安静、懒得说话吗？	1	2	3	4	5
（7）您说话声音低弱无力吗？	1	2	3	4	5
（8）您活动量稍大就容易出虚汗吗？	1	2	3	4	5
判断结果：□是　　□倾向是　　□否					

阳虚质（C型）

请根据近一年的体验和感觉，回答以下问题	没有（根本不）	很少（有一点）	有时（有些）	经常（相当）	总是（非常）
（1）您手脚发凉吗？	1	2	3	4	5
（2）您胃脘部、背部或腰膝部怕冷吗？	1	2	3	4	5
（3）您感到怕冷、衣服比别人穿得多吗？	1	2	3	4	5
（4）您比一般人耐受不了寒冷（冬天的寒冷，夏天的冷空调、电扇等）吗？	1	2	3	4	5
（5）您比别人容易患感冒吗？	1	2	3	4	5
（6）您吃（喝）凉的东西会感到不舒服或者怕吃（喝）凉东西吗？	1	2	3	4	5
（7）您受凉或吃（喝）凉的东西后，容易腹泻（拉肚子）吗？	1	2	3	4	5
判断结果：□是　　□倾向是　　□否					

阴虚质（D型）

请根据近一年的体验和感觉，回答以下问题	没有（根本不）	很少（有一点）	有时（有些）	经常（相当）	总是（非常）
（1）您感到手脚心发热吗？	1	2	3	4	5
（2）您感觉身体、脸上发热吗？	1	2	3	4	5
（3）您皮肤或口唇干吗？	1	2	3	4	5
（4）您口唇的颜色比一般人红吗？	1	2	3	4	5
（5）您容易便秘或大便干燥吗？	1	2	3	4	5

续表

请根据近一年的体验和感觉，回答以下问题	没有 （根本不）	很少 （有一点）	有时 （有些）	经常 （相当）	总是 （非常）
（6）您面部两颧潮红或偏红吗？	1	2	3	4	5
（7）您感到眼睛干涩吗？	1	2	3	4	5
（8）您感到口干咽燥、总想喝水吗？	1	2	3	4	5
判断结果：□是　　□倾向是　　□否					

痰湿质（E型）

请根据近一年的体验和感觉，回答以下问题	没有 （根本不）	很少 （有一点）	有时 （有些）	经常 （相当）	总是 （非常）
（1）您感到胸闷或腹部胀满吗？	1	2	3	4	5
（2）您感到身体沉重不轻松或不爽快吗？	1	2	3	4	5
（3）您腹部肥满松软吗？	1	2	3	4	5
（4）您有额部油脂分泌多的现象吗？	1	2	3	4	5
（5）您上眼睑比别人肿（上眼睑有轻微隆起现象）吗？	1	2	3	4	5
（6）您嘴里有黏黏的感觉吗？	1	2	3	4	5
（7）您平时痰多，特别咽喉部总感到有痰堵着吗？	1	2	3	4	5
（8）您活动量稍大就容易出虚汗吗？	1	2	3	4	5
判断结果：□是　　□倾向是　　□否					

湿热质（F型）

请根据近一年的体验和感觉，回答以下问题	没有 （根本不）	很少 （有一点）	有时 （有些）	经常 （相当）	总是 （非常）
（1）您面部或鼻部有油腻感或者油亮发光吗？	1	2	3	4	5
（2）您容易生痤疮或疮疖吗？	1	2	3	4	5
（3）您感到口苦或嘴里有异味吗？	1	2	3	4	5
（4）您大便黏滞不爽、有解不尽的感觉吗？	1	2	3	4	5
（5）您小便明尿道有发热感、尿色浓（深）吗？	1	2	3	4	5
（6）您带下色黄（白带颜色发黄）吗（限女性回答）？	1	2	3	4	5
（7）您的阴囊部位潮湿吗（阴男性回答）？	1	2	3	4	5
判断结果：□是　　□倾向是　　□否					

血瘀质（G 型）

请根据近一年的体验和感觉，回答以下问题	没有（根本不）	很少（有一点）	有时（有些）	经常（相当）	总是（非常）
（1）您的皮肤在不知不觉中会出现青紫瘀斑（皮下出血）吗？	1	2	3	4	5
（2）您两颧部有细微红丝吗？	1	2	3	4	5
（3）您身体上哪里疼痛吗？	1	2	3	4	5
（4）您面色晦暗或容易出现褐斑吗？	1	2	3	4	5
（5）您容易有黑眼圈吗？	1	2	3	4	5
（6）您容易忘事（健忘）吗？	1	2	3	4	5
（7）您口唇颜色偏暗吗？	1	2	3	4	5
判断结果：□是　　□倾向是　　□否					

气郁质（H 型）

请根据近一年的体验和感觉，回答以下问题	没有（根本不）	很少（有一点）	有时（有些）	经常（相当）	总是（非常）
（1）您感到闷闷不乐、情绪低沉吗？	1	2	3	4	5
（2）您容易精神紧张、焦虑不安吗？	1	2	3	4	5
（3）您多愁善感、感情脆弱吗？	1	2	3	4	5
（4）您容易感到害怕或受到惊吓吗？	1	2	3	4	5
（5）您胁肋部或乳房胀痛吗？	1	2	3	4	5
（6）您无缘无故叹气吗？	1	2	3	4	5
（7）您咽喉部有异物感，且吐之不出、咽之不下吗？	1	2	3	4	5
判断结果：□是　　□倾向是　　□否					

特禀质（I 型）

请根据近一年的体验和感觉，回答以下问题	没有（根本不）	很少（有一点）	有时（有些）	经常（相当）	总是（非常）
（1）您没有感冒时也会打喷嚏吗？	1	2	3	4	5
（2）您没有感冒时也会鼻塞、流鼻涕吗？	1	2	3	4	5
（3）您有因季节变化、温度变化或异味等原因而咳喘的现象吗？	1	2	3	4	5
（4）您容易过敏（对药物、食物、气味、花粉或在季节交替、气候变化时）吗？	1	2	3	4	5
（5）您的皮肤容易起荨麻疹（风团、风疹块、风疙瘩）吗？	1	2	3	4	5
（6）您的皮肤因过敏出现过紫癜（紫红色瘀点、瘀斑）吗？	1	2	3	4	5

请根据近一年的体验和感觉，回答以下问题	没有（根本不）	很少（有一点）	有时（有些）	经常（相当）	总是（非常）
（7）您的皮肤一抓就红，并出现抓痕吗？	1	2	3	4	5
判断结果：□是　　□倾向是　　□否					

2. 判定标准

平和质为正常体质，其他 8 种体质为偏颇体质。判定标准见下表。

体质类型	条件	判定结果
平和质	转化分≥ 60 分	是
	其他 8 种体质转化分均＜ 30 分	
	转化分≥ 60 分	基本是
	其他 8 种体质转化分均＜ 40 分	
	不满足上述条件者	否
偏颇体质	转化分≥ 40 分	是
	转化分 30 ～ 39 分	倾向是
	转化分＜ 30 分	否

3. 示例

示例 1：某人各体质类型转化分如下：平和质 75 分，气虚质 56 分，阳虚质 27 分，阴虚质 25 分，痰湿质 12 分，湿热质 15 分，血瘀质 20 分，气郁质 18 分，特禀质 10 分。根据判定标准，虽然平和质转化分≥ 60 分，但其他 8 种体质转化分并未全部＜ 40 分，其中气虚质转化分≥ 40 分，故此人不能判定为平和质，应判定为气虚质。

示例 2：某人各体质类型转化分如下：平和质 75 分，气虚质 16 分，阳虚质 27 分，阴虚质 25 分，痰湿质 32 分，湿热质 25 分，血瘀质 10 分，气郁质 18 分，特禀质 10 分。根据判定标准，平和质转化分≥ 60 分，且其他 8 种体质转化分均＜ 40 分，可判定为基本是平和质，同时，痰湿质转化分在 30 ～ 39 分之间，可判定为痰湿质倾向，故此人最终体质判定结果为基本是平和质，有痰湿质倾向。

第三节　中医健康状态调理

中医健康状态调理是指在中医理论指导下，对不同人群（包括一般人群、重点人群、亚健康人群及慢性疾病患者人群）采用中医特色方法进行调理以预防和调治疾病及养生保健的过程。健康管理师或医护人员借助于中医理论，综合运用起居、情志、饮食药膳、运动、针灸推拿、中药等方法对不同人群采用不同的调理方案。

一、一般人群调理

（一）起居调理

生活起居是中医健康状态调理的重要部分。生活起居与健康有着密切的关系，不良生活习惯是引发疾病的诱因和基础，做到顺应四时调阴阳，适应环境避外邪，起居有常宜动静，劳思有度，内守精神，才能有效提高人们的健康水平，达到防病治病、颐养天年的目的。

1. 调理原则

坚持养成规律健康的生活方式，作息有节，劳逸结合，顺应四时调息。

2. 调理方法

居住环境以安静清洁、空气流通、阳光充足、温度和湿度适宜、生活起居方便为宜。室内外温度不宜相差太大；一般环境湿度为 50% ～ 60%；防止居室内生活燃料的污染；避免噪声扰神；照明要均衡协调；防止辐射。

保证充足睡眠时间，一般人每天不少于 7 个小时的睡眠。坚持早睡早起，不熬夜；保持正确睡姿，宜取右侧卧位；入睡时保持安静，减少灯光；睡前不宜饱食、饥饿、不宜剧烈运动；忌七情过极、读书思虑过度、大喜大悲。入睡时保持安静，减少房间亮度；睡中忌寝卧当风、对炉火、对灯光，忌蒙头张口。

春夏养阳，秋冬养阴。跟随四季变化着装，春季宜"春捂"以保护阳气；夏季衣物勤换洗；秋季宜"秋冻"，综合调养；秋冬亦需多运动，冬季衣物要松紧厚薄适度。随着季节变化合理安排劳、寝时间，注意春夏宜晚睡早起，秋季宜早睡早起，冬季宜早睡晚起，使人体与自然变化相应，以保持机体内外环境的协调统一。

（二）情志调理

情志调和方能气血顺畅，情志不调气血即郁。调神摄生，首贵静养。因此，养神之道贵在"静"字，使人的精神情志活动保持在淡泊宁静的状态，有利于防病去疾，抗衰防老，益寿延年。常用的情志调理方法有以情胜情法、移情解惑法、暗示法、顺情从欲法、情志导引法、药食法等。

1. 调理原则

诚挚体贴，全面照顾；因人制宜，有的放矢；乐观豁达，怡情养性；避免刺激，稳定情绪。

2. 调理方法

以情胜情法：又称"以偏纠偏"，是指有意识地采用另一种情志活动去战胜和控制因某种情志刺激而引起的疾病，从而治愈疾病。包括：恐胜喜，喜胜悲，悲胜怒，怒胜思，思胜恐。

移情解惑法：是指采取一定的措施转移患者的精神注意力，包括运动、音乐欣赏、画画、种花养鸟等。

暗示法：是指利用语言、动作或其他方式，使被治疗者在不知不觉中受到积极暗示的影响，从而解除心理上的压力和负担。包括言语暗示、情境暗示等。

顺情从欲法：是指顺从患者的意志、情绪，满足患者心身需要的一种治疗方法，适用于某种个人欲望未得到满足，遂致内怀深忧而出现的情志病变。

情志导引法：以自我训练为特点，具有调和气血的作用。包括气功疗法、以意导引法、吐音导引法、行为导引法等。

药食法：选用适当的方药或食物，可调整五脏虚实、聪明益智、安心养神、疏肝理气，以达到调节情志活动的目的。

（三）饮食调理

饮食是维持人体生命活动的重要因素。合理规律的饮食是人体五脏六腑、四肢百骸得以濡养的源泉，饮食不当使人体正气虚弱，抵抗力下降，导致多种疾病的发生。

1. 调理原则

饮食有节，适时适量；合理膳食，不可偏嗜；注意卫生，三因相宜。

2. 调理方法

保持饮食结构合理。忌膏粱厚味，宜清淡素食。老年人宜温热熟软，忌黏硬生冷。倡导"三少一多"，即少脂，少盐（每人每天食盐摄入量以不超过 6g 为宜），少糖，多素。

保持饮食有节：适时定量，不可过饥过饱，忌暴饮暴食，一日三餐的能量摄入分配合理。

保持饮食卫生：严格把住病从口入关，宜取新鲜食物，忌食生冷、不洁的食物。选购食物时应注意外观好、无污染、无杂质、无变色、无变味，符合卫生标准。注意餐饮卫生条件，包括进餐环境、餐具和供餐者的健康卫生状况。集体用餐要提倡分餐制，减少疾病传染的机会。

因人、因地、因时制宜：在一年四季不同的气候环境下，当人体处于阴阳寒热失衡状态时，可通过食物的不同性味来进行调理，以达到补虚、泻实、调整阴阳的目的。

（四）运动保健

运动保健主要有修身养性、强身健体、防病治病、延年益寿等作用，其对身体各器官的代谢、营养吸收有促进作用。

1. 调理原则

把握运动量，应根据身体状态，每日坚持 30 ～ 120 分钟的锻炼时间，运动保健强调循序渐进，量力而行；要有持之以恒的精神；运动保健要张弛有度、劳逸结合，要与放松、调息等休息运动相交替；青少年及中年人可以跑步健身、器械锻炼等为主，老年人则以传统保健运动为主。

2. 调理方法

易筋经：通过伸筋拔骨、吐故纳新、守中致和，达到强筋壮骨、固摄精气、濡养脏腑、涵养心性的效果。

五禽戏：五禽戏是由东汉末年著名医学家华佗根据中医原理，以模仿虎鹿熊猿鸟等五种动物的动作和神态编创的一套导引术，动作柔和，是中国最早的具有完整功法的仿生医疗健身体操。

八段锦：八段锦是中国古代流传下来的一种气功功法，由八节组成，体式动作古朴高雅，故名八段锦。

太极拳：太极拳是以中国传统儒、道哲学中的太极、阴阳辨证理念为核心思想，集颐养性情、强身健体、技击对抗等多种功能为一体，结合易学的阴阳五行之变化、中医经络学、古代的导引术和吐纳术形成的一种内外兼修、柔和、缓慢、轻灵、刚柔相济的汉族传统拳术。

太极剑：太极剑是太极拳运动的一个重要内容，其兼有太极拳和剑术两种风格特点，一方面要像太极拳一样，表现出轻灵柔和，绵绵不断，重意不重力，同时还要表现出优美潇洒、剑法清楚、形神兼备的剑术演练风格。

（五）中医特色技术保健

运用中医"整体观念"和"辨证论治"思想，采用中医特色技术对不同体质进行调理，扶正祛邪，调理阴阳，防患于未然，符合中医"治未病"思想，做到"未病先防，既病防变"，既节约经济成本，又能取得良好的效果，具有很强的实用价值。

1. 调理原则

应尽量由取得执业资格的医生或护士进行调理，调理时遵循以下原则：

社区居民和群众可在医疗和保健机构选择使用安全、方便、显效、适宜的中医特色技术，达到维持和增进健康的目的。

在进行中医特色技术操作时，应遵循国家和地方相关法律法规和部门规定、技术常规等，防止操作意外与交叉感染等发生。

尊重受术者的隐私与权益，履行告知制度，增强受术者的依从度。

结合受术者体质、年龄、性别掌握操作宜忌。如老年人素体阳虚者为多，应以补法技术干预为主；小儿体质娇嫩，勿用重力；孕妇不得使用活血行气类功效的技术，且不得在孕妇腹部等施术。

2. 保健方法

中药足浴：借助中药的药理作用，运用手法或足疗仪对足底穴位的按摩和刺激，通过经络的传导，激发人体潜在机能，调节身体平衡，缓解全身紧张，达到疏通腠理、行气活血、疏肝解郁、祛痰化瘀、透达经脉的作用。

艾灸：借助其温热和药物的作用，通过经络腧穴，达到温经通络、调和气血、祛湿除寒、消肿散结、回阳救逆和防病保健的目的。

刮痧法：利用边缘钝滑的器具，如瓷匙、硬币、有机玻璃扣或水牛角等特制的刮痧板，在患者体表一定部位反复刮动，使局部出现痧斑或痧痕，以达到解表祛邪、行气止痛、开窍醒神等目的。

穴位按摩：运用手法，通过刺激人体特定的穴位，激发人的经络之气，以达到通经活络、调整人体机能、祛邪扶正的目的，具有调和脾胃、养心安神、疏肝解郁、强肾生精、排毒养颜等功效。

药熨：将药物粉末或药物粗粒炒热，布包外熨于局部特定部位或穴位上，利用药物的作用和温热之气，以达到行气活血、散寒止痛、祛瘀消肿的目的。

捏脊：捏脊是一种推拿手法，通过连续捏拿脊柱部位的肌肤，以调整督脉与足太阳膀胱经脉之气机，达到调理阴阳、疏通经络、扶正祛邪的目的。

二、重点人群调理

（一）儿童养护

不同时期的儿童有不同的生理病理特点，其养护重点也不尽相同。出生后至 28 日为新生儿，出生后到 1 周岁为婴儿期，1 周岁到 3 周岁为幼儿期，3 周岁后到 6～7 岁为学龄前期。

1. 新生儿

（1）养护原则

新生儿脏腑柔弱，发病率和死亡率高。重点要注意保暖，合理喂养，及时发现其不适并予以处理。

（2）养护方法

新生儿脐部要保持清洁、干燥，让脐带残端在数天后自然脱落。洗澡时勿浸湿脐部，避免脐部污染。

新生儿洗浴时要注意保暖，室内温度保持在 22～24℃，湿度保持在 55%～65%。

新生儿衣着要适宜，应选用柔软、浅色、吸水性强的棉布衣服；衣服宽松而不妨碍肢体活动；不用纽扣、松紧带，以免损伤娇嫩的皮肤。夜间盖被子要适中，不宜遮盖口鼻。

新生儿出生后要及时开奶。产妇分娩之后，应将新生儿置于母亲身边，给予爱抚。出生后应尽早让新生儿吸吮乳房，鼓励母亲按需哺乳。

2. 婴幼儿

（1）养护原则

婴幼儿以生长发育快、脾胃不足为主要特征，要特别注意顾护脾胃，合理喂养，提倡母乳喂养；婴幼儿的免疫系统发育不完善，应积极做好疾病预防工作。

（2）养护方法

定期进行健康体检或生长监测服务，做到正确评估和指导。

为儿童提供健康检查，开展体格发育及健康状况评价，提供婴幼儿喂养咨询和口腔卫生行为指导。按照国家免疫规划进行预防接种。

喂养指导：婴儿6月龄内应纯母乳喂养。从6月龄起，在合理添加其他食物的基础上，继续母乳喂养至2岁。6月龄内婴儿母乳不足时，仍应维持必要的吸吮次数，以刺激母乳分泌。母乳不足者适当补充配方奶粉或米浆、面糊、蒸蛋，不宜过早喂食米饭。

3. 学龄前期儿童

（1）养护原则

学龄前期儿童体质增强，发病率明显下降，但活动能力较强，求知欲旺盛，要根据这一时期的特点，注意合理饮食，预防伤害，保障儿童身心健康成长。

（2）养护方法

体格锻炼：加强体格锻炼，增强小儿体质。要有室内外活动场所，安排适合该年龄特点的锻炼项目，如跳绳、跳舞、踢毽子、做保健操，以及小型竞赛项目。各种活动和锻炼方法轮换安排。要保证每天有一定时间的户外活动，接受阳光照射，呼吸新鲜空气。

早期教育：学龄前期儿童好学好问，家长与保育人员应因势利导，耐心地回答孩子的提问，尽可能给予解答。要按照小儿的智能发育特点，安排适合的教育方法与内容。幼儿园有规范的学前教育，包括课堂教学和在游戏中学；家庭中也可通过讲故事，看学前电视节目，接触周围的人和物，到植物园、动物园游览等多种形式使孩子增长知识。

疾病预防：防病的根本措施在于增强体质，善于调摄寒温，调节饮食，避免意外，讲究卫生。对幼儿期患病未愈的孩子要抓紧调治，如反复呼吸道感染儿童应辨证调补，改善体质，减少发病；哮喘缓解期应扶正培本，控制发作；厌食患儿应调节饮食，调脾助运，增进食欲；疳证患儿应食疗、药治兼施，健脾开胃，促进生长发育等。

（二）妇女调理

1. 月经期

（1）调理原则

月经期间，血室空虚，邪气容易入侵；气血失调，情绪易于波动，同时机体抵抗力下降。应注意保持卫生，避免过劳和寒凉，做到饮食有节和情志舒畅。

（2）调理方法

保持清洁：月经期血室空虚，邪毒容易感染和侵袭胞中，必须保持外阴清洁，防止疾病发生。月经带、月经垫要清洁，或日光消毒。禁止性交、盆浴、游泳和阴道检查。

避免过劳：经期要避免重体力劳动和剧烈体育运动。

避免寒凉：加强寒温调摄，尤当注意保暖。忌在烈日高温下劳动。

饮食有节：经期注意饮食调摄，宜食清淡而富有营养的食品。

调畅情志：防止情志损伤，注意化解矛盾，疏通思想，保持心情舒畅。

2. 妊娠期

（1）调理原则

妊娠时孕妇聚血养胎，要注意适当活动，调节饮食，调畅情志，谨慎用药，保障孕妇健康与胎儿的正常发育。

（2）调理方法

劳逸结合：孕期不宜过持重物，或攀高涉险，以免伤胎。睡眠要充分，又不宜过于贪睡，以免气滞。衣服宜宽大，腹部和乳房不宜紧束。

调节饮食：饮食宜选清淡平和、富有营养且易消化的食品，保持大便通畅。孕期勿令过饥过饱，不宜过食寒凉。

慎戒房事：孕早期3个月和孕晚期2个月，应避免房事。

用药宜慎：孕期禁用剧毒、破气、破血、通利之类的药品。

注意胎教：孕妇的精神状况对胎儿发育有很大影响，因此孕妇要调节情志，保持心情舒畅。

定期检查：定期产前检查是孕期保健的重要措施。

3. 产褥期

（1）调理原则

妇女产后应充分休息，保持会阴清洁，调畅情志，防止产后感染及抑郁，促进机体恢复。

（2）调治方法

寒温适宜：产妇居室应空气清新，冷热适宜。不可当风坐卧，以免外邪侵袭。室温不宜过高或过加衣被。

劳逸适度：产妇要充分休息，保证睡眠时间，劳动不宜过早过累，以免导致恶露不绝、子宫脱垂。

调节饮食：产后气血耗伤，又须化生乳汁哺育婴儿，极需加强营养。饮食宜选营养丰富而易消化的食品，忌食生冷或过食肥甘。

调畅情志：产妇精神要愉快，切忌暴怒或忧思，以免产后抑郁。

保持清洁：会阴部的产创要注意消毒和护理。产褥期有恶露排出，血室已开，易致邪毒感染。产创已愈，可用温开水擦洗外阴，内裤及月经带（卫生巾）应经常换洗和日光消毒。

4. 哺乳期

（1）调理原则

哺乳期妇女应注意营养，坚持母乳喂养，保持乳量，慎服药物。

（2）调理方法

坚持母乳喂养。

清洁乳房：产后将乳头洗净。每次哺乳前，乳母要洗手，用温开水清洗乳头。

正确哺乳：哺乳姿势可采用侧卧式或坐式，要注意乳房不能堵塞住婴儿鼻孔。

保持乳量：乳母宜加强饮食营养，增进食欲，多喝汤水，以保证乳汁的质量和分泌量。

慎服药物：乳母于哺乳期宜慎服药物。如确需服药，应咨询医生，不可盲目自行购药服用。

5. 更年期

（1）调理原则

更年期妇女调理应以培固肾气，调养冲任为主；注意调畅情志，按时体检。

（2）调理方法

稳定情绪：保持乐观情绪，胸怀开阔，树立信心。

饮食调养：选食鸡蛋、动物内脏、瘦肉、牛奶等高蛋白食物，以及菠菜、油菜、西红柿、黑木耳、黑芝麻、胡桃、橘等调理气血类食物。少吃盐，不要吃刺激性食品，如酒、咖啡、浓茶、胡椒等。

劳逸结合：注重劳逸结合，保证睡眠和休息。

定期做好身体检查：注意定期检查，以便及早发现疾病，早期治疗。

（三）老年人养生

1. 养生原则

老年人的养生应从饮食调养、起居调摄、心理调摄、运动保健等多方面进行，应遵循顺其自然，顺应四时，强调天人合一的原则。

2. 养生方法

（1）饮食调养

食宜多样：粗细搭配。多食用膳食纤维丰富的食物。针对老年人体弱多病的特点，可经常食用莲子、山药、藕粉、菱角、核桃、黑豆等补脾肾益之品。

食宜清淡：饮食宜清淡。多吃鱼、瘦肉、豆类食品和新鲜蔬菜水果，不宜吃浓重、肥腻或过咸的食品。

食宜温热熟软：勿食或少食生冷，以免损伤脾胃，但亦不宜温热过甚，以"热不炙唇"为宜。

食宜少缓：少量多餐，细嚼慢咽。

（2）戒烟限酒

建议戒烟。不饮酒或少量饮酒，慢性肝病者禁酒。

（3）心理调摄

畅达情志，保持心情豁达乐观。

（4）运动保健

运动应适时适量，坚持循序渐进、持之以恒的原则。运动量宜小不宜大，动作宜缓慢而有节律。运动时间以早晨日出后为好。忌在恶劣气候环境中锻炼。

运动时，要根据主观感觉，观测心率及体重变化来判断运动量是否合适，酌情调整。

锻炼项目的选择：应选择适宜本人锻炼的项目。推荐散步、慢跑、游泳、太极拳、气功、保健按摩操和八段锦等柔缓项目。

三、亚健康人群调理

（一）常见亚健康症状调理

1. 目干涩

（1）培养良好的生活习惯。

①按时作息，尽量避免熬夜。

②坚持规律的运动，保持健康体魄，预防并积极治疗感冒与鼻眼部炎性疾患，避免鼻泪管堵塞。

③适时做眼保健操，避免眼肌长时间处于一定的痉挛状态。

④睡觉时尽量不要开灯，有睑闭不全者在眼部要盖上湿餐巾，以避免泪腺分泌的泪液水分蒸发。

⑤长期使用电脑及长时间用眼的工作人员应注意适时调节用眼；避免长时间观看

电视、手机。

（2）改善学习环境：将灯光调节到适宜光线亮度，避免光线太强或太弱。

（3）司机等长期在强阳光下工作的执业者，建议戴相关防护眼镜；电焊、气焊操作人员应注意戴好防护眼镜；一般人员尽量避开直视电焊、气焊弧光。

（4）眼部湿敷、蒸汽浴。

（5）药膳调理

①密蒙参菊茶

原料：密蒙花，沙参，菊花。

功效：养阴润目。适宜于目干涩伴口咽干燥者。

②牡蛎蘑菇紫菜汤

原料：牡蛎肉，蘑菇，紫菜。

功效：滋阴养肝，益脾补血，明目。适宜于目干涩伴头目眩晕、视物昏花者。

（6）穴位调理

选用足三里、三阴交等穴位按摩调理。

2. 耳鸣

（1）培养良好的生活习惯。尽量避免摄入刺激性食物。按时作息，保证充分睡眠。

（2）改善工作、生活环境，避免暴露于强声或噪音环境。

（3）饮食调摄：营养均衡，多食含维生素及铁、锌等微量元素的蔬菜。

（4）药膳调理

①猪肾粥

原料：猪肾脏，粳米。

功效：补肾健脾益胃。适宜于中老年腰膝酸软、头晕眼花、耳鸣耳聋者。

②莲肉红枣扁豆粥

原料：莲肉，红枣，白扁豆，粳米。

功效：益精气，健脾胃，强智力，聪耳目。适宜于脾胃不足、少气懒言、体倦无力、听力下降、耳内虚鸣者。

（5）穴位调理

选穴方法有耳周取穴和选经取穴，可选取听宫、完骨、养老、中渚等穴位。

耳穴埋籽法：可选取神门、内耳、肾上腺、皮质下等相应耳穴。

3. 头晕

（1）培养良好的生活习惯

①戒烟限酒。

②按时作息，避免劳累、熬夜，保证充分睡眠，生活规律。

③合理膳食，多吃蔬菜水果，忌生冷、油腻以及过咸、过辣、过酸的食物。

④注意起床、蹲立及转颈的幅度与时间，不宜过快、过急。

（2）饮食调摄：营养均衡，多食豆芽、瓜类等。

（3）药膳调理

①龙眼枸杞粥

原料：龙眼肉，枸杞子，黑糯米，粳米。

功效：益气补虚，补血生血。适宜于气血亏虚型头晕者。

②菊花天麻粥

原料：杭菊花，天麻，大米。

功效：平肝潜阳。适宜于肝阳上亢型头晕者。

（4）穴位调理

按摩百会、大椎、天柱、风池、后溪等穴位。

4. 头痛

（1）培养良好的生活习惯

①按时作息，避免熬夜，保证睡眠充足。

②戒烟限酒，养成良好的坐姿；饮食不宜肥甘厚味等，多食豆制品、蔬菜和果类，不食或少食橘子、柚子、柑子、橙子、柠檬汁、冰淇淋、浓茶、咖啡、巧克力、奶酪，烹制食物时少放味精。

③宜调节情志，避免情志过激，保持情绪稳定和乐观；防过劳，避免劳欲过度。

④劳逸结合，适时活动，调节身体。

（2）药膳调理

①杞子红枣煲蛋

原料：枸杞子，红枣，鸡蛋。

功效：补益气血。适宜于气血亏虚型头痛者。

②杞菊地黄粥

原料：熟地黄，枸杞子，菊花，粳米，冰糖。

功效：补益气血。适宜于气血亏虚头痛者。

（3）穴位调理

按摩肩井、人迎、风池、风府、印堂、头维、太阳、百会、夹脊穴。

5. 夜尿多

（1）改变特殊生活习惯，睡前不饮浓茶、咖啡等，睡前尽量少饮水，并排空残尿。

（2）培养好的生活习惯。

①按时作息，保证睡眠充足。

②均衡饮食，避免过度限制脂质摄入。

③远离烟酒，节制房事。

④保持心情愉悦，避免心理负担过重。

（3）药膳调理

①温肾化气羊腿肉

原料：补骨脂，胡萝卜，羊腿肉，生姜。

功效：暖脾胃，温肾阳。对年老肾阳虚衰、天寒夜尿次数多者，食之甚宜。

②山药猪脬肚

原料：山药，覆盆子，猪肚，猪脬。

功效：益肾气，健脾胃，固精液，缩小便。适宜于脾肾亏虚之夜尿多者。

（4）穴位调理

按摩太溪、三阴交、复溜等穴位。

6. 便秘

（1）保持精神愉快，情绪稳定，避免烦闷、忧虑、恼怒。

（2）培养好的生活习惯

①养成每日晨起定时排便的良好习惯。

②进行适当的体育锻炼。加强提肛肌的锻炼，以利于排便时肛门正常的舒张。

③要多饮水，每日晨起口服淡盐水，以利排便；多食含纤维素高的食物，如各种蔬菜；多食蜂蜜、核桃等食物。

④少喝酒，少饮用咖啡和浓茶等，以减少对肠道的刺激。

⑤生活起居避免久坐少动，多进行腹部按摩。

（3）药膳调理

①菠菜猪血汤

原料：猪血，菠菜。

功效：滋肾补肺，润肠通便。适宜于肾虚便秘者。

②五仁粳米粥

原料：芝麻，松子仁，柏子仁，胡桃仁，甜杏仁，粳米。

功效：润肠通便。适宜于中老年人气血两虚之便秘者。

（4）穴位调理

①摩腹：仰卧，双腿屈曲，腹部放松，用手掌的大鱼际肌，顺着结肠走行方向，做环行按摩（右下腹→右上腹→左上腹→左下腹），按摩用力由轻到重，以能忍受为准，同时做深呼吸，2次/天，5分钟/次，以刺激肠蠕动，增加小肠及大肠推进性节奏收缩，使大便易于排出。

②耳穴埋籽法：取主穴：便秘点、直肠下段；每日按压3～4次，双耳轮换治疗，每周治疗1次，3次为1个疗程。

（5）足疗

先予热水清洁双足，并涂按摩膏，进行按摩。重点取肾上腺、肾、输尿管、膀胱、小肠、升结肠、横结肠、降结肠、乙状结肠、直肠、肛门、十二指肠、脾、肝、腹腔神经丛等反射区，每日1次。

（6）直肠给药

适量开塞露挤入肛门。

7. 咽干

（1）保持心情舒畅，避免烦恼郁闷，学会面对压力。

（2）合理安排饮食，要注意补水，宜多吃润肺生津、养阴润燥之品。尽量少吃刺激性食品。

（3）注意口腔卫生，坚持早晚及饭后刷牙。

（4）改善工作和生活环境，避免粉尘及有害气体的刺激。

（5）加强身体锻炼，增强体质，预防呼吸道感染。

（6）药膳调理

①参麦茶

原料：沙参，麦冬，五味子。

功效：养阴生津，润喉。适宜于口干咽燥症状者。

②山楂利咽茶

原料：生山楂，丹参，夏枯草。

功效：活血散结，清热利咽。适宜于长期有咽干症状者。

8. 健忘

（1）保持积极乐观的情绪，努力保持积极向上的精神状态。

（2）保证睡眠。

（3）养成良好的生活习惯，可多吃核桃、枸杞子等食物。

（4）加强身体锻炼。

（5）增加社交活动，适当参加棋类和阅读等活动。

（6）药膳调理

①金针茯神牛心汤

原料：牛心，金针菜，茯神。

功效：益心健脑。适宜于各种健忘者。

②核桃红枣羊骨汤

原料：核桃肉，红枣，羊脊骨。

功效：益肝肾，强筋骨，健脑益智。适宜于肝肾不足之健忘者。

9. 心悸

（1）重视自我调节情志，保持乐观开朗的情绪。

（2）饮食有节，进食营养丰富而易消化吸收的食物，忌浓茶、咖啡。

（3）寒温适宜，平素要注意气候的变化。

（4）药膳调理

①豆豉酱猪心

原料：猪心，豆豉，葱、姜、甜面酱、酱油、黄酒各适量。

功效：养心除烦。适宜于各种心悸者。

②牡蛎猪肉汤

原料：鲜牡蛎肉，瘦猪肉，酸枣仁，远志，鲜冬菇。

功效：益气养血安神。适宜于气血亏虚之心悸者。

（5）穴位调理

按摩足部肾、输尿管、膀胱、心、肺、肾上腺、垂体、甲状腺、支气管、胃、横膈膜、胸、脊椎等反射区。

按摩内关、神门等穴位。

10. 失眠

（1）树立乐观开朗的人生观，注意精神调摄，保持心情愉快。

（2）培养好的生活习惯，按时睡觉。睡前不要看过于激动、伤感、动情的电视剧与书籍，不要进行棋、牌活动，不要饮茶和咖啡。睡眠环境宜安静，空气宜清新，不要有灯光和声音刺激。

（3）水疗法：淋浴、浸浴、泡温泉、蒸汽浴有助于减压和放松，帮助入睡。

（4）药膳调理

①茯苓枣仁粥

原料：茯苓，酸枣仁，粳米。

功效：宁心安神，健脾催眠。适宜于心脾两虚之失眠者。

②玫瑰合欢茶。

原料：玫瑰花，合欢花。

功效：安神催眠。适宜于各种失眠者。

（5）穴位调理

按摩四神聪、神门、三阴交等穴。

11. 经前乳胀

（1）心理调摄。加强对经前乳胀者的心理调理，逐步消除其心理上的抑郁情绪。

（2）健康教育。保持心情舒畅，衣着宽松，适当进行乳房按摩。

（3）药膳调理

①陈皮茯苓糕

原料：陈皮，茯苓粉，糯米粉。

功效：疏肝解郁，理气止痛。适宜于经前期乳房胀痛，胸胁胀闷，时叹息，易发怒者。

②玫瑰橘叶茶

原料：玫瑰花，橘叶。

功效：理气解郁。适宜于经前期乳房胀痛、郁郁不欢者。

（4）穴位调理

按摩肝俞、太冲、中脘、膻中、三阴交等穴。

12. 疲劳

（1）适当的户外活动，如导引、散步、太极拳等活动，避免体力和脑力的劳累；节制房事。

（2）调畅情志，少动怒、激动，可试听轻音乐。

（3）可泡温泉浴 30 分钟或按摩 15 分钟，以消除躯体肌肉酸痛。

（4）饮食定时定量，全面均衡，多吃碱性食物和富含维生素 C、维生素 B 的食物，如苹果、海带、新鲜蔬菜等。

（5）戒烟限酒。

（6）睡眠调理：养成良好的睡眠习惯，睡前不宜吃得过饱。

（7）药膳调理

①芪枣粟米茯神粥

原料：黄芪，大枣，粟米，茯神。

功效：补中益气，养血安神。适宜于脾虚气弱、心神不宁者。

②太子参烧羊肉

原料：熟羊肋条肉，太子参。

功效：温中补虚，益气生津。适宜于精神疲乏者。

13. 嗜睡

（1）确定或检查引起嗜睡症状的具体原因，并予以针对性的处理。

（2）培养良好的生活习惯。

①有规律的生活作息。

②养成良好的睡眠习惯，保证充足的睡眠时间和良好的睡眠质量。

③经常参加体育锻炼和户外活动。

④科学饮食，注意营养。

（3）营造舒适的学习和工作环境，保持室内空气通畅和清新。

（4）保持心情舒畅，集中精力工作，适当安排一些有兴趣的活动。

（5）药膳调理

①补脑提神羹

原料：银耳，猪脑，黑木耳，香菇，鹌鹑蛋。

功效：提神解乏。适宜于各种嗜睡症。

②双黄大枣汤

原料：黄芪，黄精，大枣。

功效：补中益气，轻身延年。适宜于气虚体弱、疲倦乏力者。

（6）穴位调理

揉压百会穴，即以一只手的中指尖旋转式揉压，左右手交替，各数十次。一般情况下，右手揉压按顺时针方向进行，左手揉压按逆时针方向进行。揉压时，以头皮有酸胀感为佳。

14. 畏寒

（1）加强身体锻炼，如太极拳、八段锦等为宜，平时多揉搓双手，促进血液循环，长期坚持，不应以剧烈的运动来锻炼身体。

（2）多进食高蛋白、高热量的食物，如羊肉、牛肉、鱼、蛋等；少食寒凉食物，如冰淇淋、冰啤酒等；少食寒性食物，如豆腐、海带等。

（3）洗浴和按摩：洗浴和按摩均可以改善血液循环。每天晚上用盐水足浴，时间为 10 ～ 20 分钟。方法：在桶中倒入没过脚踝 10cm 的温水（38 ～ 40℃），再放入半杯粗盐，搅拌均匀；5 分钟后再加入温水没过膝下的足三里穴，再过 10 分钟后将水位提高到膝盖部位；最后用温水将脚上的残留盐分洗净。

（4）夜间注意保暖，可适当配用电热毯和热水袋。

（5）药膳调理

①羊乳粥

原料：肉苁蓉，羊肾，薏苡仁，粳米。

功效：温补脾肾，益气散寒。适宜于胃寒怕冷、手足发凉等亚健康状态者。

②龙眼汤

原料：龙眼肉，生晒参，红枣。

功效：补精益气，健脾补血，提高体内能量和热量。适宜于气血亏虚者。

（6）穴位调理

按摩足三里、关元、肾俞等穴。

15. 情绪低落

（1）树立乐观开朗的人生观，分析情绪低落的原因，学会面对压力。

（2）养成良好的睡眠习惯，并且保证睡眠质量。

（3）进行运动调养，进行适当的团队体育活动，如篮球赛、足球赛。

（4）多晒太阳，能促进甲状腺、肾上腺、性腺分泌，有利于克服情绪低落。

（5）药膳调理

①百合枣仁汤

原料：鲜百合，酸枣仁。

功效：清心安神，益脑明目。适宜于髓海不足、心神失养之情绪低落者。

②金针菜猪肉汤

原料：金针菜，瘦猪肉。

功效：安神，补肾，养血。适宜于肝郁血亏之情绪低落者。

（6）穴位调理

进行足底按摩，促进血液循环；或者全身按摩，放松整个身体，同时放松心情。

（二）常见亚健康证候调理

1. 肝气郁结证

（1）药膳调理

①解郁汤

原料：鸡肝，猪瘦肉，合欢花。

功效：养肝疏肝，解郁安神。适宜于肝气郁结而见胸胁胀闷作痛、郁郁不乐、情绪低落者。

②玫瑰花茶

原料：玫瑰花瓣。

功效：疏肝解郁。适宜于情志不畅、肝气郁结者。

（2）中医药调理

柴胡疏肝散或四逆散。

2. 肝郁脾虚证

（1）药膳调理

①合欢宁神茶

原料：合欢皮，酸枣仁，莲子，冰糖适量。

功效：养血柔肝，解郁安神。适宜于肝郁脾虚，心情不畅而见失眠、心神不安、精神恍惚者。

②参附粥

原料：党参，香附，大米。

功效：健脾益气，疏肝理气。适宜于肝郁脾虚而见疲乏、心烦者。

（2）中医药调理

逍遥丸。

（3）穴位调理

按揉脾俞、胃俞、肝俞、肾俞、大肠俞、小肠俞，然后用捏法，自下而上捏脊两遍。还可取足三里、三阴交、行间、太冲、阳陵泉。推拿完毕，以神阙穴为中心顺时针方向缓慢艾灸，其温热度以患者感到温暖舒适为度。

3. 心脾两虚证

（1）药膳调理

①龙眼山药糕

原料：龙眼肉，莲子肉，山药，面粉。

功效：健脾养心，补益气血，安神益智。适宜于心脾两虚，气血不足而见失眠、记忆力减退、心悸心慌、食欲减退者。

②百合莲子瘦肉汤

原料：猪瘦肉，莲子，百合。

功效：健脾益气，养心安神。适宜于心脾两虚，症见精神不振、夜寐不安、面色无华等。

（2）中医药调理

归脾丸、安神补脑液。

（3）穴位调理

按摩心俞、脾俞、足三里、三阴交、巨阙、神门、内关等穴。

4. 肝肾阴虚证

（1）药膳调理

①旱莲草大枣汤

原料：鲜旱莲草，大枣。

功效：滋补肝肾，滋阴养血。适宜于肝肾阴虚，症见腰膝酸软、头晕目眩等症者。

②山萸肉粥

原料：山茱萸，麦冬，北沙参，粳米。

功效：补肝肾，清肺热，养阴益胃，涩精固脱。适宜于肝肾肺胃阴虚，症见眩晕耳鸣、阳痿遗精、汗出口渴、干咳咽干等症。

（2）中医药调理

杞菊地黄丸。

5. 脾肺气虚证

（1）药膳调理

①黄芪粥

原料：黄芪，人参，白茯苓，生姜，大枣，小米。

功效：健脾补肺，开胃益气。适宜于脾肺气虚，症见气短懒言、倦怠乏力、食少便溏、咳嗽气短、下肢水肿、肢体酸沉无力等。

②黄芪鸡煲

原料：黄芪，红枣，乌骨鸡。

功效：补气益脾。适宜于免疫力减退，易疲劳，属肺脾气虚者，症见易感冒、精神不振等。

（2）中医药调理

玉屏风散、补中益气丸。

6. 脾虚湿阻证

（1）药膳调理

①鸡丝冬瓜汤

原料：鸡脯肉，冬瓜，薏苡仁。

功效：健脾利湿。适宜于脾虚湿困而见头身困重、大便稀溏者。

②苍术佩兰茶

原料：苍术，佩兰。

功效：健脾燥湿。适宜于脾虚湿困而见头身困重者。

（2）中医药调理

平胃散合四君子汤。

7. 痰热内扰证

（1）药膳调理

①育神茶

原料：茯神，炒酸枣仁，远志，半夏，竹茹。

功效：健脾养心，清化痰热，安神除烦。适宜于痰热内扰之失眠、心悸者。

②杏仁糊

原料：杏仁，面粉。

功效：宣肺化痰。适宜于痰热内扰之咳嗽痰多者。

（2）中医药调理

黄连温胆汤。

8. 心肾不交证

（1）药膳调理

①豆麦茶

原料：黑豆，浮小麦，莲子心，黑枣。

功效：交通心肾。适宜于心肾不交所致的虚烦不眠、夜寐盗汗、神疲乏力、记忆力减退、健忘等症。

②交泰茶

原料：黄连，肉桂，合欢花。

功效：清心益肾，解郁安神。适宜于心肾不交所致失眠、心烦者。

（2）中医药调理

黄连阿胶汤、交泰丸。

9. 气血亏虚证

（1）药膳调理

①十全大补汤

原料：党参，炙黄芪，熟地黄，炒川芎，炒白术，当归，白芍，茯苓，肉桂，甘草。

功效：补气养血。适宜于气血两亏，症见气短乏力、面色萎黄、精神疲倦、腰膝酸软、心悸、自汗、头晕目眩、月经量少或后期、经色淡而清稀等。

②归参炖母鸡

原料：母鸡，当归，党参。

功效：益气补血。适宜于气血两亏，症见平素气短乏力、精神疲倦等。

（2）中医药调理

八珍汤。

（3）穴位调理

按揉关元、气海、足三里。

10. 湿热蕴结证

（1）药膳调理

①香叶花茶

原料：藿香，荷叶，茉莉花，青茶。

功效：清热解暑，理气化湿，防暑解渴。适宜于夏季感受暑湿所引起的头胀身热、胸闷欲呕、小便短少等症。

②荷叶蒸排骨

原料：荷叶，猪排骨。

功效：清化湿热，淡渗利尿。适宜于外感暑湿之邪、肢体困倦、大便稀软、小便不畅等症。

（2）中医药调理

三仁汤、甘露消毒丹。

（三）常见亚健康综合征调理

1. 考试综合征

（1）饮食调理

①饮食宜清淡而富有营养，多样化搭配。

②饮食要干净卫生，预防胃肠道感染。

③选择色、香、味俱全或平时爱吃的食物，以增加食欲。

④进食不宜过饱，以八分饱为宜。

⑤培养良好的饮食习惯，如进餐定时定量；不挑食，不偏食；进餐时细嚼慢咽。

⑥考前不要突然大量进补，以避免胃肠不适，影响考试。

（2）运动调理

在体育运动中，考生的精神专注于运动中，可暂时抛开考试所带来的各种压力。

运动项目：可根据个人喜好选择不同的运动项目，如打球、跑步、瑜伽、游泳、登山、散步等。

运动时间：可根据个人情况不拘时间进行锻炼，每次锻炼半小时到一小时。

（3）心理调摄

①正确认识和对待考试，消除考前的心理压力。

②考前熟悉考场环境，以提前感受临考心理，适应考场环境造成的心理压力。

③沉着、冷静应考，如心情仍紧张不安，可以选择采用松弛、想象、暗示等方法来调节考试紧张的心理状态。

④两场考试之间，考生不要和同学讨论有关考试的问题，更不要急于对答案。

2. 电脑、空调、手机、耳机综合征

（1）常使用电脑者应改善工作环境和工作条件，在电脑前的连续工作时间不宜过长。

（2）使用空调后应经常开窗换气，保持清洁卫生，同时将温度调节在适当范围，不要直接面对吹风。

（3）对手机迷恋者应及时进行心理疏泄，节制玩手机，减少手机操作频率，同时避免用手机长时间接听电话。

（4）尽量少用耳机，尤其在外界环境不宜双侧都听耳机。

（5）药膳调理

①胡桃芝麻糊

原料：胡桃仁，黑芝麻，面粉。

功效：滋阴养血，补肾聪耳。适宜于电脑、手机综合征者。

②枣仁莲子粥

原料：酸枣仁，莲子，枸杞子，粳米。

功效：安神，补脑。适宜于电脑、手机综合征者。

（6）穴位调理

按摩风池、大椎、风门、肺俞、中府等穴位。

3. 离退休综合征

（1）日常生活调理

①生活有规律。

②增加体能锻炼和参加各种社会活动。

③合理膳食。

④戒烟限酒。

⑤避免劳累。

（2）心理调摄

①调整心态，顺应规律。

②消除悲观思想，坚定美好的信念，重新安排自己的工作、学习和生活。

③培养爱好，寄托精神。

④充分培养各种兴趣和爱好，丰富和充实自我生活。

（3）扩大社交，排解寂寞。

（4）端正观念，永保乐观。

（5）必要的药物和心理治疗。

4. 都市孤独综合征

（1）饮食调理

多食新鲜蔬菜、水果、五谷杂粮、豆制品、坚果等，除牛奶外，少吃其他奶制品如乳酪、奶油、冰淇淋等。

（2）日常生活调理

①生活要有规律，按时作息，不暴饮暴食。

②工作要劳逸结合，避免熬夜。

③平时多看看书或做些力所能及的家务事，不断充实自我。

（3）运动调理

运动项目：可根据个人情况选择合适的运动项目，如瑜伽、太极拳、健身操、交谊舞、散步等。

运动时间：不拘时间地进行运动，但应避免运动过度。

运动地点：尽量选择在空气清新的树林或公园，可以怡情悦性。

（4）如果症状严重，以上调理无效者，可通过心理医生的心理疏导和药物治疗。

5.假日综合征

（1）保证营养：假日旅行，身体消耗大，应合理搭配饮食，补充体力消耗所需的大量营养物质，消除疲劳。

①充分补给富含维生素的饮食，补充 B 族维生素，以及维生素 C。

②补充矿物质，特别是盐和钙，多吃海带、紫菜、牛奶、猪肝等食物。

③选用易消化的食品，主食可改吃面条、麦片粥等。

（2）增加体育锻炼，做到定期或每周进行一到两次体育运动，如跳绳、跑步或打球。

（3）心理调适：主动找知心朋友聊聊天，寻求支持和帮助，也可以求助心理咨询师。

（4）呼吸新鲜空气，聆听轻松舒缓的音乐，读书看报，调整身心。

（5）调整生物钟，睡眠是缓解疲劳的重要手段。提前一两个小时入睡，坚持在同一时间起床，起床后可散步、做操，给身体一个缓冲期，以达到尽快恢复体力的目的。

（6）保健疗法：按摩太阳穴、百会穴数次；用保健木梳梳头 5 分钟。

（7）足浴疗法：取磁石、菊花、黄芩、夜交藤（首乌藤），水煎 2 次，去渣取汁，倒入浴盆中，趁热浸洗双足 15 ～ 30 分钟，每晚 1 次。

（8）药膳调理

①西洋参煲乌骨鸡

原料：西洋参，乌骨鸡，香菇，陈皮。

功效：补气养阴，滋阴养血，理气开胃，和中补益。适宜于长期熬夜、神疲乏力者。

②鳗鱼山药粥

原料：鳗鱼，山药、粳米。

功效：填精强壮补益，健脾补虚，滋精固肾。适宜于疲乏无力者。

四、常见慢性疾病调理

（一）高血压

1.清淡饮食，限制钠盐的摄入。

2.调节情绪，避免劳累、兴奋，保证睡眠。

3.经常监测血压，按要求服药。

4.药膳调理

①菊楂钩藤决明饮

原料：杭菊花 10g，钩藤 10g，生山楂 10g，决明子 10g，冰糖 10g。

制法：将钩藤、山楂煎汁约 500mL，冲泡菊花，调入冰糖，代茶饮，每日适量。

功效：降血压，降血脂，清肝，明目。适宜于肝阳上亢或肝火上炎所致头目眩晕者。

②芹菜粥

原料：芹菜连根 120g，粳米 250g。

制法：将芹菜洗净，切成六分长的段，粳米淘净；芹菜、粳米放入锅内，加清水适量，用武火烧沸后改用文火炖至米烂成粥，再加少许盐和味精，搅匀即成。

功效：疏肝降压。适宜于各类高血压患者。

5.穴位调理

按摩膏肓，摩腹，揉太阳，分推前额，抹桥弓，划侧头手法。

6.其他调理

药枕：可以用杭菊花、桑叶、决明子制成枕头。

气功：以静功为主。调心、调息和调身可起到降压和辅助治疗作用。

运动疗法：进行有氧运动，运动以医疗步行为主，辅助太极拳、医疗体操、舞蹈等其他娱乐性活动。

（二）糖尿病

1.根据糖尿病的饮食要求，控制碳水化合物的摄入，可适当选择玉米、青稞等含糖较低的食物。

2.按要求用药，防止皮肤、黏膜破损。

3.药膳调理

①三汁饮

原料：鲜芦根 100g（干品 50g），鲜白茅根 100g（干品 50g），天花粉 30g，绿豆 30g（浸泡后）。

制法：煎汤服。

功效：滋阴生津。适宜于胃热阴虚、口干善饮者。

②山药薏米粥

原料：山药 60g，薏苡仁 30 ～ 60g，粳米 100g。

制法：煮粥食用。

功效：健脾生津。适宜于脾胃虚弱、口渴善饮者。

4.穴位调理

穴位贴敷：

①药膏成分：姜片、冰片、细辛、肉桂、丁香等。

②贴敷穴位：肾俞、脾俞、气海。

5. 运动疗法

应以有氧运动为主，包括慢步走、太极拳等。

（三）肥胖症

1. 控制饮食。

2. 加强有氧运动。

3. 药膳调理

①山药白萝卜粥

原料：山药，白萝卜，大米。

功效：消积，健脾，减肥。适宜于肥胖伴脾虚者。

②薏苡仁煮冬瓜

原料：薏苡仁，冬瓜，姜，葱。

功效：利尿，消肿，减肥。适宜于肥胖伴脾虚者。

4. 穴位调理

穴位拍打疗法：常拍打脂肪堆积之处，如小腿、小腹。

（四）冠心病

1. 注意劳逸结合，适当休息。

2. 控制高脂、高热量饮食，增加蔬菜、水果的摄入。

3. 生活规律，保持乐观情绪，保证充足睡眠和大便畅通。

4. 常备治疗心绞痛的药物。

5. 药膳调理

①丹参银杏茶

原料：丹参，银杏叶。

功效：活血通络。适宜于气血瘀滞所致心前区刺痛者。

②蒌芎荷叶茶

原料：干荷叶，瓜蒌皮，川芎。

功效：化瘀活血。适宜于痰瘀阻络而以胸闷为主者。

6. 穴位调理

按摩肺俞、风门、关元、气海等。

（五）前列腺增生

1. 生活要有规律，避免久立、久坐和过度疲劳。

2. 按时排尿，不憋尿。

3.饮食以清淡为主，限制辛辣和刺激性食物。

4.药膳调理

①参芪冬瓜汤

原料：党参，黄芪，冬瓜。

功效：健脾益气，升阳利尿。适宜于前列腺增生属脾虚者。

②茅根瘦肉汤

原料：鲜茅根，猪瘦肉。

功效：清热利湿通淋。适宜于前列腺增生内有湿热者。

5.穴位调理

按摩中极、阴陵泉、三阴交，各穴用手指掐按 1～3 分钟，早晚各 1 次。

6.其他调理

运动疗法：①以站式为主，方向不拘，两脚与肩同宽，膝盖微微弯曲，松腰塌胯，沉肩坠肘，虚腋疏指，下巴回收，目光平视前方后逐渐收回，两眼微闭，使心身获得完全的放松；②先做意念牵引，即意念与轻微的动作相配合，使 5 节腰椎、12 节胸椎、7 节颈椎逐一拉开，向上挺拔，百会上顶，头如悬梁，尾椎下坠，然后放松；③全身抖动法、松静站立法、强肾呼吸法、腰背按摩法、臀部按摩法、臀部捏颤法、下身敲打法；④收功；⑤热水坐浴。

（六）痛风

1.调整饮食结构，多吃五谷杂粮、蛋类、奶类、水果、蔬菜，不吃动物内脏、黄豆制品、香菇、紫菜、芦笋等。

2.禁酒，不吃夜宵。

3.注意劳逸结合。

4.药膳调理

①马齿苋苡仁汤

原料：马齿苋，生薏苡仁，大米，白糖适量。

功效：清热消肿止痛。适用于关节红肿热痛明显的急性期痛风患者。

②车前草茶

原料：车前草。

功效：清热利湿。适宜于痛风性关节炎者。

5.穴位调理

局部阿是穴按摩或者艾灸。

（七）乙型病毒性肝炎

1. 劳逸结合，注意休息。

2. 生活要有规律，情绪乐观，避免烦怒。

3. 注意饮食营养，禁饮酒。

4. 药膳调理

①田基黄茶

原料：田基黄（地耳草），绿茶。

功效：利湿清热。适宜于乙型病毒性肝炎伴口苦、尿黄者。

②五味丹参茶

原料：五味子，丹参，玫瑰花，梅花。

功效：解郁活血。适宜于乙型病毒性肝炎伴转氨酶增高者。

5. 穴位调理

按摩神门、肝俞、三阴交、太冲、行间、足三里、涌泉，一般 20～40 分钟，其用力大小以感局部有酸、麻、胀、疼等并能忍受为度。

6. 其他调理

足浴：柴胡、酸枣仁、合欢皮、夜交藤、丹参、川芎、白术、黄芪、甘草。上药浸泡 20 分钟，先武火煮开后改文火煮 30 分钟，取两次水煎药汁 1000mL，倒入特制足浴盆，加入温水 7000mL，水温 45℃为宜，以感觉舒适不烫为宜，水没过足踝上四横指，足浴 15 分钟。此法适宜于乙型病毒性肝炎导致失眠的患者。

（八）抑郁症

1. 保证充足的睡眠和营养。

2. 鼓励开导，适当进行文娱活动和音乐疗法。

3. 药膳调理

①合欢菖蒲茶

原料：合欢花，石菖蒲，玫瑰花。

功效：养心安神解郁。适宜于抑郁症状轻者。

②莲心百合汤

原料：莲子心，百合。

功效：清心安神。适宜于抑郁症状轻者。

4. 穴位调理

取巨阙、膻中、内关、足三里按摩或施灸。

5. 其他调理

音乐疗法，轻缓的音乐，每日 1 次，45～60 分钟，3～4 周为 1 个疗程。

（九）脂肪肝

1. 低脂饮食。

2. 坚持有氧运动。

3. 药膳调理

①番茄芹菜青椒汁

原料：番茄，芹菜，青椒，柠檬汁适量。

功效：降脂保肝。适宜于各种脂肪肝倾向和脂肪肝患者。

②木耳鱼片

原料：黑木耳，鱼肉，大豆油。

功效：降脂保肝。适宜于各种脂肪肝倾向和脂肪肝患者。

4. 穴位调理

按摩肝俞、脾俞、气海俞、昆仑、太溪、太冲、中脘、关元、气海、足三里等穴。

（十）肺癌

1. 戒烟，避免接触有害气体与粉尘。

2. 注意保温，防止受凉感冒。

3. 注意休息，增加营养。

4. 药膳调理

①甘草雪梨煲猪肺

原料：甘草，雪梨，猪肺。

功效：润肺除痰。适宜于肺癌气阴两虚者。

②五味子炖肉汤

原料：五味子，胡桃仁，鸭肉，猪肉适量。

功效：补肺益肾，止咳平喘。适宜于肺癌肾虚者。

5. 穴位调理

按摩胆俞、足三里、中脘、太溪、天突等穴位。

6. 其他调理

运动康复疗法：

①下肢运动训练：术前爬楼梯、病区内步行或快走；术后未下床活动时采取双下肢骑自行车、直腿抬高等运动；下床活动后同术前。

②上肢运动训练：采用手持哑铃做举臂及高于肩部的运动。

③呼吸肌训练：患者取舒适卧位，全身放松，一只手轻捂胸部，另一只手轻捂腹部，用鼻缓慢深吸气使腹部尽量鼓起，每次鼓起维持约10秒，然后将口唇缩成吹口哨

状，用口慢慢呼气。

第四节　中医健康状态跟踪服务

中医健康状态跟踪服务包括健康监测、健康教育、健康档案管理，是通过一系列方法采集、保存、回调被跟踪服务对象的健康数据，尤其是中医健康数据，可为其长期、连续的健康管理提供坚实的数据保障。

一、健康监测

健康监测是通过系统的健康评估对服务对象进行动态的、连续的健康状态监测，从而掌握服务对象健康状态的变化，以便为服务对象进行及时的健康调理提供依据，并进行有效的健康监控管理。

健康监测与健康体检有一定的联系与区别。健康体检又称健康检查，是指对无症状个体和群体的健康状况进行医学检查与评价的医学服务行为及过程，其重点是对慢性非传染性疾病及其风险因素进行筛查与风险甄别评估，并提供健康指导建议及健康调理方案。健康体检是实施疾病早期预防和开展健康管理的基本途径及有效手段之一。

健康监测是健康管理的必备内容之一，健康监测能够及时发现异常之处，追踪服务对象的健康状态，评估调理效果。大部分基础的身体指标监测操作简便，可以自己或与亲人合作，在家庭内自助监测即可。还有一些常见慢性非传染性疾病，因病势缓、病程长，需要反复监测同一指标，患者也需要在家庭中自我监测。而特殊的理化指标检测、血液检测、影像检测则需要专门仪器与专业人员，应于相应医疗机构内进行，有相应医疗规章予以规范，本文不予赘述。

1. 健康监测的内容

基于健康评估内容建立全面的监测系统。

（1）微观监测系统

常规监测，如三大常规、血压、血糖、心电图、生化等。特殊微观检测项目视服务对象的健康状况而定。

（2）宏观监测系统

体质类型、生活质量、生活环境、饮食起居习惯等，如职业病危害因素，电离辐射健康危害因素，食品健康危害因素等。

（3）中医四诊情况

定期指派专业的中医健康管理人员监测服务对象的望、闻、问、切情况。

（4）体格检查

定期对服务对象的健康状况进行体格检查，视其健康情况而选择检查项目。

（5）调理计划实施情况

定期对服务对象进行电话、短信和邮寄健康管理通讯及健康提示，定期监督随访，询问服务对象的健康管理计划实施情况。一方面可以督导实施；另一方面可以了解服务对象的依从性、心理状况等。

（6）监控系统的完善和运行

健康状态：对体质进行评估，提示可能的健康风险，给予针对性的健康指导。

亚健康状态：对亚健康状态进行预警，对可能导致疾病的危险因素给予提醒，并督促服务对象远离高危因素。

疾病倾向：对疾病倾向给予提示，尽早纠正机体的偏颇；对存在的疾病给出就诊科室的建议，提供有利于疾病向愈的调理方式，建议重点检测以及后期复查指标。

疾病状态：对已病之人进行督促和指导，缩短疗程，促进康复。

依从性：服务对象对诊疗建议的依从情况的监测。

健康监测的具体内容主要取决于服务对象的情况，需灵活制定，可以根据其需求提供不同的服务，如妇女需问月经，老人需问听力、视力等。定期对服务对象健康资料进行多维度对比、评估，做到对潜在健康危险因素早发现、早控制，建立健全疾病预警系统，做到早期调理，减轻服务对象接受卫生服务的负担。

2. 健康监测的形式

健康监测的形式可以是电话短信随访、网上咨询、健康服务人员亲自到访、服务对象前来体检等。可自助检测的内容尽量要求做到自己动手、家庭督导、社区协助等。

基于健康信息采集、评估、调理内容依托于计算机系统，根据健康人群、亚健康人群、疾病人群的不同状态建立个人、家族、社区、区域等不同范围的监测系统，此外，设立对特殊人群、常见疾病的监测预警系统。

对一般服务对象做到定期监测，高危特殊对象密切关注，存在重大疾病对象随时监测，针对监测结果相应调整调理计划，遵循"未病先防，既病防变，瘥后防复"。

目前市场上已有许多可穿戴式电子设备，其中多数具有健康监测功能。可穿戴式电子设备在健康数据采集、记录、分享、保存方面优势明显。可建议服务对象加以利用。

3. 健康人群监测

健康人群在整体健康的情况下，因为增龄、不健康生活方式等，也将走向亚健康或疾病状态。且健康人群中通过体质测定，也有部分人群有体质偏颇，不同偏颇类型体质的人群将来的亚健康、疾病有一定的倾向性。通过针对不同体质类型的健康人群进行健康监测，有助于维持健康状态。

（1）平和质常规监测项目

平和质人群无明显阴阳偏颇，应保持良好的生活习惯，积极自我调理。应按不同年龄、性别、危险因子进行常规体检监测。

（2）气虚质常规监测项目

气虚质人群多表现出免疫功能下降、自汗、气短、疲劳等，可进行以下监测。

实验室检查：血常规，免疫功能，自主神经功能检测，心肺功能检查。

其他：疲劳量表 FS-14。

（3）阴虚质常规监测项目

阴虚质人群多表现出便秘、自汗、潮热、失眠等，可进行以下监测。

实验室检查：大便常规，内分泌激素等。

其他：匹兹堡睡眠质量指数等。

（4）阳虚质常规监测项目

阳虚质人群多表现出免疫功能下降、便稀、气短、形体虚胖等，可进行以下监测。

实验室检查：血常规，肝肾功能，血糖，血脂，血乳酸，大便常规等。

其他：体重，腰臀比。

（5）痰湿质常规监测项目

痰湿质人群多表现出体型肥硕，平日饮食较为肥腻，易表现出痰多、心胸闷胀等，可进行以下监测。

实验室检查：血脂，血糖，尿酸，冠心病风险筛查，高血压风险筛查等。

其他：体重，体重指数，腰围，皮下脂肪厚度。

（6）湿热质常规监测项目

湿热质人群平时多嗜食辛辣炙煿，易出现肥胖等，可进行以下监测。

实验室检查：肝功能，血脂全套，内分泌全套。

其他：肝胆彩超。

（7）气郁质常规监测项目

气郁质人群主要表现为易情绪低落、月经紊乱，可进行以下监测。

实验室检查：自主神经功能检测。

其他：抑郁自评量表（SDS）。

（8）血瘀质常规监测项目

血瘀质人群易出现不同部位的疼痛，可进行以下监测。

实验室检查：空腹血糖，血脂，血液黏滞度，血小板聚集，C-反应蛋白（CRP），肿瘤标志物，宫颈涂片等。

其他：血压，动态血压监测，脉搏波传导速度（PWV），踝臂指数，心电图，超声心动图，脑电图，眼底血管照相，心脏 CT，肺部低剂量 CT，乳腺超声，乳腺钼靶检查等。

（9）特禀质常规监测项目

特禀质人群多易出现超敏反应，可进行以下监测。

实验室检查：血常规，食物过敏原筛查，IgE、IgG测定，以呼吸道表现为主的可行呼气激发试验等。

4. 常见亚健康综合征监测

（1）慢性疲劳综合征常规监测项目

实验室检查：血常规，肝功能，乙肝四项，心肌酶谱，免疫全套等。

其他：心肺功能测定，必要时行肌肉活检等。

（2）电脑、空调、手机、耳机综合征常规监测项目

实验室检查：脑电图、脑血流图、听力等。

（3）离退休综合征常规监测项目

离退休人群以老年人为主，按照老年人的健康管理标准进行健康监测。

①检查老年人的一般状况：测体温、脉搏、呼吸、血压，量身高、体重、腰围，计算体质指数。

②粗筛认知功能。

③粗筛情感状态。

④老年人生活自理能力自我评估。

⑤检查重要脏器功能：

测视力：用标准视力表测视力（戴眼镜者测矫正视力）。

粗测听力：测听力前告知被检者"下面我们简单检查一下您的听力情况"；在被检查老年人耳旁轻声耳语："你叫什么名字？"（不应让老年人看到你说话的口型）；记录老年人能否听见并做出准确应答。

简单运动功能检查：告知被检者"请您根据我的指令完成以下动作"："两手触后脑部""捡起这支笔""从椅子上站起，行走几步，转身，坐下"；记录完成动作情况。

⑥基本体格检查。

⑦辅助检查：血常规，尿常规，肝功能（血清谷草转氨酶、血清谷丙转氨酶和总胆红素），肾功能（血清肌酐和血尿素氮），空腹血糖，血脂（总胆固醇、甘油三酯、低密度脂蛋白胆固醇、高密度脂蛋白胆固醇），心电图检查和腹部B超（肝、胆、胰、脾）。若健康机构无相应检查条件，建议老年人到上级医院检查，行动不便者可提供健康服务人员随访。记录最近一次检查结果填写至附录的辅助检查部分。

⑧根据健康管理机构自身条件，建议老年人进行以下辅助检查：大便潜血，乙肝表面抗原，眼底检查，X线胸片。

（4）都市孤独综合征常规监测项目

其他：头颅核磁共振，抑郁自评量表，贝克抑郁自评量表，汉密尔顿焦虑量表等。

（5）假日综合征常规监测项目

实验室检查：大小便常规。

其他：抑郁自评量表，贝克抑郁自评量表，汉密尔顿焦虑量表等。

5. 常见慢性疾病监测

（1）糖尿病常规监测项目

糖尿病需要自我监测的项目有血糖、血压、体重等，定期或根据病情需要进行测试。同时还应做好饮食量及用药情况的记录。还有一些项目需要患者定期去医院检查监测，如口服葡萄糖耐量试验、糖化血红蛋白、尿糖、尿酮体、血脂、微量白蛋白尿、肝功能、肾功能及视网膜病变等。

①定时监测血糖，包括空腹血糖及餐后2小时血糖，并及时记录，观察血糖的变化规律。

②使用口服降糖药者可每周监测2～4次空腹血糖或餐后2小时血糖，或在就诊前一周内连续监测3天，每天监测7点血糖（早餐前后、午餐前后、晚餐前后和睡前）。

③使用胰岛素治疗者可根据胰岛素治疗方案设置相应的血糖监测计划。如使用预混胰岛素者，空腹血糖达标后，注意监测餐后血糖以优化治疗方案。

④使用基础胰岛素的患者应监测空腹血糖，根据空腹血糖调整睡前胰岛素的剂量。

⑤使用预混胰岛素者应监测空腹血糖和晚餐前血糖，根据空腹血糖调整晚餐前胰岛素剂量，根据晚餐前血糖调整早餐前胰岛素剂量，如果空腹血糖达标后，注意监测餐后血糖以优化治疗方案；且告知使用餐时胰岛素者应监测餐后或餐前血糖，并根据餐后血糖和下一餐餐前血糖调整上一餐前的胰岛素剂量。

⑥特殊人群（围手术期患者、低血糖高危人群、危重症患者、老年患者、1型糖尿病患者、妊娠期糖尿病患者等）的监测，应遵循以上血糖监测的基本原则，制订个体化的监测方案。

⑦靶器官损害（target organ damage，TOD）评估

肾脏损害：检查血肌酐、尿素氮、尿酸、微量白蛋白尿、尿蛋白、β2微球蛋白等。

心脏损害：检查心电图、心肌酶谱等。

眼底损害：出现视野缺损、模糊、视力下降等提示眼底损害，眼底镜检查可证实损害程度，最好每年做一次眼底检查，特别是血糖控制不佳者和伴有其他糖尿病并发症者。

糖尿病周围神经损害：出现神经功能缺损或刺激症状提示周围神经损害，肌电图检测出现异常变化证实神经损害。

糖尿病足：出现下肢皮肤破损后长期不愈，应考虑糖尿病足的发生，动态监测下肢颜色、温度、动脉搏动。

⑧定期监测尿糖、尿酮体、尿蛋白，以了解糖尿病的控制情况及肾脏情况。糖尿病患者在确诊后至少每12个月应检测1次微量白蛋白尿（或尿蛋白），或认为需要时接受该项检测。

⑨血脂：血脂应每3～6个月检测1次，至少也要每年检测1次。所有血脂异常的患者接受生活方式调理3个月后都应复查血脂水平，未达标者应接受药物治疗，并在1个月后复查药物治疗的效果和肝功能。达标后每6个月复查1次。经过3个月降脂治疗，血脂控制仍不满意者需要住院诊治。

（2）高血压常规监测项目

患者的自我监测是医护人员无法替代的，患者应每天测量血压2～3次，详细记录血压值。医护人员应教会患者如何监测血压。根据世界卫生组织推荐，建议使用上臂式电子血压计。

① 24小时动态血压监测（ABPM）：在评价和预测高血压靶器官损害方面及判断预后的价值上远大于偶测血压。

②靶器官损害（TOD）评估

肾脏损害：检查血肌酐、尿素氮、尿酸、微量白蛋白尿、尿蛋白等。

③肥胖者应定期监测体重。

④血脂异常者定期监测血脂。

⑤血糖异常者定期监测血糖。

⑥服用血管紧张素转换酶抑制剂（ACEI）、血管紧张素Ⅱ受体拮抗剂（ARB）和利尿剂者，应监测血肌酐、血钾水平。

（3）冠心病常规监测项目

①实验室检查：心肌酶、血糖、血脂、血红蛋白、肝肾功能、电解质、甲状腺功能、白介素-6、纤维蛋白原、同型半胱氨酸等。

②心电图、心电负荷试验、动态心电图、超声心动图。

③其他检查：冠状动脉成像、冠脉造影等。

（4）脂肪肝常规监测项目（非酒精性脂肪性肝病）

①肝功能检测：血清谷丙转氨酶、谷草转氨酶、胆碱酯酶、血浆球蛋白、蛋白电泳检查等。

②血常规：红细胞计数、血红蛋白含量、红细胞压积、血小板分布宽度等。

③血生化：肝肾功能、血脂、血糖。

④血压、脉搏、体重及腰臀围情况，应至少每周测定1次。

⑤影像学检查：肝脏彩超、B超。

（5）前列腺增生常规监测项目

①常规检测：24小时尿量、血常规、尿常规、尿流率、前列腺特异抗原（PSA）等。

②肾损害监测：检查血肌酐、尿素氮、尿酸、微量白蛋白尿、尿蛋白等。

③影像学检查：B超、X线、膀胱尿道镜。

（6）肥胖症常规监测项目

①监测体重、体质指数（BMI）、腰臀比、理想体重（IBW）等指标；

②肥胖兼高血压者应定时监测血压，服用ACEI、ARB和利尿剂者，应监测血肌酐、血钾水平。肥胖兼血脂异常者应定期监测血脂，肥胖兼血糖异常者应定期监测血糖。

③肥胖兼有冠心病者，注意冠心病的相关症状和血液流变学的监测。

④肥胖兼有多囊卵巢综合征的女性应定期监测性激素六项和卵泡。

（7）痛风常规监测项目

①常规检测：血清尿酸测定、尿常规、血常规、血脂等。

②肝、肾损害监测：肝肾功能；长期服用非甾体类抗炎药（NSAIDs）、秋水仙碱等药物时，应定期复查肝肾功能。

③影像学检查：主要运用X线、B超、心电图等定期监测关节病变及肾脏的继发性病变。

④其他：痛风石、关节液成分定性；关节腔液体镜检等。

（8）抑郁症常规监测项目

①常规检测：抑郁自评量表（SDS）。

②肝、肾损害监测：长期服用抗抑郁药物时，应定期复查肝肾功能，预防肝肾功能损害。

③血液生化检查：5-羟色胺（5-HT），糖皮质激素受体，神经激肽（NK）受体，脑源性神经营养因子，甲状腺素水平，血脂等。

④影像学检查：功能磁共振成像（FMRI）和磁共振扩散张量成像（DTI）小波融合信号、脑磁图等。

（9）乙型病毒性肝炎常规监测项目

①肝脏生化指标：主要有丙氨酸氨基转移酶（ALT）、天冬氨酸转氨酶（AST）、胆红素、白蛋白、球蛋白、凝血酶原时间/凝血酶原活动度（PT/PTA）、γ-谷氨酰转肽酶（GGT）、碱性磷酸酶（ALP）等。

②病毒学和血清学指标：HBsAg、HBeAg、抗HBe和HBV-DNA，一般治疗开始后1～3个月检测1次，以后3～6个月检测1次。

③血常规、甲状腺功能、血糖及尿常规。

④肝脏弹性检测。

⑤肾功能。

（10）肺癌常规监测项目

①影像学检查：X片、CT、核磁共振显像、核素成像、B超、PET-CT等。主要用于肺癌诊断、分期、再分期、疗效监测及预后评估。

②内窥镜检查：包括支气管镜检查、经支气管针吸活检术、超声支气管镜引导下经支气管针吸活检术、经支气管镜肺活检术、胸腔镜检查、纵隔镜检查等。主要用于肺癌的细胞和组织学诊断、淋巴结分期等。

③其他检查：痰细胞学培养、肺穿刺活检、胸腔穿刺、胸膜活检术、浅表淋巴结及皮下转移淋巴结活检术等。用于肺癌常规诊断以及细胞病理学诊断。

④实验室检查：血常规，肝肾功能以及其他必要的生化检查；肿瘤标志物检查：CA-50、CA-125、CA-199等。

二、健康教育

本文主要论述中医健康教育。中医健康教育是指运用中医"治未病"理论，通过有计划、有组织地开展系统的中医健康科普教育活动，使人们自觉地采纳有益于健康的行为和生活方式，消除或减轻影响健康的潜在危险因素，以预防疾病，促进健康，提高生活质量，并对教育效果做出评价。中医健康教育的核心是普及中医"治未病"知识，教育人们树立健康意识，促使人们改变不健康的行为生活方式，养成良好的行为生活方式，以降低或消除影响健康的危险因素。通过健康教育，能帮助人们了解哪些行为是影响健康的，并能自觉地选择有益于健康的行为生活方式。

1. 中医健康教育的服务对象

健康人群、亚健康人群（含疾病倾向人群）、疾病人群。

2. 中医健康教育的内容

（1）中医药基本理论教育

①中医对生命的认识：介绍中医学天地人的观念，了解人的生命来源于自然，是自然的一种现象，生长壮老已是生命的自然过程。

②中医对人与自然、社会关系的认识：介绍中医学的天人合一的观念，了解天人合一，天人相应，人与自然界的运动变化是息息相应的整体观念；介绍社会环境对人体生理、病理的影响。

③中医对健康的认识：介绍中医学天人合一、脏腑合一、形神合一、阴阳平衡的健康观念；介绍中医学阴阳五行的哲学思想和方法；介绍法于阴阳，和于术数，食饮有节，起居有常，不妄作劳，恬惔虚无，规避虚邪贼风的健康生活方式。

④中医对亚健康状态的认识：介绍亚健康状态的概念、分类与特征，阐明其隐匿性和双向性，提醒人们重视亚健康状态的防范。介绍常见亚健康状态症状，如目干涩、

耳鸣、头晕、头痛、夜尿多、便秘、咽干、健忘、心悸、失眠、经前乳胀、疲劳、嗜睡、畏寒、情绪低落、烦躁易怒等特点；常见亚健康证候如肝气郁结证、肝郁脾虚证、心脾两虚证、肝肾阴虚证、肺脾气虚证、脾虚湿阻证、痰热内扰证、心肾不交证、气血亏虚证、湿热蕴结证的辨识方法；常见疾病倾向如高血压前期、糖尿病前期、高脂血症前期、乳腺增生倾向、前列腺增生倾向、脂肪肝倾向、慢性疲劳综合征、动脉粥样硬化倾向、胃肠功能紊乱、抑郁倾向等的判断方法及干预措施。

⑤中医对疾病的认识：介绍中医学对疾病产生的原因和病理变化的认识；了解自然因素、社会因素、精神情志、饮食因素、起居因素等导致疾病的因素；介绍病、证、症的关系及中医学分析疾病的方法。

⑥中医学的诊治手段：介绍中医学独特的望、闻、问、切（尤其是脉诊）的诊断方法和辨证原理，中医学治疗疾病的基本原则和方法，中医学治未病的思想，中医的内治法和外治法。

⑦中医养生保健的理念和方法：

中医养生保健的理念和基本原则：介绍中医学的顺应自然、阴阳平衡、辨证施养的理念和思想；介绍养生保健的基本原则。

中医养生保健的常用方法：介绍中医学常用的养生方法，如体质养生、四季养生、情志养生、饮食养生、运动养生、经穴养生等。

体质养生：介绍中医学对体质的认识和辨识体质的方法，了解（平和质、气虚质、阳虚质、阴虚质、痰湿质、湿热质、血瘀质、气郁质、特禀质等）不同体质的特征及其相应的日常养生方法。

四季养生：介绍中医学按照春夏秋冬四时变化采用相应的养生方法。

情志养生：介绍中医学对精神情志活动的认识，了解情志与脏腑的关系以及产生疾病的原理，介绍常用的心地善良、心胸开阔、心情快乐、心态平和、心宁神净等调摄情绪方法。

饮食养生：介绍中医学饮食养生的常用方法，树立正确的饮食养生理念，采取适宜合理的饮食方式，尤其是适合自己的饮食方式。

运动养生：介绍中医学对运动养生的认识，介绍太极拳、八段锦、易筋经、五禽戏的特点、作用、操作要领及注意事项。

经穴养生：介绍中医学对经络的认识以及经络在人体中的作用，介绍常用穴位的部位、养生保健功效、按压方式以及注意事项。

（2）常见疾病的中医药防治知识教育

介绍中医学对冠心病、高血压、高血脂、糖尿病、恶性肿瘤、慢性支气管炎、风湿性关节炎、颈椎病、骨质疏松症、流行性感冒、失眠、便秘等疾病的认识，重点介绍中医药对这些疾病的预防和治疗，介绍中医药对这些疾病辨证论治的内容。了解中医药针对这些疾病的预防保健方法和辅助治疗方法，如饮食、情志、运动、穴位按摩、药枕、敷贴、足浴、气功等方法。

（3）重点人群的中医药养生保健方法教育

①老年人的基本特点及养生保健：介绍中医学对老年人的生理特点、病理特点、常见疾病的认识，着重介绍中医学针对老年人生理、病理特点所采取的养生保健方法和常见疾病的预防保健方法。

②妇女的基本特点及养生保健：介绍中医学对妇女的生理特点、病理特点、常见疾病的认识，着重介绍中医学针对妇女各个阶段的生理、病理特点所采取的养生保健方法和常见疾病的预防保健方法。

③儿童的基本特点及养生保健：介绍中医学对儿童的生理特点、病理特点、常见疾病的认识，着重介绍中医学针对儿童生理、病理特点所采取的养生保健方法和常见疾病的预防保健方法。

（4）中医药常识

①政策法规：介绍国家有关中医药的法律法规和方针政策、中医药服务体系以及中医药在国家卫生事业中的地位和作用等。

②特色疗法：介绍中医药在养生保健和疾病防治方面一些具有特色的治疗方法，如针灸、拔罐、足浴、刮痧等，了解其方法、注意事项等。

③中药常识：介绍中药的基本知识，了解中药的"四气、五味"，中药简单的加工炮制，中药的煎煮方法以及服用中药的注意事项等。

④家庭常备中成药知识教育：家庭常备中成药的主治、功效、适应证、使用方法、注意事项、服用禁忌等。

⑤中医药应急知识教育：在突发公共卫生事件、自然灾害、疾病暴发流行、家庭急救时，介绍中医药应急处置的知识和技能等。

3. 其他健康教育内容

开展合理膳食、控制体重、适当运动、心理平衡、改善睡眠、限盐、控烟、限酒、控制药物依赖、戒毒等健康生活方式和可干预危险因素的健康教育。

开展高血压、糖尿病、冠心病、哮喘、乳腺癌、宫颈癌、结核病、肝炎、艾滋病、流感、手足口病、狂犬病等疾病的健康教育。

开展食品安全、职业卫生、放射卫生、环境卫生、饮水卫生、计划生育、学校卫生等公共卫生问题健康教育。

开展应对突发公共卫生事件应急处置、防灾减灾、家庭急救等健康教育。

宣传普及医疗卫生法律法规及相关政策。

4. 健康教育的形式及流程

（1）健康教育形式

①发放印刷资料：印刷资料包括健康教育基本知识、健康挂历、健康教育处方和健康手册等。卫生服务中心（站）的候诊区、诊室、咨询台等处，社区以及公共设施等处。印刷资料需及时更新补充，以保障使用。

②播放音像资料：音像资料包括录像带、VCD、DVD、电视讲座、广播讲座等视听传播资料，在机构正常应诊的时间内，于卫生服务中心门诊候诊区、观察室、健康教育室等场所或宣传活动现场播放。

③设置健康教育宣传栏：宣传栏一般设置在机构的户外、健康教育室、候诊室、输液室或收费大厅的明显位置，宣传栏中心位置距地面 1.6m 高。各机构需及时更新健康教育宣传栏内容。

④网络平台宣传：充分运用网站、QQ 群、微信群等网络平台，开展中医药"治未病"理论知识和常见亚健康状态、常见慢性疾病的中医药防治知识的宣传。

⑤有针对性地开展健康咨询活动：利用各种健康主题日或针对重点健康问题，开展健康咨询活动并发放宣传资料。定期举办健康知识讲座、健康沙龙，引导服务对象学习、掌握健康知识及必要的健康技能，促进服务对象的身心健康。

⑥开展个体化健康教育：医务人员及养生保健机构在提供门诊医疗、上门访视等医疗卫生服务时，要开展有针对性的个体化健康知识和健康技能的教育。

⑦鼓励参加健康自助类团体：鼓励服务对象参加各种以健康自助为目的的社区团体、组织或俱乐部，如戒烟互助会等。

（2）健康教育流程

①根据健康辨识与健康评估，同时结合与患者接触、谈话获得的信息，了解不同个体、群体的健康需求。

②通过教育对象对疾病或健康问题的认识水平、对健康教育的态度以及学习能力、环境因素等不同而实施不同方式和强度的健康教育。

③制定针对性的健康教育计划：

教育时间：根据教育形式的不同而具体选择，如以室内小范围内的健康沙龙则宜征求此范围内所有服务对象的意见，以期获得最佳时间；如是以室外宣传或讲座形式在社区内举行，则宜视天气情况而定，可不征求意见。

教育场所：对某些特殊人群的健康教育应选择适宜的场所进行，以免使此类人群或家属感到不安或尴尬，如艾滋病人群、袖珍人群。

教育内容：教育内容应根据教育形式的具体情况来决定，以最小投入或最大健康意识提高效果为原则。如是社区大范围的宣传，则应当重点宣传该社区高发病相关的健康知识教育；若是小范围的小差异人群，则可宣传针对该人群特点的健康知识。

教育人员：参与健康教育主讲或宣传的人员必须有相关资质，熟悉受众人群健康危险因素的特点，熟悉各科疾病的预防、发生和发展。着装得体，形象大方，耐心严谨，微笑服务。

教育方法及工具：根据受众的特点，选择恰当的教育方法和工具，以加强教育的效果。

④健康教育效果评价：评价健康教育效果的目的是及时修正原有计划，改进工作。健康教育效果主要体现在教育需求、教学方法及教育目标的实现程度3个方面。

评价教育需求：评价以往受众教育需求的评估是否准确、完整。

评价教学方法：评价教育方法是否恰当，教育者是否称职，教材是否适宜，教育形式是否合理。

评价教育目标的实现程度：目标有不同的层次，前一层次的目标往往是下一层次目标的基础。评价时，应参照计划目标，在活动的不同时期进行不同的评价。

（3）服务要求

①具备开展健康教育的场地、设施、设备，并保证设施设备完好，能正常使用。

②要制订健康教育年度工作计划，保证其可操作性和可实施性。

③健康教育内容要通俗易懂，并确保其科学性、时效性。

④要有完整的健康教育活动记录和资料，包括文字、图片、影音文件等，并存档保存。每年做好年度健康教育工作的总结评价。

⑤要加强与乡镇政府、街道办事处、村（居）委会、社会团体等辖区其他单位的沟通和协调，共同做好健康教育工作。

⑥要充分发挥健康教育专业机构的作用，接受健康教育专业机构的技术指导和考核评估。

⑦运用中医理论知识，在饮食起居、情志调摄、药膳食疗、运动锻炼等方面，对城乡居民开展养生保健知识宣教等中医健康教育。

⑧患病人群因所患疾病不同，应接受相应疾病的详细健康教育。健康人群与亚健康人群及患病人群的健康教育范围应包括中医药的基本知识，养生保健的理念和方法，常见疾病的中医药防治，重点人群的中医药养生保健及中医药常识。

（4）考核指标

①发放健康教育印刷资料的种类和数量。

②播放健康教育音像资料的种类、次数和时间。

③健康教育宣传栏的设置和内容更新情况。

④举办健康教育讲座和健康教育咨询活动的次数和参加人数。

三、健康档案管理

中医健康档案是基于中医治未病思想，以中医整体观念为指导，记录健康相关的一切行为与事件的档案。中医健康档案的核心，是将居民身心健康（健康状态、亚健康状态、疾病状态等）过程实现信息多渠道动态收集，进行规范、科学的记录，从而满足居民自身健康评估、健康监测的需要，为提升健康素质、评价干预效果、促进疾病康复提供依据。

1. 健康档案建设的目的

目的是使健康档案管理规范化，建立统一、科学、规范的健康档案，促进管理的信息化和高效化。所要达到的目标是：通过对服务对象健康档案进行实时的增加、修改、查询、删除、浏览等，使用者可以对信息进行动态的更新，上传档案，下载信息，达到健康信息权限下的共享；同时能够实时地获取居民健康档案信息，对信息做出及时的分析等操作，用户根据自己的权限可以实现对档案信息的不同操作，最终实现对健康档案信息管理的信息化，极大地提高医护人员及保健机构的工作效率，同时保证工作的质量，完成对健康档案信息管理的系统化、自动化、信息化、准确化、高效化。

2. 健康档案的内容

（1）基本信息

包括个人信息和基本健康信息，包括以下内容：

人口学信息：如姓名、性别、出生日期、出生地、国籍、民族、身份证件、文化程度、婚姻状况等。

社会经济学信息：如户籍性质、联系地址、联系方式、职业类别、工作单位等。

亲属信息：如子女数、父母亲姓名等。

社会保障信息：如医疗保险类别、医疗保险号码、残疾证号码等。

基本健康信息：如血型、过敏史、预防接种史、既往疾病史、家族遗传病史、健康危险因素、残疾情况、亲属健康情况等。

建档信息：如建档日期、档案管理机构等。

（2）中医健康体检信息

即主要健康问题记录，包括中医望、闻、问、切基本信息及西医常规检查项目信息。

（3）重点人群健康管理记录

儿童保健：出生医学证明信息、新生儿疾病筛查信息、儿童健康体检信息、体弱儿童管理信息等。

妇女保健：婚前保健服务信息、妇女病普查信息、计划生育技术服务信息、孕产期保健服务与高危管理信息、产前筛查与诊断信息、出生缺陷监测信息等。

老年人保健：既往病史、危险因素、生活自理能力、认知能力、心理情志、饮食起居习惯等。

（4）其他医疗卫生服务记录

包括接诊、会诊、转诊记录等。这四个方面的信息相互关联，共同组成健康档案。

3. 健康档案管理的流程

将服务对象分为三大类：一为健康状态（或参加周期性健康体检、寻求健康咨询者）；二为亚健康状态（有一定不适，寻求健康指导者）；三为慢性疾病重点管理人群，如高血压、糖尿病、冠心病、脂肪肝等慢性疾病患者。

（1）确定需要建立个人健康档案的服务对象和建档方式

对于首次就诊者，医务人员应依据自愿原则为其建立健康档案；而对于重点管理人群则主要根据当地政府部门有关重点人群管理要求，通过入户服务（访视或调查）、疾病筛查、健康体检、门诊接诊等方式，由责任医务人员在居民家中或工作现场分期、分批建立健康档案。对于需要建立健康档案的居民，应耐心解释健康档案的作用，促使居民主动配合健康档案的建立。

（2）建立服务对象个人健康档案

个人健康档案包括：一般情况、主要问题目录、周期性健康体检表、服务记录表（接诊记录、各种重点人群随访表、儿童计划免疫记录表）等。

（3）发放健康档案信息卡

对已建立健康档案的对象，同时为其填写和发放健康档案信息卡，嘱其在复诊或随访时使用。健康档案信息卡的形式可以多样，其目的是便于查找健康档案。

在建立个人健康档案的基础上，建立家庭健康档案，包括家庭成员一般情况、家庭成员主要健康问题目录、家庭社会经济状况、变更情况等内容。

4. 健康档案的使用

已建档人员到医疗保健机构就诊时，应持健康档案信息卡，在调取其健康档案后，由接诊医生根据复诊情况，及时更新、补充相应记录内容。

被管理者于其他医疗保健机构就诊产生相应医疗保健资料时应一并携带，在服务过程中记录、补充相应内容。

对于需要转诊、会诊的服务对象，由接诊医生填写转诊、会诊记录。

所有的服务记录由责任医务人员或档案管理人员统一汇总、及时归档。

农村地区建立健康档案可与新型农村合作医疗工作相结合。

5. 健康档案的服务要求

健康档案的建立要遵循自愿与引导相结合的原则，在使用过程中要注意保护服务对象的个人隐私。

各机构应通过多种信息采集方式建立健康档案。健康档案应及时更新，保持资料的连续性。

统一为健康档案进行编码，采用 16 位编码制，以国家统一的行政区划编码为基础，以乡镇（街道）为范围，以村（居）委会为单位，编制健康档案唯一编码。同时将建档居民的身份证号作为身份识别码，为在信息平台下实现资源共享奠定基础。

按照国家有关专项服务规范要求记录相关内容，记录内容应齐全完整、真实准确、书写规范、基础内容无缺失。各类检查报告单据和转诊、会诊的相关记录应粘贴留存归档。

健康档案管理要具有必需的档案保管设施设备，按照防盗、防晒、防高温、防火、防潮、防尘、防鼠、防虫等要求妥善保管健康档案，指定专（兼）职人员负责健康档案管理工作，保证健康档案完整、安全。

加强信息化建设，有条件的地区应利用计算机管理健康档案。

积极应用中医药方法为城乡居民提供中医健康服务，记录相关信息纳入健康档案管理。

第三章 心肺复苏基础知识

心肺复苏（cardio-pulmonary resuscitation，CPR）是指采用徒手和（或）辅助设备来维持呼吸、心脏骤停患者人工循环和呼吸最基本的抢救方法，包括开放气道、人工通气、胸外心脏按压、电除颤以及药物治疗等，目的是尽快使患者的自主循环恢复（recovery of spontaneous circulation，ROSC），最终达到脑神经功能良好的存活。

第一节 心脏骤停概述

心脏骤停（sudden cardiac arrest，SCA）是指各种原因所致心脏射血功能突然停止，随即出现意识丧失、脉搏消失、呼吸停止，经过及时有效的心肺复苏后部分患者可获存活。

心脏性猝死（sudden cardiac death，SCD）指未能预料的于突发心脏症状 1 小时内发生的心脏原因死亡。心脏骤停不治是心脏性猝死最常见的直接死因。

一、心脏骤停的原因

心脏骤停的原因有多种，常见原因见表 3-1。

表 3-1 心脏骤停的常见原因

分类	原因	疾病或致病因素
心脏	心肌损伤	冠心病、心肌病、心脏结构异常、瓣膜功能不全
呼吸	通气不足	中枢神经系统疾病、神经肌肉接头疾病、中毒性或代谢性脑病
	上呼吸道梗阻	中枢神经系统疾病、气道异物阻塞、感染、创伤、新生物
	呼吸衰竭	哮喘、慢性阻塞性肺疾病、肺水肿、肺栓塞
循环	机械性梗阻	张力性气胸、心包填塞、肺栓塞
	有效循环血量过低	出血、脓毒症、神经源性休克

续表

分类	原因	疾病或致病因素
代谢	电解质紊乱	低钾血症、高钾血症、低镁血症、高镁血症、低钙血症
中毒	药物	抗心律失常药、洋地黄类药物、β 受体阻滞剂、钙通道阻滞利、三环类抗抑郁药
	毒品滥用	可卡因、海洛因
	中毒	一氧化碳、氧化物
环境	环境	雷击、触电、低 / 高温、淹溺

二、心脏骤停的表现

心脏骤停的典型"三联征"包括：突发意识丧失、呼吸停止和大动脉搏动消失，临床表现为：

1. 突然摔倒，意识丧失，面色迅速变为苍白或青紫。

2. 大动脉搏动消失，触摸不到颈、股动脉搏动。

3. 呼吸停止或叹息样呼吸，继而停止。

4. 双侧瞳孔散大。

5. 可伴有因脑缺氧引起的抽搐和大小便失禁，随即全身松软。

6. 心电图表现：①心室颤动（ventricular fibrillation，VF）；②无脉性室性心动过速（pulseless ventricular tachycardia，VT）；③心室静止（ventricular asystole）；④无脉性电活动（pulseless electric activity，PEA）。

第二节 基本生命支持

基本生命支持（basic life support，BLS）包括开放气道、人工呼吸、胸外按压和电除颤等基本抢救方法。归纳为初级 A、B、C、D，即 A（airway）——开放气道；B（breathing）——人工呼吸；C（circulation）——胸外按压；D（defibrillation）——电除颤。BLS 用于发病和（或）致伤现场，包括对病情判断评估和采用的其他抢救措施，目的是使患者自主循环恢复。

新的"生存链"概念包括五个环节：①早期识别、求救；②早期心肺复苏；③早期电除颤；④早期高级生命支持；⑤心脏骤停后的综合治疗。生存链的前三个环节构成了基本生命支持的主要内容。

一、成人基本生命支持

（一）检查意识及呼吸

发现突然意识丧失倒地者，急救人员要确定现场有无威胁患者和急救者安全的因素，如有应及时躲避或脱离危险，否则尽可能不移动患者。通过动作或声音刺激判断患者有无意识，如拍患者肩部并呼叫："你怎么了？"观察患者有无语音或动作反应。对有反应者使其采取自动恢复体位；无反应患者应采取平卧位，立即实施心肺复苏；如怀疑患者有颈椎受伤，翻转患者时应保持头颈部和躯干在一个轴面上，避免脊髓受到损伤。

检查呼吸时要暴露患者的胸腹部皮肤，便于直接观察有无胸腹部起伏，时间为5～10秒。已不再推荐将耳朵靠近患者口鼻，用听呼吸气流声及感觉呼气，即将传统"一看二听三感觉"精简为"一看"。需要注意将心脏骤停早期的叹息样呼吸（濒死呼吸）视为无效呼吸，判断无呼吸或仅有叹息样呼吸时，应立即求助急诊医疗服务体系（EMSS），并立即开始心肺复苏。

（二）启动急救系统，取自动体外除颤器（AED）

单人急救者发现患者对刺激无反应、无呼吸或异常呼吸，应拨打急救电话求助EMSS（如拨打"120"急救电话或启动院内急救小组），之后立刻返回患者身边开始心肺复苏（CPR）。两个以上急救人员在场，一个立刻开始CPR，另一位求助EMSS。单人现场急救时，专业人员可根据所判断心脏骤停最可能的病因来决定急救流程。病因可能是心源性时，应先拨打急救电话，然后立刻CPR；当判断是溺水或其他原因导致窒息而引起的心脏骤停，应先做5组CPR（大约2分钟），再拨打电话求助EMSS。拨打急救电话时，急救人员应该向EMSS调度员说明发病现场的位置、事情经过、患者人数以及相应的病情、已采用的急救措施等。求助后即刻回到患者身边开始CPR。如是未经CPR培训的现场救助人员，可听从调度员的电话指导后进行CPR操作。成人心脏骤停抢救流程见图3-1。

确认现场安全

患者没有反应，呼叫旁人帮助，（如适用）通过移动通讯设备启动应急反应系统，取得AED及急救设备（或请旁人帮忙获得）

检查是否无呼吸或仅是喘息，并检查脉搏（同时），能否在10秒内明确感觉到脉搏

呼吸正常有脉搏

监测患者情况直到急救人员到达

没有正常呼吸，有脉搏

给予人工呼吸，每5~6秒一次呼吸，或每分钟10~2次呼吸。如果2分钟后仍未启动应急反应系统，继续人工呼吸，约每2分钟检查一次脉搏，如果没有脉搏，开始心肺复苏。如果可能有阿片类药物过量的情况，若能获得纳洛酮，则按照治疗方案给予纳洛酮

没有呼吸或仅是喘息，无脉搏

所有情况下，到这时应该都已启动应急反应系统或救援，并且已经取得或者有人正在前往取得AED和急救设备

心肺复苏开始30次按压和2次人工呼吸的复苏周期，如有可能应尽早使用AED

AED到达

AED分析心律，是否可电击心律

是，可电击

不是，不可电击

进行一次电击，立即继续心肺复苏，持续约2分钟（直至AED提示需要分析心律）。持续直至高级生命支持团队接管或患者开始活动

立即继续心肺复苏，持续约2分钟（直至AED提示需要分析心律）。持续直至高级生命支持团队接管或者患者开始活动

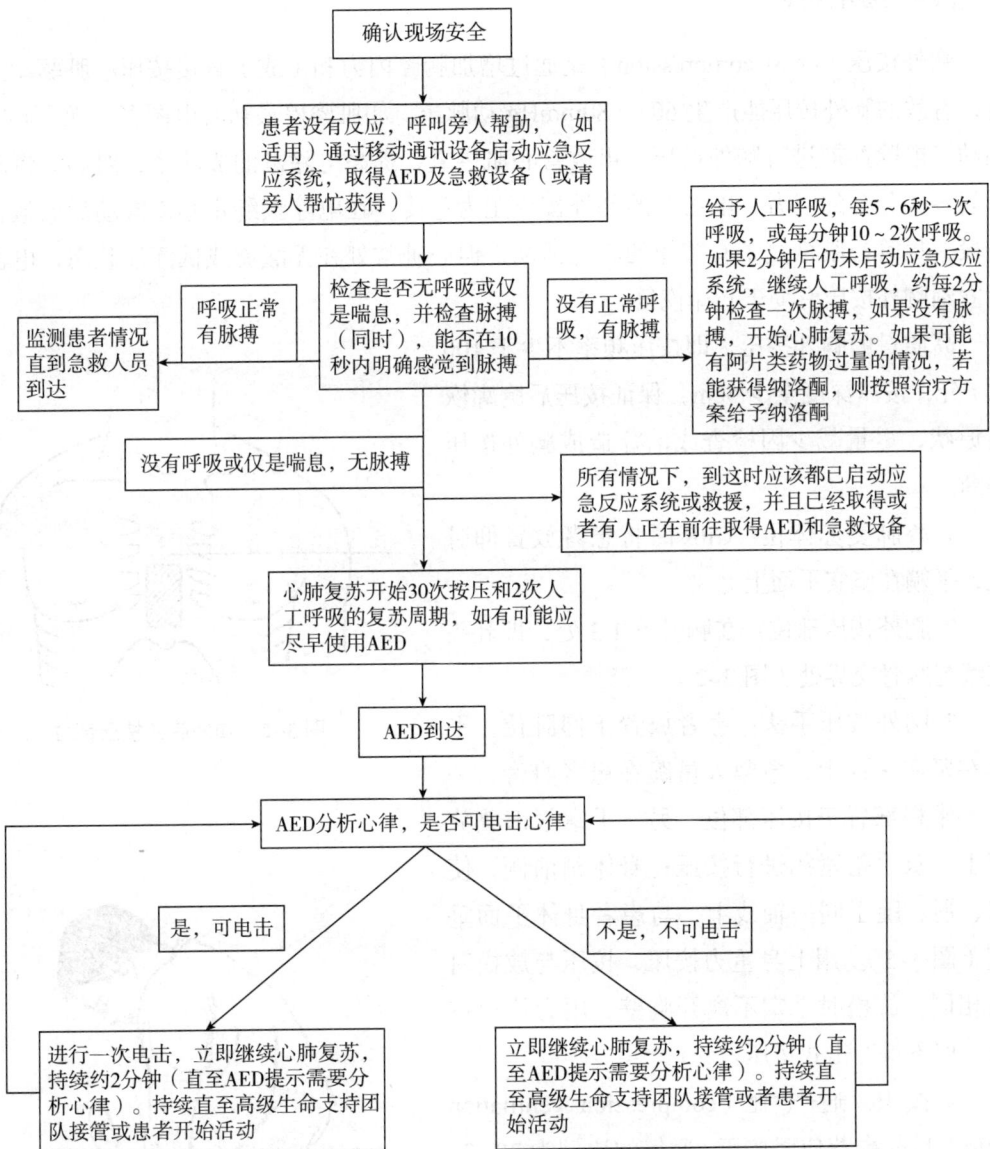

图 3-1 成人心脏骤停抢救流程图

（三）检查脉搏

非专业人员不需要检查脉搏，只要发现患者无反应、呼吸消失或异常，就认为是心脏骤停，立即开始胸外按压。

专业人员在检查脉搏时不应超过 10 秒，如果在规定时间内未感觉到明显的脉搏，应立即开始胸外按压。如果感觉到明显的脉搏，则每 5 ~ 6 秒给予 1 次人工呼吸，并每 2 分钟再次检查脉搏。

（四）胸外按压

胸外按压（chest compression）是通过增加胸腔内力和（或）直接按压心脏驱动血流，有效的胸外按压能产生 60～80mmHg 动脉压。心脏骤停最初心电图多表现为心室颤动，电除颤前进行胸外按压，可改善心肌供氧，提高电除颤的成功率，对心室颤动时间＞4分钟的患者，电击前的胸外按压尤为重要。在电除颤终止心室颤动后的最初阶段，尽管心脏恢复了有节律的心电活动，但心脏常处在无灌流或低灌注状态，电击后立刻胸外按压有助于心律恢复。

高质量的胸外按压，即按压频率不少于 100次/分，按压深度至少 5cm，保证按压后胸廓恢复原状，尽量减少因检查或治疗造成胸外按压中断。

1. 心肺复苏体位：CPR 时将患者放置仰卧位，平躺在坚实平面上。

2. 胸外按压部位：在胸骨下 1/3 处，即乳头连线与胸骨交界处（图 3-2）。

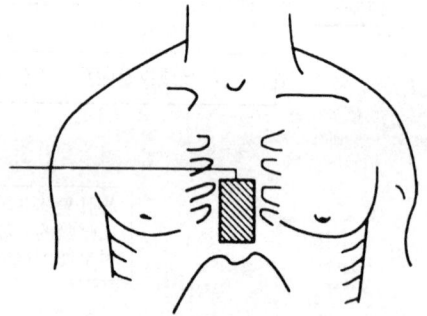

图 3-2 胸外胸外按压部位

3. 胸外按压手法：患者放置于仰卧位，平躺在坚实平面上，急救人员跪在患者身旁，一个手掌根部置于按压部位，另一手掌根部叠放其上，双手指紧扣进行按压；身体稍前倾，使肩、肘、腕于同一轴线上，与患者身体平面垂直（图 3-3）。用上身重力按压，按压与放松时间相同，放松时手掌不离开胸壁，用力快速按压，但不得冲击式按压。

4. 按压/通气比（compression-ventilation ratio）目前推荐使用按压/通气的比例为 30:2，每个周期为 5 组 30:2 的 CPR，时间大致 2分钟。

5. 2 人以上 CPR 时，每隔 2 分钟，应交替做 CPR，以免按压者疲劳使按压质量和频率降低。轮换时要求动作快，尽量减少中断按压。

6. 尽量减少因分析心律、检查脉搏和其他治疗措施中断胸外按压的时间，中断胸外按压时间＜10 秒。

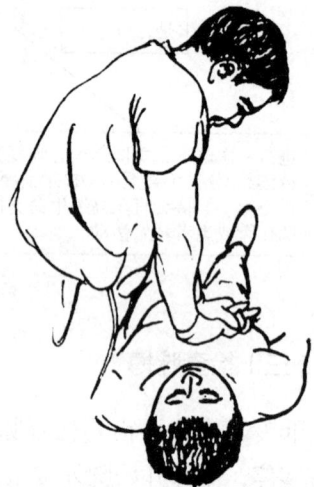

图 3-3 胸外按压手法

（五）开放气道与人工通气

患者无意识时，由于舌后坠、软腭阻塞气道，检查呼吸或人工通气前需要开放气道。

1. 开放气道方法

（1）仰头抬颏法（head tilt chin lift）

如患者无明显头、颈部受伤可使用此法。患者取仰卧位，急救者站在患者一侧，将一只手放置患者前额部用力使其头后仰，另一只手食指和中指放置下颌骨部向上抬颏，使下颌尖、耳垂连线与地面垂直（图3-4）。

（2）托颌法（jaw thrust）

在怀疑患者有颈椎受伤时使用。患者平卧，急救者位于患者头侧，两手拇指置于患者口角旁，余四指托住患者下颌部位，在保证头部和颈部固定的前提下，用力将患者下颌向上抬起，使下齿高于上齿，避免搬动颈部（图3-5）。

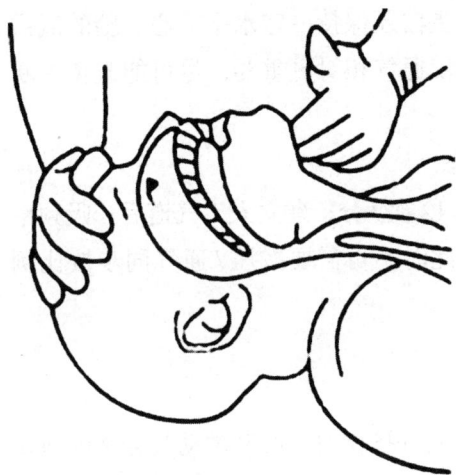

图 3-4　仰头抬颏法

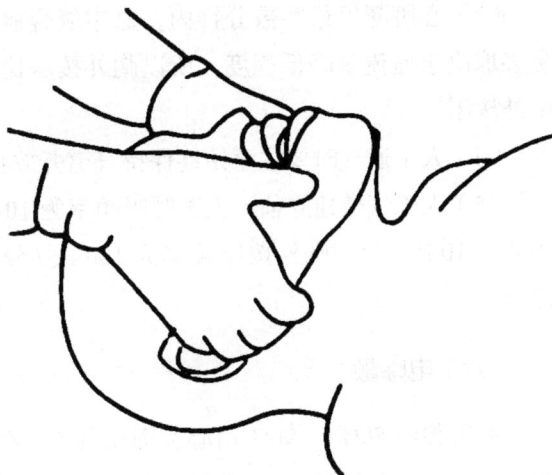

图 3-5　托颌法

2. 人工通气方法

（1）口对口呼吸

急救者正常呼吸，用食指和拇指捏住患者鼻翼，用口封罩住患者的口唇部，将气吹入患者口中。

（2）口对鼻呼吸

用于口唇受伤或牙关紧闭者，急救者稍上抬患者下颏使口闭合，用口封罩住患者鼻子，将气体吹入患者鼻中。

（3）口对导管通气

对气管切开患者可通过导管进行人工通气。

（4）口对面罩通气

用面罩封住患者口鼻，通过连接管进行人工通气。

无论何种人工方法，急救者每次吹气时间应持续 1 秒，应见胸廓起伏，潮气量为 500 ～ 600mL（6 ～ 7mL/kg）。

3. 注意事宜

（1）CPR 中实际经过肺的血流明显减少（为正常的 25% ～ 30%），维持相对低的通气 / 血流比例，要求潮气量和呼吸频率均较生理状态下更低。要避免急速、过大潮气量的人工呼吸，以免引起胃胀气而导致膈肌上抬，使肺的顺应性下降，或胃内容物反流造成误吸。

（2）对于有自主循环（可触到脉搏）的患者，人工呼吸维持在 10 ～ 12 次 / 分，大致每 5 ～ 6 秒给予 1 次人工通气，每 2 分钟重新检查 1 次脉搏。

（3）心脏骤停最初数分钟内，血中氧合血红蛋白还保持一定水平，心、脑的氧供更多取决于血流量降低程度，所以胸外按压比人工通气相对更重要，尽可能避免中断胸外按压。

（4）人工通气时要注意始终保持气道开放状态。

（5）人工气道建立前，人工呼吸频率为 10 ～ 12 次 / 分；建立人工气道后，吸频率为 8 ～ 10 次 / 分，胸外按压频率为 100 次 / 分，此时不再需要按压 / 通气同步按比例进行。

（六）电除颤

心脏骤停 80% ～ 90% 由心室颤动所致。在无胸外按压时，心室颤动数分钟内即转为心室静止。单纯 CPR 一般不可能终止心室颤动和恢复有效血流灌注，电除颤是终止心室颤动的有效方法。早期电除颤是决定心脏骤停患者存活的关键，电除颤每延迟 1 分钟，患者存活率下降 7% ～ 10%。

1. 当院外心脏骤停被目击或发生院内心脏骤停，如有 AED 或人工除颤器在现场，急救人员应立刻进行 CPR 和尽早使用除颤器。

2. 当院外心脏骤停发生时未被急救人员目击，尤其是从呼救至到达现场的时间超过 5 分钟，先进行 30 次胸外按压，再做 2 次人工呼吸，行 5 组 CPR（大约 2 分钟），再分析心律实施电除颤。

3. 当心室颤动或无脉性室性心动过速发生时，急救人员应当电击除颤 1 次，之后立刻进行 5 组 CPR（大约 2 分钟），之后再检查心律和脉搏，需要的话再行 1 次电除颤。

4.《国际心肺复苏及心血管急救指南》推荐双相波除颤能量 120J，双向切角指数波 150～200J，随后的除颤能量选择可使用第一次的能量或增加能量，单相波除颤使用 360J。

5. 注意事宜：电极位置为右侧电极放置于患者右锁骨下区，左侧电极放置于患者左乳头侧腋中线处。电击时要提示在场所有人员不要接触患者身体。

二、小儿基本生命支持

小儿心肺复苏（pediatric cardiopulmonary resuscitation，PCPR），与成人心肺复苏比较有其自身的特点，如新生儿、婴儿、小儿的心肺复苏与成人有所不同，但 8 岁以上儿童心肺复苏程序及方法基本与成人相同。

（一）小儿基本生命支持概述

1. 解剖学特点

小儿的解剖生理结构与成人相比有较大差异，心肺复苏时需要了解和掌握这些差异特点，并针对不同年龄段的患儿采用不同的心肺复苏手法。

（1）头部与身体比例

婴儿头部所占比例较成人大，枕凸明显，无意识时更易使头部前屈造成气道阻塞；小儿颈部短而圆胖，不易触及颈动脉搏动。

（2）气道软骨软弱

小儿颈部过度伸展时易造成气管塌陷；小儿咽喉部软组织松弛、舌体大，易后坠阻塞气道；小儿咽部腺体组织大，经鼻插管困难；小儿气道狭小，有炎症水肿时易阻塞。

（3）环状软骨气道最窄

小儿气管插管时若导管进入声门后阻力大，不可用力送进，应考虑是否遇狭窄部位而更换小一号导管。

（4）会厌柔软

其游离缘端贴近声门，喉镜用直叶片更容易将会厌挑起而暴露声门。

2. 心脏骤停特点

成人心脏骤停多因突发心脏原因所致，小儿更多是因为呼吸功能障碍或是心血管功能相继恶化所致，心脏骤停是继发的。成人心脏骤停多为心室颤动或无脉性室性心动过速；小儿心脏骤停时约 78% 是心电静息，其次为心动过缓或无脉性电活动，室性心律的发生率＜10%。因此，对非原发性心脏骤停患儿，心肺复苏早期更要注重呼吸支持，改善缺氧，心肺复苏较成人的时间更长。

3. 生存链特点

小儿心肺复苏生存链的顺序：①预防心脏停搏；②早期有效心肺复苏；③快速求

救 EMSS；④早期高级生命支持。只有一位急救人员在现场时，对 8 岁以下的患儿应先给予基本生命支持 1 分钟，再求救 EMSS，即先急救、再求救。8 岁以上儿童则同成人，先求救、再急救。

（二）小儿基本生命支持方法

开放气道，判断自主呼吸，小儿意识丧失后，由于舌后坠时致上气道阻塞，应立即采用仰头抬颏法或托颌法开放气道。

（1）仰头抬颏法

将一只手放在小儿前额并轻柔地使头部后仰，同时将另一只手指尖放在下颏中点处，抬高下颏以开放呼吸道。

（2）托颌法

如怀疑颈部损伤，应避免头颈后仰，急救者位于患儿头顶端，用双手 2～3 个手指分别放在患儿两侧下颌角处，轻轻用力托下颌向上，开放气道。

（3）判断自主呼吸

开放气道后，急救者用面颊贴近患儿口鼻部感觉有无呼出气流，并观察患儿有无胸腹部起伏，时间 < 10 秒；但若判断呼吸时间过短，缓慢的自主呼吸有可能被遗漏。确认患儿无呼吸后，立即开始人工呼吸。

1. 人工呼吸

采用口对口人工呼吸，先吹气 2 次，每次约 1 秒，稍短于成人，潮气量以使胸廓抬起为度。若吹气时阻力大或胸廓不能抬起，提示气道阻塞。气道阻塞最常见的原因是气道开放不正确，需重新调整体位，开放气道后再试。如果吹气后仍无胸廓起伏，应考虑气道内有异物存在。婴儿可采用口对口鼻呼吸，或面罩 – 球囊通气。

2. 人工循环

气道开放并提供 2 次有效人工呼吸后，急救者应检查患儿脉搏以决定是否实行胸外按压，以提供人工循环支持。1 岁以上小儿可触及颈动脉搏动，婴儿由于颈部短而圆胖，可触及肱动脉或股动脉搏动，时间 < 10 秒。如无脉搏，即行胸外按压，即向脊柱方向挤压胸骨，压迫心腔内血液排入主动脉。具体方法如下：

（1）双掌按压法

适用于成人和 8 岁以上儿童。急救者将手掌重叠于患儿胸骨中下 1/3 交界处，操作者肘关节伸直，肩臂力量垂直作用向患儿脊柱方向挤压。按压与放松时间相等，挤压时手指不触及胸壁，避免压力致使肋骨骨折。放松时手掌不离开患儿胸骨，以免按压处移位。

（2）单掌按压法

适用于 1～8 岁的小儿，仅用一手掌按压，方法同上。

（3）平卧位双指按压法

急救者一手置于患儿后背，另一手食指和中指置于两乳头连线下方，向后背方向按压。

（4）单掌环抱按压法

用于新生儿和早产儿。复苏者一手四指置于后背，拇指置于前胸，具体按压部位同双指按压法。

（5）双手环抱按压法

用于婴儿和新生儿。急救者用双手围绕患儿胸部，双拇指并列或重叠于前胸，位置同前，其余两手手指置患儿后背相对方向按压。

小儿胸外按压深度大致为其胸廓厚度的 1/3 ～ 1/2 较为适宜，此按压深度可产生相对较高的冠状动脉灌注压。按压频率为 100 次 / 分。胸外按压必须与人工呼吸交替进行，小儿心脏按压与人工通气比值：单人操作时，为 30 : 2（同成人）；双人操作时，为 15 : 2。

第三节　特殊情况下的心肺复苏

特殊情况下发生心脏、呼吸骤停各自有其特点，心肺复苏时需要适当调整方法，区别实施，包括：淹溺、低温、电击或雷击、创伤、妊娠。

一、淹溺

淹溺（drowning）是呼吸道被液体淹没而引起窒息的过程，最重要的复苏措施是尽快恢复通气和氧供，缺氧时间长短决定溺水者是否发生心脏停搏并影响预后。现场复苏方法如下：

1. 水中救起

发现溺水者，即从水中将其救起，施救时急救人员必须注意自身安全。如发现淹溺者颈部明显受伤应考虑颈部固定保护。

2. 人工通气

人工通气是淹溺复苏重要的措施，如未发生心脏骤停，迅速人工通气可增加淹溺者的存活机会。人工呼吸可在淹溺者救上岸或还在浅水区时就开始实施。大多数淹溺者在溺水过程中只会吸入少量的水，并不会造成气道梗阻，人工呼吸前只适当清除溺水者口中可见的异物，急救人员无须常规倒空淹溺者呼吸道中液体。

3. 胸外按压

检查淹溺者无意识、无呼吸后，立即胸外心脏按压，按压 / 通气比为 30 : 2。冷水淹溺时，淹溺者的动脉搏动难以触及，即使专业急救人员检查颈动脉搏，也不能超过

10 秒。

4. 其他情况处理

淹溺者多伴有低体温，在复苏时要按低温治疗处理。如复苏过程中出现呕吐，应将其头部偏向一侧，用手指、纱布等清除或用吸引器抽吸呕吐物。

二、电击或雷击

电击（electric shock）、雷击（lightning strikes）是电流对心脏、脑、血管平滑肌直接作用，以及电能在体内转化为热能产生的热效应损伤。电流作用于心肌导致心室颤动和心室静止是电击、雷击死亡的首位原因。部分患者导致呼吸停止的原因是：①电流经过头部引起延髓呼吸中枢抑制；②触电时膈肌和胸壁肌肉强直性抽搐；③长时间的呼吸肌麻痹。其复苏的特点如下：

1. 急救人员施救前首先确认急救现场安全，自身无受电击的危险。

2. 患者无意识、呼吸、脉搏，立即开始 CPR，求助 EMSS 系统，尽可能早期行电除颤。遭受电击、雷击的患者没有心肺基础疾病，可立即实施 CPR，存活可能性较大，甚至需要超过一般 CPR 要求的时间。

3. 电击、雷击均可导致复合性外伤，可有头颈部和脊柱损伤，应注意保护和制动。患者燃烧的衣服、鞋、皮带应以去除，避免进一步损伤。

4. 颌面部和颈前等部位有烧伤的患者，可能出现软组织肿胀而导致呼吸困难，即使存在自主呼吸，也应尽早气管插管，建立人工气道。

5. 对有低血容量性休克和广泛组织损伤的患者，应迅速静脉补液，抗休克治疗，维持水、电解质平衡，保持足够的尿量，以促进组织损伤时产生的肌红蛋白、钾离子等排出体外。

三、低温

严重低体温（< 30℃）伴随心排血量和组织灌注下降，机体功能显著降低，表现出临床死亡征象。低温时，心脏对药物、起搏刺激及电除颤反应性明显下降，因此，低温致心脏骤停的救治原则是在积极处理低体温同时进行 CPR。

（一）保温与复温

1. 保温
除去患者湿的衣物，避免继续暴露于低温环境，以防热量进一步丢失。

2. 复温
复温方法的选择取决于患者有无灌注心律以及体温下降程度。

（1）按患者中心体温将体温下降程度分为

①轻度低体温（> 34℃）；②中度低体温（30～34℃）；③重度低体温（< 30℃）。

（2）复温方式

①被动复温：覆盖保暖毯或将患者置于温暖环境；②主动体外复温：通过加热装置包括热辐射、强制性热空气通风和热水袋等进行复温；③主动体内复温：指采用加温加湿给氧（42～46℃）、加温静脉输液（43℃）、腹腔灌洗、食管复温导管和体外循环等有创性技术复温。

（3）复温方式选择

有灌注节律的轻度低体温患者采用被动复温；有灌注节律的中度低体温患者采用主动体外复温；重度低体温和无灌注心律的心脏骤停患者采用主动体内复温。

（二）复苏的特殊方法

1. 患者还未出现心脏呼吸骤停时，重点处理复温，一旦出现心脏呼吸骤停，要边CPR边复温。

2. 人工通气时尽可能给予加温（32～34℃）加湿氧气面罩通气。

3. 低温时电除颤效能下降，中心体温＜30℃时电除颤往往无效。存在室颤时，可立即给予1次电除颤，如室颤仍存在，则应继续CPR和复温。体温达到30℃以上考虑再次除颤。

4. 低温时间超过45～60分钟的患者在复温过程中血管扩张、血管床容量增大，需要及时进行补液治疗。

四、创伤

创伤致心脏骤停的主要原因包括：①气道阻塞、严重开放性气胸和支气管损伤或胸腹联合伤等导致缺氧；②心脏、主动脉或肺动脉等重要脏器损伤；③严重头部创伤影响生命中枢；④张力性气胸或心脏压塞导致心排血量急剧下降；⑤大量血液丢失导致低血容量和氧输送障碍。创伤性心脏骤停患者的复苏成功率极低。

1. 现场实施CPR，对怀疑颈部损伤者开放气道时应采用托颌法，以免损伤脊髓。如有可能，安装固定患者头颈部的颈托。

2. 评估患者呼吸状况，如果无呼吸或呼吸浅慢，立即进行面罩－球囊通气，通气中如未见患者胸廓起伏，要注意排除张力性气胸和血胸。在复苏过程中应注意检查患者潜在的致命伤，根据情况做出相应处理。

五、妊娠

急救人员在妊娠妇女复苏的过程中，要尽力抢救母亲和胎儿两个生命，同时要考虑到孕妇孕产期生理改变的因素。正常妊娠时孕妇心排血量、血容量增加50%；妊娠20周后，孕妇处于仰卧位时，增大的子宫压迫内脏血管而减少血液回流，心排血量可下降 25%，CPR 时应考虑到这一影响因素。

对危重症孕妇应采取以下措施预防心脏骤停的发生：①左侧卧位；②吸入纯氧；③建立静脉通路并静脉输液；④考虑可能引起孕妇发生心脏骤停的可逆因素，并积极处理。孕妇可能因妊娠和非妊娠因素发生心脏骤停，通常包括硫酸镁等药物过量、急性冠脉综合征、羊水栓塞、子痫及先兆子痫、肺栓塞、脑卒中、创伤、主动脉夹层等。

现场复苏的特点如下：

1. 孕妇体内激素水平的改变可以促使胃食管括约肌松弛，增加反流的发生率。

2. 对无意识孕妇进行人工通气时应持续压迫环状软骨以防止误吸。

3. 为了减少妊娠子宫对静脉回流和心排血量的影响，可以将一个垫子（如枕头）放在患者右腹部侧方，使其向左侧倾斜 15°～ 30°，然后实施胸外按压。由于膈肌抬高的影响，胸外按压可取胸骨中间稍上部位。

4. 气管插管时也应按压环状软骨以防止误吸。因为孕妇可能存在气道水肿，使用的气管导管内径要较非妊娠妇女使用的小 0.5 ～ 1.0mm。

5. 一旦孕妇发生心脏骤停，应该考虑是否有必要行急诊剖宫产手术。妊娠 20 周后子宫达到一定大小可产生阻碍静脉回流的作用，而妊娠 24 ～ 25 周后胎儿才有存活的可能。因此妊娠＜ 20 周的孕妇不应该考虑急诊剖宫产手术，妊娠 20 ～ 23 周的孕妇施行急诊剖宫产手术对复苏孕妇有利，但不可能挽救婴儿的生命。妊娠 24 ～ 25 周以上实施急诊剖宫产手术对于挽救母亲和胎儿生命均可能有利，急诊剖宫产手术应尽量在孕妇心脏骤停 5 分钟内实施。

第四节　气道异物阻塞与处理

气道异物阻塞（foreign body airway obstruction，FBAO）是导致窒息的紧急情况，如不及时解除，数分钟内即可致死亡。FBAO 造成心脏停搏并不常见，但在有意识障碍或吞咽困难的老年人和儿童发生概率相对较多。FBAO 是可以预防和避免的。

一、气道异物阻塞的原因及预防

任何人突然呼吸骤停都应考虑到 FBAO，成人通常在进食时易发生，肉类食物是造成 FBAO 最常见的原因。易导致 FBAO 的诱因有：吞食大块难咽食物，饮酒后，老年人戴义齿或吞咽困难，儿童口含小颗粒状食品或物品。

注意以下事项则有助于预防 FBAO，如：①进食切碎的食物，细嚼慢咽，尤其是戴义齿者；②咀嚼和吞咽食物时，避免大笑或交谈；③避免酗酒；④阻止儿童口含食物时行走、跑或玩耍；⑤将易误吸入的异物放在婴幼儿拿不到处；⑥不宜给小儿需要仔细咀嚼或质韧而滑的食物（如花生、坚果、玉米花、果冻等）。

二、识别气道异物阻塞

异物可造成呼吸道的部分阻塞或完全阻塞，识别气道异物阻塞是及时抢救的关键。

1. 气道部分阻塞

患者有通气，能用力咳嗽，但咳嗽停止时出现喘息声。此时，救助者不宜妨碍患者自行排除异物，应鼓励患者用力咳嗽，并自主呼吸，但应守护在患者身旁，并监视患者的情况。如不能解除，即求救 EMSS 系统。

FBAO 患者可能一开始就表现为通气不良；或开始通气好，但逐渐恶化，表现为乏力、无效咳嗽、吸气时高调噪音、呼吸困难加重、发绀。对待这类患者要同气道完全阻塞患者一样，须争分夺秒地抢救。

2. 气道完全阻塞

患者不能讲话，呼吸或咳嗽时双手抓住颈部，无法通气。对此征象必须能立即明确识别。救助者应马上询问患者是否被异物噎住，如果患者点头确认，必须立即救助，帮助解除异物。由于气体无法进入肺脏，如不能迅速解除气道阻塞，患者将很快出现意识丧失，甚至死亡。如果患者意识已丧失、猝然倒地，应立即实施心肺复苏。

三、解除气道异物阻塞

对气道完全阻塞患者必须争分夺秒地解除气道异物。通过迫使气道内压力骤然升高的方法，产生人为咳嗽，把异物从气道内排出。具体方法如下：

1. 腹部冲击法

可用于有意识的站立或坐位患者。救助者站在患者身后，双臂环抱患者腰部，一手握拳，握拳手拇指侧紧顶住患者腹部，位于剑突与脐间的腹中线部位，用另一手再握紧拳头，快速向内、向上使拳头冲击腹部，反复冲击直到把异物排出。如患者意识丧失，即开始 CPR。

采用此法后，应注意检查有无危及生命的并发症，如胃内容物反流造成误吸，腹部或胸腔脏器破裂。除必要时，不宜随便使用。

2. 自行腹部冲击法

气道阻塞者本人可一手握拳，用拳头拇指侧顶住腹部，部位同上，用另一手再握紧拳头，用力快速向内、向上使拳头冲击腹部。如果不成功，患者应快速将上腹部抵压在一个硬质的物体上，如椅背、桌沿、走廊护栏，用力冲击腹部，直到把气道异物排除。

3. 胸部冲击法

患者是妊娠末期或过度肥胖者时，救助者双臂无法环抱患者腰部，可用胸部冲击法代替腹部冲击法（Heimlich）法。救助者站在患者身后，把上肢放在患者腋下，将胸部环抱住。一只手握拳的拇指侧放在胸骨中线，避开剑突和肋骨下缘，另一只手握住拳头，向后冲压，直至把异物排出。

4. 对意识丧失者的解除方法

（1）解除 FBAO 中意识丧失

救助者应立即开始 CPR。在 CPR 期间，经反复通气后，患者仍无反应，急救人员应继续 CPR，按 30∶2 的按压 / 通气比例操作。

（2）发现患者已无反应

急救人员初始可能不知道患者发生了 FBAO，只有在反复通气数次后，患者仍无反应，此时应考虑 FBAO。可采取以下方法：

①在 CPR 过程中，如有第二名急救人员在场，一名实施救助，另一名求救 EMSS，患者保持平卧。

②如果可看见口内异物，可试用手指清除口咽部异物（图 3-6）。

③如通气时患者胸部无起伏，重新摆放头部位置，注意开放气道状态，再尝试通气。

④异物清除困难时，如果通气仍未见胸廓起伏，应考虑进一步的抢救措施（如 Kelly 钳、Magilla 镊、环甲膜穿刺 / 切开术）开通气道。

⑤如异物去除、气道开通后仍无呼吸，需继续缓慢人工通气。再检查脉搏、呼吸、反应，如无脉搏，即行胸外按压。

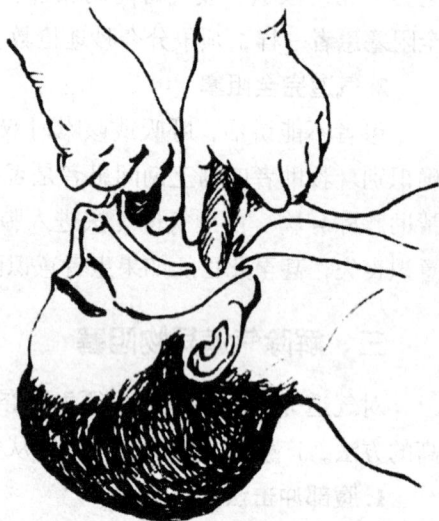

图 3-6　开放气道，清除异物

四、小儿气道异物阻塞处理

怀疑小儿有气道异物阻塞时，如患儿咳嗽有力，应鼓励连续自主咳嗽，以咳出异物；如咳嗽无力或呼吸困难明显，并出现意识丧失的患儿，应立即采取解除气道阻塞措施。婴儿推荐使用拍背 / 冲胸法；1 岁以上儿童使用 Heimlich 手法及卧位腹部冲压法。

1. 拍背 / 冲胸法

急救者取坐位，将患儿俯卧位置于前臂上，前臂放于大腿上，用手指张开托住患儿下颌并固定头部，保持头低位；用另一只手的掌根部在婴儿背部肩胛区用力叩击 5 次；拍背后将空闲的手放于婴儿背部，手指托住其头颈部，小心地将婴儿翻转过来，使其仰卧于另一只手的前臂上，前臂置于大腿上，仍维持头低位。实施 5 次快速胸部冲压，位置与胸外按压相同。冲压与按压的不同之处在于冲压时间短促，利用肺内压力突然增高将异物排出。如能看到患儿口内或鼻中异物，可将其取出；不能看到异物，则继续重复上述动作，直到异物排除。

2.Heimlich 手法及卧位腹部冲击法

同成人。

第四章　不孕不育基础知识

第一节　男性不育症概述

男性不育症（infertility）是指育龄夫妇同居 1 年以上，未采取避孕措施，女方具有正常受孕能力，由于男方原因而致女方不能怀孕的一类疾病。根据世界卫生组织（WHO）调查显示，15% 的育龄夫妇存在不育问题，其中大约有 20% 的不育是完全由男性因素所致，有 50% 是由女性所致，其余 30% 则包含男、女双方面的因素。男性不育症属于中医"无子""无嗣"的范畴。

一、西医病因

男性不育因素主要是生精障碍和输精障碍。

1. 精液异常

无精，少精，弱精，精子发育停滞、畸形率高，精液液化不全等。

2. 性功能异常

外生殖器发育不良或阳痿、早泄、不射精、逆行射精等使精子不能正常进入阴道内。

3. 免疫因素

在男性生殖道免疫屏障被破坏的条件下，精子、精浆在体内产生对抗精子抗体，使射出的精子发生自身凝集而不能穿过宫颈黏液。

二、中医病因病机

1. 肾气虚弱

禀赋不足，肾气虚弱，命门火衰，可致阳痿不举或举而不坚，甚至阳气内虚，无力射出精液；房劳伤肾，病久伤阴。精血耗散而致精少精清；元阴不足，阴虚火旺，相火偏亢，遗精盗汗，精热黏稠，均可致不育。

2. 肝郁气滞

情志不舒，郁怒伤肝，肝气郁结，疏泄无权，可致宗筋痿而不举；或气郁化火，肝火亢盛，灼伤肾水，肝木失养，宗筋拘急，精窍之道被阻，亦影响生育。

3. 湿热下注

素嗜肥甘滋腻、辛辣炙煿之品，损伤脾胃，脾失健运，痰湿内生，郁久化热。湿热之邪蕴结下焦，阻遏命门之火，可致阳痿、遗精、早泄等症；或外感六淫湿热之邪，湿热下注，死精败血瘀阻精关窍道，滞塞不通，小腹胀痛，射精不能而致不育。

4. 气血两虚

思虑过度、劳倦伤心而致心气不足、心血亏耗；久病大病之后元气大伤，气血两虚，血虚不能化生精液而精少精弱；形体衰弱，神疲乏力，阳事不兴，亦可引起不育。

三、诊断要点

在临床上初次就诊患者的主诉多是婚后不育。因此，详细地询问病史是十分必要的。病史应着重询问影响男性生育功能的因素和疾病，如家族史中应询问父母及同胞兄妹的健康状况，婚育情况，是否有遗传疾病；个人史中要了解生长发育情况，营养和性功能情况，有无烟酒嗜好等，特别是生殖器官及第二性征的发育情况，是否有生殖器的先天性异常，是否患有对男性生育力损害的疾病，如生殖系统感染，影响生殖功能的创伤性疾病和手术史，以及内分泌疾病等；是否接触损害男性生育力的有关的理化因素，如化学物品、药物、放射线高温环境等。

四、实验室检查及其他检查

检查内容主要包括精液常规分析、精液生化测定、精子穿透宫颈黏液试验、精子凝集试验、生殖内分泌测定、遗传学检查等。

1. 精液常规分析

精液常规分析 WHO 标准（第五版）为：$1.5mL \leqslant$ 精液量 $< 7mL$，液化时间 < 60 分钟，黏液丝长度 $< 2cm$，pH 值 $7.2 \sim 7.8$，精子密度 $\geqslant 15 \times 10^6/mL$，成活率 $\geqslant 60\%$，前向运动精子 $\geqslant 32\%$，正常形态精子 $\geqslant 4\%$，白细胞 $< 1 \times 10^6/mL$。

2. 精液生化测定

①精液果糖测定：正常值为 $1.2 \sim 4.5mg/L$，不育者精液果糖若低于 $1.2mg/L$ 以下，多提示无精子存在。

②精液前列腺素测定：精液中前列腺素 E（PGE）含量，正常值为 $33 \sim 70\mu g/mL$，不育者精液中 PGE 浓度均较正常为低，在 $11\mu g/mL$ 以下者约占 41%。

3. 性激素检查

包括卵泡刺激素（FSH）、黄体生成素（LH）、催乳素（PRL）、睾酮（T）、雌二醇（E2）、孕酮（P）等多项目检测。

4. 性染色体检测

排除先天性染色体异常疾患所致之不育，如先天性曲细精管发育不全综合征（Klinefelter 综合征）时染色体核型为 46，XXY 型。

5. 睾丸活检

此为创伤性检查，但对确定和鉴别由睾丸生精障碍引起的无精症有不可替代的诊断价值。

6. 影像学检查

根据病情考虑行输精管造影以及 B 超、CT 等检查协助诊断。

第二节 女性不孕症概述

不孕症（infertility）是指育龄夫妇同居，性生活正常，未避孕 1 年内从未妊娠。婚后从未避孕且从未妊娠者称为原发性不孕；曾有妊娠而后同居未避孕 1 年未妊娠者称为继发性不孕。我国不孕症的发病率为 7%～10%，美国 20 岁左右妇女不孕症的发病率约为 5%，35～40 岁妇女为 31.8%，40 岁以上妇女为 70%。中医学将原发性不孕称为"全不产""绝产""绝嗣""绝子"等，继发性不孕称为"断续"。

一、西医病因

女性不孕因素以排卵障碍和输卵管因素居多。

1. 排卵功能障碍

排卵功能障碍导致无排卵。主要原因是：①下丘脑 – 垂体 – 卵巢轴功能紊乱，包括下丘脑、垂体功能障碍和器质性病变。②先天性卵巢发育不全、多囊卵巢综合征、卵巢早衰、卵巢功能性肿瘤、卵巢不敏感综合征。③肾上腺及甲状腺功能异常等。

2. 输卵管因素

主要是输卵管阻塞和通而不畅。慢性输卵管炎症引起伞端闭锁或黏膜受损可使之完全闭塞而产生不孕；输卵管发育不全、盆腔炎性疾病后遗症、子宫内膜异位症、各种输卵管手术等也可导致输卵管阻塞。

3. 子宫因素

子宫畸形、子宫黏膜下肌瘤、子宫内膜炎、子宫内膜结核、子宫内膜息肉、宫腔粘连、子宫内膜分泌反应不良等影响受精卵着床。

4. 宫颈因素

黏液量和性状与精子能否进入宫腔关系密切，雌激素不足或宫颈管感染、宫颈息肉、宫颈口过小均可影响精子通过而致不孕。

5. 外阴及阴道因素

外阴、阴道发育异常，外阴、阴道炎症以及外阴、阴道瘢痕等。

二、中医病因病机

1. 肾虚

先天肾气不足，或房事不节、久病大病、反复流产损伤肾气，或高龄肾气渐虚，肾气虚则冲任虚衰，不能摄精成孕；或素体肾阳虚，或损伤肾阳，命门火衰，生化失期，有碍子宫发育或不能触发氤氲之气，故不能摄精成孕；或素体肾阴亏虚，或耗损真阴，天癸乏源，冲任血海空虚；或阴虚生内热，热扰冲任血海，均不能摄精成孕，发为不孕症。

2. 肝气郁结

素性抑郁，或七情内伤，情志不畅，或因久不受孕，继发肝气不舒，情绪低落，忧郁寡欢，气机不畅，二者互为因果，肝气郁结益甚，以致冲任不能相资，不能摄精成孕。又肝郁克脾，脾伤不能通任脉而达带脉，任、带失调，胎孕不受。

3. 痰湿内阻

素体脾肾阳虚，或劳倦思虑过度，饮食不节伤脾，或肝木犯脾，或肾阳虚不能温脾，脾虚健运失司，水湿内停，湿聚成痰；或嗜食膏粱厚味，痰湿内生，躯脂满溢，冲任被阻，致难摄精成孕；或痰阻气机，气滞血瘀，痰瘀互结，不能启动氤氲之气而致不孕。

4. 瘀滞胞宫

瘀血既是病理产物，又是致病因素。寒、热、虚、实、外伤、房事不节，以及经期、产后余血未净等均可致瘀，瘀滞冲任，胞宫、胞脉阻滞不通而导致不孕。

5. 湿热内蕴

手术、产后、经期将息失宜，导致湿邪乘虚入侵，蕴而生热，流注下焦，阻滞冲任胞脉，壅塞胞宫，不能摄精成孕。

三、诊断要点

育龄妇女，夫妇同居 1 年，配偶生殖功能正常，未采取避孕措施而未曾妊娠。病史需注意结婚年龄，健康状况，性生活情况，月经史、分娩史及流产史等。注意有无生殖器感染，是否采取避孕措施，有无结核史、内分泌病变史以及腹部手术史。

四、实验室检查及其他检查

1. 卵巢功能检查：基础体温（BBT）测定、宫颈黏液（CM）检查、阴道细胞学检查、子宫内膜活组织检查等。

2. 内分泌学检查：根据病情择期作如下检查，如垂体促性腺激素（包括卵泡刺激素、黄体生成素）、催乳素、雄激素、雌二醇、孕酮，以及肾上腺皮质激素和甲状腺功能检查。

3. 输卵管通畅检查：输卵管通液术、子宫输卵管造影或 B 超下输卵管通液术。

4.B 超检查：监测卵泡发育及排卵情况，诊断子宫、附件及盆腔占位病变。

5. 免疫试验：检测精子抗体、抗透明带抗体、子宫内膜抗体、封闭抗体和细胞毒抗体等。

6. 宫腔镜检查：了解宫腔及输卵管开口的情况。

7. 腹腔镜检查：直视子宫、附件及其盆腔情况，检查有无粘连、输卵管扭曲和子宫内膜异位症病灶。

8. 染色体核型分析。

9.CT 或 MRI 检查：对怀疑有垂体瘤时可做蝶鞍分层摄片以及腹腔、盆腔检查。

第三节　不孕不育的诊疗与调理

一、男性不育症诊疗与调理

（一）西医治疗

1. 内分泌治疗

适用于精道无梗阻等器质性病变而促性腺低下型性腺功能减退症、促性腺激素正常的特发性不育症以及输精管结扎复通术后的少精症者。

2. 其他药物治疗

如针对男性泌尿生殖系统感染应用抗生素；改善生精条件应用维生素 C、维生素 E 及锌制剂等。

3. 手术治疗

包括提高睾丸生精功能的手术，如精索静脉曲张及隐睾的手术治疗；解除输精管道梗阻的输精管吻合术；矫正外生殖器发育不良的阴茎伸直术、尿道下裂成形术；以及其他全身性疾病而致男性不育的手术等。

4. 辅助生殖技术

包括人工授精、体外受精与胚胎移植，以及体外单精子卵细胞浆内注射受精等。

（二）中医药治疗

1. 肾阳虚衰证

证候：性欲减退，阳痿早泄，精子数少、成活率低、活动力弱，或射精无力；伴腰酸腿软，疲乏无力，小便清长；舌质淡，苔薄白，脉沉细。

治法：温补肾阳，益肾填精。

方药：金匮肾气丸合五子行宗丸加减。

2. 肾阴不足证

证候：遗精滑泄，精液量少，精子数少，精子活动力弱或精液黏稠不化，畸形精子较多；头晕耳鸣，手足心热；舌质红，少苔，脉沉细。

治法：滋补肾阴，益精养血。

方药：左归丸合五子衍宗丸加减。阴虚火旺者宜滋阴降火，用知柏地黄汤加减。

3. 肝气郁滞证

证候：性欲低下，阳痿不举，或性交时不能射精，精子稀少、活力下降；精神抑郁，两胁胀痛，嗳气泛酸；舌质暗，苔薄，脉弦细。

治法：疏肝解郁，温肾益精。

方药：柴胡疏肝散合五子衍宗丸加减。

4. 湿热下注证

证候：阳事不兴或勃起不坚，精子数少或死精子较多；小腹急满，小便短赤；舌苔薄黄，脉弦滑。

治法：清热利湿。

方药：程氏萆薢分清饮加减。

5. 气血两虚证

证候：性欲减退，阳事不兴，或精子数少、成活率低、活动力弱；神疲倦息，面色无华；舌质淡，苔薄白，脉沉细无力。

治法：补益气血。

方药：十全大补汤加减。

（三）中医药调理

1. 益肾生精丸（医院制剂）

温水送服。一次 10g，一日 3 次。适用于男子肾气不足、阴阳两虚所致的神疲乏力，腰膝酸软，或男子不育症伴见上述症状者。

2. 活血通经丸（医院制剂）

温水送服。一次 9g，一日 3 次。适用于气滞血瘀所致男性肾虚瘀阻所致精道不畅，功能性不射精。

二、女性不孕症诊疗与调理

（一）西医治疗

1. 输卵管性不孕的治疗

选择卵泡早期行输卵管内注射药液，常用庆大霉素 4 万 U，地塞米松磷酸钠注射液 5mg 溶于 0.9% 生理盐水 20mL 中，在 150mmHg 压力下，用输卵管通液导管经宫腔缓慢推注。自月经干净 2 ～ 3 天后进行。输卵管性不孕经治疗失败可接受体外受精 – 胚胎移植（IVF–ET）技术助孕。

2. 内分泌性不孕的治疗

促排卵治疗是女方排卵障碍性不孕最常用的方法，应根据不同病情采取相应的促排卵治疗。

3. 宫颈性不孕的治疗

治疗相关疾病：如宫颈炎、阴道炎等。

矫治生殖器官畸形：如宫颈子宫中隔切开或分离术，子宫中隔切除成形术，残角子宫切除术，阴道纵隔、斜隔切除成形术等。

改善阴道和宫颈局部环境：如应用甲硝唑溶液灌洗阴道，以提高阴道的清洁度，用 0.5% ～ 1.0% 碳酸氢钠溶液于性交前 30 ～ 60 分钟灌洗阴道，以碱化局部的酸性环境，提高精子的成活率。

避免抗原刺激：应用免疫抑制剂。

雌激素疗法：可用于宫颈黏液少而黏稠者。以上治疗失败者常用宫腔内人工授精（IUI）技术助孕，6 个治疗周期仍未妊娠者可采用 IVF–ET、配子输卵管内移植（CIFT）助孕；合并有重度少精症或弱精症者，可采用卵细胞浆内单精子注射（ICSI）。

4. 免疫性不孕的治疗

避免抗原刺激；免疫抑制剂应用；对抗磷脂抗体综合征阳性者采用泼尼松 10mg，3 次 / 日，阿司匹林 80mg/d，孕前和孕中期长期口服，防止反复流产和死胎发生；宫腔内人工授精；配子输卵管内移植及体外受精。

（二）中医药治疗

对不孕症的治疗，主要是辨证论治及调整月经周期节律。

1. 辨证治疗

（1）肾虚证

①肾气虚证

证候：婚久不孕，月经不调或停闭，经量或多或少，经色暗，头晕耳鸣，腰膝酸软，精神疲倦，小便清长；舌淡，苔薄，脉沉细尺弱。

治法：补肾益气，温养冲任。

方药：毓麟珠（《景岳全书》）加减。

②肾阴虚证

证候：婚久不孕，月经先期，经量少或量多，色红无块，形体消瘦，腰酸，头目眩晕，耳鸣，五心烦热；舌红苔少，脉细数。

治法：滋阴养血，调冲益精。

方药：养精种玉汤（《傅青主女科》）合清骨滋肾汤（《傅青主女科》）加减。

③肾阳虚证

证候：婚久不孕，月经后期量少，色淡，或见月经稀发甚则闭经。面色晦暗，腰酸腿软，性欲淡漠，大便不实，小便清长；舌淡，苔白，脉沉细。

治法：温肾养血益气，调补冲任。

方药：温肾丸（《妇科玉尺》）加减。

（2）肝郁证

证候：婚久不孕，经前乳房、小腹胀痛，月经周期先后不定，经血夹块，情志抑郁或急躁易怒，胸胁胀满；舌质暗红，脉弦。

治法：疏肝解郁，养血理脾。

方药：开郁种玉汤（《傅青主女科》）加减。

（3）痰湿证

证候：婚久不孕，经行后期，量少或闭经，带下量多质稠，形体肥胖，头晕，心悸，胸闷呕恶；苔白腻，脉滑。

治法：燥湿化痰，调理冲任。

方药：启宫丸加减。

（4）血瘀证

证候：婚久不孕，月经后期，经量多少不一，色紫夹块，经行不畅，小腹疼痛拒按，或腰骶疼痛；舌质暗或紫，脉涩。

治法：活血化瘀，调理冲任。

方药：少腹逐瘀汤（《医林改错》）加减。

（5）湿热证

证候：继发不孕，月经先期，经期延长，淋漓不断，赤白带下，腰骶酸痛，少腹坠痛，或低热起伏；舌红，苔黄腻，脉弦数。

治法：清热除湿，活血调经。

方药：仙方活命饮（《校注妇人良方》）加红藤（大血藤）、败酱草。

2. 调整月经周期节律

针对行经期、经后期、经间期、经前期各自的特点分别选方用药，以调整月经周期节律，提高疗效。

（1）行经期

按照冲任胞宫气血阴阳的转化关系应为重阳转化期，此时以排泄月经为顺。

治法：活血调经。

方药：五味调经散（《夏桂成实用中医妇科学》）加减。

（2）经后期

按照冲任胞宫气血阴阳的转化关系应为阴分增长期，重在阴分的恢复。

治法：补益肝肾。

方药：归芍地黄汤（《夏桂成实用中医妇科学》）加减。

（3）经间期

按照冲任胞宫气血阴阳的转化关系应为重阴转化期，以排卵为第一要义。

治法：益肾活血。

方药：益肾促排卵汤（《夏桂成实用中医妇科学》）加减。

（4）经前期

按照冲任胞宫气血阴阳的转化关系此期应为阳长期，药物应助阳长为主。

治法：温肾暖宫。

方药：毓麟珠（《景岳全书》）加减。

（三）中医药调理

1. 坤灵丸（医院制剂）

温水送服。一次9g，一日3次。适用于肾气不足，精血亏虚，冲任气血衰少兼血瘀所致经量明显减少，或点滴即净、闭经等。

2. 活血通经丸（医院制剂）

温水送服。一次9g，一日3次。适用于气滞血瘀所致女性月经不调、痛经、输卵管阻塞等。

3. 益宫丸（医院制剂）

温水送服。一次6g，一日3次。适用于肾气不足、冲任虚衰引起的月经不调，头晕耳鸣，腰酸腿软，精神疲倦，或女性婚久不孕及黄体功能不全伴见上述证候者。

4. 益肾调经膏（医院制剂）

开水冲服。一次 15g，一日 3 次。适用于肾虚气弱、血亏血滞所致的卵巢功能早衰，女性青春发育迟缓，月经功能不调，闭经，痛经等症。

5. 激葵丸（医院制剂）

温水送服。一次 5g，一日 3 次。适用于肾阴虚型女性不孕、排卵功能障碍。

第五章　肥胖症基础知识

一、肥胖症概述

肥胖症是一组常见的代谢症群。当人体进食热量多于消耗热量时，多余热量以脂肪形式储存于体内，其量超过正常生理需要量，且达一定值时遂演变为肥胖症。正常男性成人脂肪组织重量占体重的 15% ～ 18%，女性占 20% ～ 25%。随年龄增长，体脂所占比例相应增加。关于肥胖的评估方法，包括人体测量学、双能 X 线吸收法、超声、CT、红外线感应法等多种。

如无明显病因者称为单纯性肥胖症，有明确病因者称为继发性肥胖症。肥胖症的病因分为外因和内因，外因以饮食过多而活动过少为主，热量摄入多于热量消耗，使脂肪合成增加是肥胖症的物质基础；内因为脂肪代谢紊乱而致肥胖。

二、肥胖症的诊疗与调理

肥胖症是由于多种原因导致体内膏脂堆积过多，体重异常增加，并伴有头晕乏力、神疲懒言、少动气短等症状的一类病证。

历代医籍对肥胖症的论述非常多。对本病的最早记载见于《黄帝内经》,《素问》中有"肥贵人"及"年五十，体重，耳目不聪明矣"的描述。在证候方面，《灵枢·逆顺肥瘦》记载："广肩，腋项肉薄，厚皮而黑色，唇临临然，其血黑以浊，其气涩以迟。"《灵枢·卫气失常》根据人的皮肉气血的多少对肥胖进行分类，分为"有肥、有膏、有肉"三种证型。此外，《素问·奇病论》中有"食甘美而多肥"的记载，说明肥胖的发生与过食肥甘、先天禀赋、劳作运动太少等多种因素有关。后世医家在此基础上认识到肥胖的病机还与气虚、痰湿、七情及地理环境等因素有关，如《景岳全书·杂证谟·非风》认为肥人多气虚，《丹溪心法》《医门法律》认为肥人多痰湿。在治疗方面，《丹溪心法·中湿》认为肥胖应从湿热及气虚两方面论治。《石室秘录·肥治法》认为治痰须补气兼消痰，并补命火，使气足而痰消。此外，前人还认识到肥胖与其他多种病证有关，《黄帝内经》认识到肥胖可转化为消渴，还与仆击、偏枯、痿厥、气满发逆等多种疾病有关。《女科切要》中指出："肥白妇人，经闭而不通者，必是痰湿与脂膜壅塞之故也。"

现代医学的单纯性（体质性）肥胖症、继发性肥胖症（如继发于下丘脑及垂体病、胰岛疾病、甲状腺功能低下等），可参照本节治疗。

（一）病因病机

肥胖多因年老体弱、过食肥甘、缺乏运动、先天禀赋等致气虚阳衰、痰湿瘀滞而形成。

1. 病因

（1）年老体弱

肥胖的发生与年龄有关，40 岁以后明显增高。这是由于中年以后，人体的生理机能由盛转衰，脾的运化功能减退，又过食肥甘，运化不及，聚湿生痰，痰湿壅结，或肾阳虚衰，不能化气行水，酿生水湿痰浊，故而肥胖。

（2）饮食不节

暴饮暴食，食量过大，或过食肥甘，长期饮食不节，一方面可致水谷精微在人体内堆积成为膏脂，形成肥胖；另一方面也可损伤脾胃，不能布散水谷精微及运化水湿，致使湿浊内生，蕴酿成痰，痰湿聚集体内，使人体臃肿肥胖。

（3）缺乏运动

长期喜卧好坐，缺乏运动，则气血运行不畅，脾胃呆滞，运化失司，水谷精微失于输布，膏脂痰浊内聚而致肥胖。妇女在妊娠期或产后由于营养过多，活动减少，亦容易发生。

（4）先天禀赋

《黄帝内经》即认识到肥胖与人的体质有关，现代已明确认识到，肥胖的发生具有家族性。阳热体质，胃热偏盛者，食欲亢进，食量过大，脾运不及，可致膏脂痰湿堆积，而成肥胖。

此外，肥胖的发生还与性别、地理环境等因素有关，由于女性活动量较男性少，故女性肥胖者较男性为多。

2. 病机

病机总属阳气虚衰，痰湿偏盛。脾气虚弱则运化转输无力，水谷精微失于输布，化为膏脂和水湿，留滞体内而致肥胖；肾阳虚衰，则血液鼓动无力，水液失于蒸腾气化，致血行迟缓，水湿内停，而成肥胖。

病位主要在脾与肌肉，与肾虚关系密切，亦与心肺的功能失调及肝失疏泄有关。

本病多属本虚标实之候。本虚多为脾肾气虚，或兼心肺气虚；标实为痰湿膏脂内停，或兼水湿、血瘀、气滞等，临床常有偏于本虚及标实之不同。前人有"肥人多痰""肥人多湿""肥人多气虚"之说，即是针对其不同病机而言。本病病变过程中常发生病机转化，一是虚实之间的转化，如食欲亢进，过食肥甘，湿浊积聚体内，化为膏脂，湿浊化热，胃热滞脾，形成肥胖，但长期饮食不节，可损伤脾胃，致脾虚不运，甚至脾病及肾，导致脾肾两虚，从而由实证转为虚证；而脾虚日久，运化失常，湿浊内生，或土壅木郁，肝失疏泄，气滞血瘀，或脾病及肾，肾阳虚衰，不能化气行水，可致水湿内停，泛溢于肌肤，阻滞于经络，使肥胖加重，从而由虚证转为实证或虚实夹杂之证。二是各种病理产物之间也可发生相互转化，主要表现为痰湿内停日久，阻滞气血运行，可致气滞或血瘀。而气滞、痰湿、瘀血日久，常可化热，而成郁热、痰热、湿热、瘀热。三是肥胖病变日久，常变生其他疾病。《黄帝内经》中已经认识到肥胖与消渴等病证有关，极度肥胖者，常易合并消渴、头痛、眩晕、胸痹、中风、胆胀、痹证等。

（二）诊查要点

1. 诊断依据

体重超出标准体重 20% 以上，或体重质量指数超过 24，排除肌肉发达或水分潴留因素，即可诊断为本病。

初期轻度肥胖仅体重增加 20%～30%，常无自觉症状。中重度肥胖常见伴随症状，如神疲乏力，少气懒言，气短气喘，腹大胀满等。

2. 相关检查

肥胖患者一般应做相关检查，以便与相关疾病进行鉴别，明确是否存在并发症，并明确肥胖的病因。

（1）测量身高、体重、血压。

（2）血脂分析。

（3）测定空腹血糖、葡萄糖耐量试验、血清胰岛素、皮质醇。

（4）肝脏 B 超检查，肝肾功能检查。

（5）抗利尿激素测定。

（6）测定雌二醇、睾酮、黄体生成素。

（7）心电图，心功能，眼底及微循环检查。

（8）为排除继发性肥胖，可考虑做头颅 X 线摄片，显示蝶鞍有否扩大，骨质是否疏松，或头颅、双肾上腺 CT 扫描，测定 T3、T4、TSH，以排除内分泌功能异常引起肥胖的可能性。

（三）辨证论治

1. 胃热滞脾证

临床表现：多食，消谷善饥，形体肥胖，脘腹胀满，面色红润，心烦头昏，口干口苦，胃脘灼痛嘈杂，得食则缓；舌红苔黄腻，脉弦滑。

证机概要：胃热脾湿，精微不化，膏脂瘀积。

治法：清胃泻火，佐以消导。

代表方：小承气汤合保和丸加减。前方通腑泄热，行气散结，用于胃肠有积热，热邪伤津而见肠中有燥屎者；后方重在消食导滞，用于食积于胃而见胃气不和者。两方合用，有清热泻火、导滞化积之功，使胃热除，脾湿化，水谷精微归于正化。

常用药：大黄泻热通便；厚朴、陈皮、枳实理气消胀；山楂、神曲、莱菔子能消食化积；半夏燥湿化痰；茯苓健脾和胃；连翘散结清热。

嗳腐反酸者加瓦楞子以制酸止痛；胃热伤阴便秘者加玄参、生地黄、麦冬滋阴通便。

2. 痰湿内盛证

临床表现：形盛体胖，身体重着，肢体困倦，胸膈痞满，嗜食肥甘醇酒，神疲嗜卧；苔白腻或白滑，脉滑。

证机概要：痰湿内盛，困遏脾运，阻滞气机。

治法：燥湿化痰，理气消痞。

代表方：导痰汤加减。本方燥湿化痰和胃，理气开郁消痞，适用于痰湿内盛、气机壅滞之肥胖。

常用药：半夏、制南星、生姜燥湿化痰和胃；橘红、枳实理气化痰；冬瓜皮、泽泻淡渗利湿；决明子通便；莱菔子消食化痰；白术、茯苓健脾化湿；甘草调和诸药。

3. 脾虚不运证

临床表现：肥胖臃肿，神疲乏力，身体困重，胸闷脘胀，四肢轻度浮肿，晨轻暮重，劳累后明显，饮食如常或偏少，既往多有暴饮暴食史，小便不利，便溏或便秘；舌淡胖，边有齿印，苔薄白。

代表方：参苓白术散合防己黄芪汤加减。前方健脾益气渗湿，适用于脾虚不运之肥胖；后方益气健脾利水，适用于气虚水停之肥胖。两方相合，健脾益气作用加强，恢复脾的运化功能，以绝生湿之源，同时应用渗湿利水之品，祛除水湿以减肥。

常用药：党参、黄芪、茯苓、白术、大枣健脾益气；桔梗性上浮，兼益肺气；山药、扁豆、薏苡仁、莲子肉渗湿健脾；陈皮、砂仁理气化滞，醒脾和胃；防己、猪苓、泽泻、车前子利水渗湿。

脾虚水停、肢体肿胀明显者，加大腹皮、桑白皮、木瓜，或加入五皮饮；腹胀便溏者，加厚朴、陈皮、广木香以理气消胀；腹中畏寒者，加肉桂、干姜等以温中散寒。

4. 脾肾阳虚证

临床表现：形体肥胖，颜面虚浮，神疲嗜卧，下肢浮肿，尿昼少夜频；舌淡胖，苔薄白，脉沉细；自汗气喘，动则更甚，畏寒肢冷。

证机概要：脾肾阳虚，气化不行。

治法：温补脾肾，利水化饮。

代表方：真武汤合苓桂术甘汤加减。前方温阳利水，适用于肾阳虚衰、水气内停之肥胖；后方健脾利湿，温阳化饮，适用于脾虚湿聚饮停之肥胖。两方合用，共奏温补脾肾、利水化饮之功。

常用药：附子、桂枝补脾肾之阳，温阳化气；茯苓、白术健脾利水化饮；白芍敛阴；甘草和中；生姜温阳散寒。

气虚明显，伴见气短、自汗者，加人参、黄芪；水湿内停明显，症见尿少浮肿者，加五苓散，或加泽泻、猪苓、大腹皮；若见畏寒肢冷者，加补骨脂、仙茅、仙灵脾、益智仁，并重用肉桂、附子以温肾祛寒。

临床上本型肥胖多兼见并发症，如胸痹、消渴、眩晕等，遣方用药时亦可参照相关疾病辨证施治。

（四）预防调理

治疗的两个主要环节是减少热量摄取及增加热量消耗。强调以行为、饮食、运动为主的综合治疗，必要时辅以药物或手术治疗。继发性肥胖症应针对病因进行治疗。各种并发症及伴随病应给予相应的处理。

1. 行为治疗

通过宣传教育使患者及其家属对肥胖症及其危害性有正确的认识，从而配合治疗，采取健康的生活方式，改变饮食和运动习惯。自觉地长期坚持是肥胖症治疗的首要措施。

2. 控制饮食及增加体力活动

轻度肥胖者，控制进食总量，采用低热卡、低脂肪饮食，避免摄入高糖高脂类食物，使每日总热量低于消耗量。多做体力劳动和体育锻炼，如能使体重每月减轻500～1000g而渐渐达到正常标准体重，则不必用药物治疗。

中度以上肥胖更须严格控制总热量，女性患者要求限制进食量在5～6.3MJ（1200～1500kcal）/d，如超过6.3MJ/d者，则无效。男性应控制在6.3～7.6MJ（1500～1800kcal）/d，以此标准每周可望减重500～1000g。食物中宜保证含适量必需氨基酸的动物性蛋白（占总蛋白量的三分之一较为合适），蛋白质摄入量每日每公斤体重不少于1g。脂肪摄入量应严格限制，同时应限制钠的摄入，以免体重减轻时发生水钠潴留，并对降低血压及减少食欲也有好处。此外限制甜食、啤酒等。如经以上饮食控制数周体重仍不能降低者，可将每日总热量减至 3.4 ～ 5MJ（800 ～ 1200kcal）/d，但热量过少，患者易感疲乏软弱、畏寒乏力、精神委顿等，必须严密观察。

据研究，饮食治疗早期蛋白质消耗较多，以致体重下降较快而呈负氮平衡，当持续低热卡饮食时，发生保护性氮质贮留反应，逐渐重建氮平衡，于是脂肪消耗渐增多。但脂肪产热量约 10 倍于蛋白质，故脂肪组织消失量明显少于蛋白质组织量，而蛋白质相反合成较多时，反可使体重回升，这是人体对限制热卡后的调节过程。因此饮食治疗往往效果不显著，在此情况下，宜鼓励运动疗法以增加热量消耗。关于活动量或运动量的制定应因人而异，原则上采取循序渐进的方式。

3. 药物治疗

对于严重肥胖患者可应用药物减轻体重，然后继续维持。但临床上如何更好地应用这类药物仍有待探讨。用药可能产生药物副作用及耐药性，因而选择药物治疗的适应证必须十分慎重，根据患者的个体情况衡量可能得到的益处和潜在的危险以做出决定。

4. 外科治疗

空回肠短路手术、胆管胰腺短路手术、胃短路手术、胃成形术、迷走神经切断术及胃气囊术等，可供选择。手术有效（指体重降低 > 20%）率可达 95%，死亡率 < 1%。不少患者可获得长期疗效，术前并发症可不同程度地得到改善或治愈。但手术可能并发吸收不良、贫血、管道狭窄等，有一定的危险性，仅用于重度肥胖、减肥失败又有严重并发症，而这些并发症有可能通过体重减轻而改善者。术前要对患者的全身情况做出充分估计，特别是糖尿病、高血压和心肺功能等，给予相应的监测和处理。

5. 食疗

（1）山药白萝卜粥

原料：山药 20g，白萝卜 50g，大米 100g。

制法：将山药浸泡一夜，切 3cm 见方的薄片；白萝卜去皮，切 3cm 见方的薄片；大米淘洗干净；将大米、白萝卜、山药同放锅内，加清水 800mL，置武火上煮沸，再用文火煮 35 分钟即可。

功效：消积，健脾，减肥。适宜于肥胖兼见脾虚者。

（2）薏苡仁煮冬瓜

原料：薏苡仁 20g，冬瓜 300g，姜 5g，葱 10g，盐 4g，味精 3g。

制法：将薏苡仁淘洗干净，去泥沙；冬瓜洗净，切 2cm 宽、4cm 长的片；姜切片，葱切段；将薏苡仁、冬瓜、姜、葱同放炖锅内，加水 1200mL，置武火上烧沸，再用文火炖煮 35 分钟，加入盐、味精即成。

功效：利尿，消肿，减肥。适宜于肥胖兼见脾虚者。

6. 针灸治疗

可选用体针、耳穴毫针、耳体穴结合针、耳穴埋针、耳穴压豆、梅花针等。推荐用耳穴压豆法，简便易行、安全无痛、副作用少，尤其适于肥胖症前期。

取油菜籽（或小米、绿豆、白芥子、莱菔子、王不留行籽等）适量，用沸水烫洗后晒干，贴附在小方块的胶布上，然后贴敷于消毒过的耳穴上，按压紧密。可于每天进餐前半小时自行按压 2～3 分钟，以局部有酸痛感为度。保留 3～5 天，每次贴压一侧耳郭，两耳交替轮换，2 周为 1 个疗程，两个疗程间隔 3 天。一般 2～4 个疗程即可显效。

耳穴压豆法常选以下穴位：内分泌、神门、饥点、渴点、脾、胃、大肠、三焦区等。每次选取 3～5 穴，不必过多。

第六章 肝胆疾病基础知识

第一节 病毒性肝炎的诊疗与调理

病毒性肝炎是指一组由肝炎病毒引起的，以肝脏损害为主的全身性疾病。现知病毒性肝炎可分为甲型、乙型、丙型、丁型和戊型五种，可能还有己型和庚型肝炎。病毒性肝炎是世界性分布的传染病，每年受肝炎折磨的患者数以亿计，其中200多万人发生死亡。所有肝炎病毒中以乙肝病毒的危害影响面最大。丁型肝炎病毒为一种有缺陷的病毒，不能单独感染人体，常和乙型肝炎病毒重叠感染或混合感染，促使病情加重或慢性化，在吸毒者和边疆地区发生率较高。

甲型肝炎和戊型肝炎是肠道传染病，主要通过不洁饮食、饮水，尤其是毛蚶等贝壳类小水产品引起感染，有时可引起暴发流行。甲型肝炎病后可获终身免疫，不会发展成为慢性携带病毒者，也不会发展成为慢性肝炎、肝硬化及肝癌。甲型肝炎不会通过母婴传播，但妊娠妇女感染戊型肝炎后，可明显加重病情，病死率可高达10%～20%，必须引起足够重视。

乙型肝炎、丙型肝炎和丁型肝炎主要通过输血，使用血制品或微量血液注射（如针刺治疗）途径引起感染。因此，对献血员必须进行严格体检，检测肝功能和肝炎病毒指标筛选，同时严格掌握输血指征，避免发生输血后肝炎。另外，乙肝病毒可以通过垂直传播（即母婴传播）由母亲把病毒传给新生儿；至于丙型肝炎是否存在母婴传播，国内外的意见都不一致。乙型肝炎、丙型肝炎不经治疗，可发展为肝硬化或肝癌。本节只重点介绍慢性乙型病毒性肝炎（简称乙肝）。

一、慢性乙型病毒性肝炎概述

慢性乙型病毒性肝炎是由乙型肝炎病毒（HBV）引起的肝脏炎症损害，是我国当前流行最广泛、危害最严重的一种传染病。经济发展水平较低，卫生条件较差是本病流行的基础。易感者感染 HBV 后 3 ~ 6 个月发病，多表现为急性肝炎；少数病例病程发展迅猛，肝细胞大片坏死，成为重症肝炎。另外还有一些感染者不表现出临床症状而成为病毒携带者。

HBV 是一种 DNA 病毒。这种病毒的感染具有种族特异性，即只对人类、猩猩及恒河猴具有感染性，而对除此之外的其他动物并不感染。在人类，则广泛存在于患者和携带者的血液、唾液、尿液、胆汁、乳汁、精液及阴道分泌物中。

二、慢性乙型病毒性肝炎的临床表现

1. 发热

发热是病毒性肝炎的常见症状之一。慢性肝炎患者在病变活动期或继发感染时也常发热。重症肝炎患者可因肝细胞大块坏死而高热，亦常继发各种感染。

2. 乏力

乏力是乙肝患者常见的临床症状，其程度一般与肝病的严重程度相一致，并随肝脏病变的好转而逐渐减轻。引起乏力的因素有胆碱酯酶减少、糖代谢紊乱、胆盐滞留、维生素 E 缺乏等。

3. 体重减轻

乙肝患者可伴有体重减轻，引起体重减轻的原因，主要是进食量少、消化吸收功能障碍、代谢亢进、全身性消耗等因素引起。

三、慢性乙型病毒性肝炎的诊断

1. 实验室检查

肝功能异常的程度随乙肝病情起伏而变化，活动期血清转氨酶和胆红素升高，人血白蛋白降低，球蛋白升高，凝血酶原时间延长，血清碱性磷酸酶（ALT）和 γ - 谷氨酰转肽酶（γ-GT、GGT）有不同程度的升高，靛氰绿（ICG）排泄试验有明显潴留，有肝内胆汁淤积时胆红素明显升高，血清学检查可有贫血、白细胞及血小板减少，凝血因子 Ⅱ、Ⅴ、Ⅶ、Ⅷ、Ⅸ均可减少。

2. 免疫学检查

血清中 HBsAg、抗 HBc 持续阳性，活动期抗 HBc-IgM 可为阳性。病毒复制时，HBV-DNA、DNA 聚合酶及 HBeAg 常为阳性，一般测不出抗 HBs。免疫球蛋白常增高，特别是 IgG。

四、慢性乙型病毒性肝炎的防治

1. 预防

注射乙肝疫苗使新生儿产生主动免疫。注射乙肝免疫球蛋白进行被动免疫。

2.一般治疗

活动期住院治疗，卧床休息，给予多种维生素，严禁饮酒，妇女应避免妊娠。

3.抗病毒治疗

抗病毒治疗的目的是抑制 HBV 复制，使肝病缓解，防止肝硬化及原发性肝癌的发生，以提高生存率。目前常见的抗病毒的药物为干扰素和核酸类似物（拉夫米定、阿德福韦、恩替卡韦）。

五、中医对慢性乙型病毒性肝炎的认识

1.病因病机

慢性乙肝主要是由于人体正气不足，所谓"正气存内，邪不可干"，感受湿热疫毒之邪，侵入血分，内伏于肝，影响脏腑功能，损伤气血，导致气机逆乱而变生诸症。

2.中医辨证论治原则

慢性乙肝的总病机是感受湿热疫毒，所以治疗的总原则是以清除湿热疫毒为最终目的。虽然治法不一，但辨证论治是中医的精髓，这一点是不可丢弃的。

（1）调理阴阳气血

阴阳气血失调是本病普遍存在的问题。因此临床上必须分别按阴虚、阳虚、气滞、血瘀、肝虚、脾虚、肾虚予以调理，使其"阴平阳秘"，气血和顺。让病情向好的方向转化，为疾病的痊愈创造有利条件。

（2）顾护脾胃

本病患者大多数存在腹胀脘痞，不思饮食，甚至呕恶，所谓"见肝之病，知肝传脾，当先实脾""有胃气者生，无胃气者死"，又加上有抗乙肝病毒的中药大多苦寒，易伤胃气，因此治疗过程中应该时时顾护脾胃，或寒温并用，或先健脾，孰先孰后，须根据具体情况灵活掌握。务必使脾气健运，胃纳旺盛，气血化生有源，则病易康复。

（3）护肝抗毒

本病病位在肝，护肝就成为其中不可忽视的重要环节。因此，治疗过程中不但要避免用那些对肝脏有损害的药物，而且还要结合现代医学的研究成果，选用适当的保肝降酶及抗乙肝病毒的药物进行合理的配伍组方，以提高治疗效果。

（4）活血化瘀

本病在其发生发展的过程中始终存在着瘀血的病理过程，尤其是病程长者"久病入络，久病必瘀"。活血化瘀有抗炎、促进炎症吸收，增加器官血液灌注，改善组织器官的缺血、缺氧，促进组织修复及纤维原降解，清除免疫复合物等多项作用。因此，必须将其贯穿于治疗的全过程。

六、慢性乙型病毒性肝炎的日常保健

1. 定期复查

慢性乙型病毒性肝炎患者应定期复查腹部彩超、乙肝五项、HBV-DNA定量、肝肾功能，对发生肝纤维化或肝硬化的患者要定期复查甲胎蛋白（AFP）。

2. 健康宣教

提高认识，正确对待疾病。在得病后患者易产生严重的心理压力，医务人员要有针对性地对乙肝患者进行医学知识教育，讲解疾病的发生、发展、自然转归、主要传播途径等。

转变心态，努力从不良心理状态中解脱出来。有相当一部分乙肝病毒携带者不同程度地存在心理反应，对此，医务人员及家人亲属应利用各种方式促使患者倾诉内心的焦虑与痛苦，增强其自信心及战胜疾病的勇气，学会调整自己的心理状态和情绪，并使其明白只要注意饮食和休息，适当的治疗，保持良好的心态，是可以和正常人一样学习和工作，以减轻其心理负担。培养健康开朗的性格，保持精神愉快、情绪稳定，避免生气、焦虑等不良情绪，有利于维持机体正常的免疫功能。

正确引导，争取社会支持。乙肝病毒携带者已不是单纯个人病症问题，也是一个不可忽视的"家庭社会问题"。应向家属、朋友及同事讲解HBsAg携带者与乙肝关系的知识，减少对患者的歧视，争取他们的支持与配合，维护患者的自尊心，激发其战胜疾病的信心，共同为患者创造治疗、康复和生活的最佳环境。

3. 饮食宜忌

合理调配饮食，适当提高饮食质量。宜高蛋白、高维生素、低脂肪饮食，蛋白以优质蛋白为宜。多食新鲜蔬菜、水果，少食辛辣、油炸及半成品食物。严格忌烟、酒，尽量在医师指导下用药，避免乱投医，以免加重肝脏负担。乙醇不但直接损害肝脏，加重病情，酒中的乙醇和亚硝胺可使肝脂肪变性，引起酒精性肝炎、肝纤维化、肝癌，而且会影响抗病毒药物的治疗效果。而尼古丁同样对人体有巨大的损害，故患者应该尽量不吸烟、不喝酒。

第二节　酒精性肝病的诊疗与调理

酒精性肝病是由过量饮酒导致的肝损害。酒精性肝病比较常见，但可以预防。一般而言，酒精消费量（多少及频率）决定肝损害的危险和程度。女性比男性更易受到损害。饮酒数年的妇女，饮酒量每天达19g纯酒精量（相当于182g葡萄酒、364g啤酒或56g威士忌）可引起肝损害；饮酒数年的男子，饮酒量每天达56g纯酒精量（相当

于 560g 葡萄酒、1120g 啤酒或 168g 威士忌）可引起肝损害。尽管如此，引起肝损害的饮酒量还是因人而异。

酒精可引起 3 种类型的肝损害：肝脂肪堆积（脂肪肝）、炎症（酒精性肝炎）、纤维增生（酒精性肝硬化）。

酒精仅提供热量而缺乏基本营养要素，能降低食欲，因其对小肠和胰腺的毒性作用，可导致吸收障碍，因而嗜酒成性而又无合理饮食结构的人会发展成营养不良。

一、酒精性肝病的临床表现

酒精引起的脂肪堆积（脂肪肝）通常无症状，其中 1/3 的患者肝脏有增大，偶尔出现肝脏触痛。

酒精引起的肝脏发炎（酒精性肝炎）可有发热、黄疸、白细胞增高、肝脏增大、触痛，并有自觉疼痛，皮肤出现蜘蛛痣。

肝脏纤维增生（肝硬化）的患者可以有一些酒精性肝炎的症状或特征，也可出现酒精性肝硬化的并发症，门脉高压伴随脾大、腹水、因肝衰竭而导致的肾衰竭（肝肾综合征）、神志错乱（肝性脑病的主要症状）或肝癌。

二、酒精性肝病的诊断

慢性酒精中毒主要引起肝的 3 种损伤，即脂肪肝、酒精性肝炎和酒精性肝硬化。三者可单独出现，也可同时并存或先后移行。一般认为脂肪肝在先，或经过酒精性肝炎再演变为肝硬化，或直接演变为肝硬化。

脂肪肝：酒精中毒最常见的肝病变是脂肪变性。肝细胞含有相当大的脂滴，可将胞核推挤到细胞一侧，肝细胞肿大变圆，小叶中央区受累明显，有时同时伴有各种程度的肝细胞水样变性。单纯的脂肪肝常无症状。

酒精性肝炎：在有临床肝症状表现的病例，常出现 3 种病变：肝细胞脂肪变性，酒精透明小体形成和灶状肝细胞坏死伴中性粒细胞浸润。酒精性肝疾病的患者，肝功能试验结果可以正常或不正常，但酗酒者血中的 γ - 谷氨酰转肽酶水平可以特别高。另外，患者血中红细胞较正常偏大，有意义的是血小板水平可以降低。

酒精性肝硬化：一般认为此种肝硬化是由脂肪肝和酒精性肝炎进展而来。一般的脂肪肝，如继续酗酒则多发展为酒精性炎，再演变为肝硬化。酒精性肝炎时肝细胞发生坏死，最终引起纤维化。相邻肝小叶的纤维化条索相互连接，导致肝小叶的正常结构被分割破坏，发展成假小叶及肝细胞结节状再生，进而形成酒精性肝硬化。

三、酒精性肝病的治疗

如果患者继续饮酒，肝脏损害将继续进展，而且可能是致命的。如停止饮酒，某些肝损害（除外纤维增生）可自己修复，变化趋好，患者将延长生存期。酒精性肝损害的主要治疗手段是停止饮酒，这样做非常困难。绝大多数人需参加正规的戒酒组织，如加入戒酒俱乐部以停止饮酒。

四、中医对酒精性肝病的认识

平素嗜酒多饮，喜食肥甘厚腻，经 B 超确诊为脂肪肝，舌红苔黄厚，小便黄浊，脉弦滑者，可用化湿解酒，护肝祛湿之法。

方用：柴胡 6 ～ 9g，枳椇子 18 ～ 20g，葛花 20g，茵陈 10g，田基黄 15g，枳壳 6 ～ 10g，生山楂 5g，白术 12g，白蔻仁 5g（后下），甘草 5g，加水煎成 400mL，每天分 2 次温服，连服 15 ～ 20 剂后复查。服药期间忌酒，少吃肥腻。

五、酒精性肝病的日常保健

脂肪肝患者需要定期复查，通常复查的指标有：

肝功能：包括 ALT、AST、AKP、GGT 等。

血脂：脂肪肝患者常伴有血脂异常，通常需要定期复查。

腹部 B 超：超声作为一种无创、经济的检查方法受到医师及患者的普遍欢迎。

CT：CT 可更清楚地评估肝脏脂肪病变的程度，并可进行量化。

第三节　非酒精性脂肪性肝病的诊疗与调理

非酒精性脂肪性肝病是指除外酒精和其他明确的肝损害因素所致的，以弥漫性肝细胞大泡性脂肪变为主要特征的临床病理综合征。本病的原因尚不清楚，特别是新生儿。

一般而言，已知的一些因素可以某种方式损害肝脏：

（1）营养因素

如食物中脂肪成分过多，又爱吃糖而缺乏蛋白质与维生素，或偏食致摄入的氨基酸不平衡，缺乏胆碱成分等均可引起脂肪肝。

（2）其他因素

较少见的原因有中毒（如磷、四氧化碳等），糖尿病以及少见的妊娠后期合并急性脂肪肝等。

一、非酒精性脂肪性肝病的临床表现

一般没有症状，极少情况下，可引起黄疸、恶心、呕吐、疼痛和腹部紧胀。

二、非酒精性脂肪性肝病的诊断

1. 病因诊断

超重（大于正常体重 10% 以上）或肥胖（BMI > 28kg/m²）、2 型糖尿病、高脂血症、空 – 回肠分流术后和服药史均为非酒精性脂肪性肝病的危险因素。

2. 实验室检查

可有肝功能异常，最常见为 ALT 和 AST 上升 2 ～ 5 倍，65% ～ 90% 的非酒精性脂肪性肝病患者表现为 AST/ALT < 1，非酒精性脂肪性肝病进展期时可表现为 AST/ALT > 1。在 < 50% 的病例中碱性磷酸酶（ALP，AKP）和 GGT 可升高 2 ～ 3 倍，但血清胆红素和白蛋白水平很少出现异常。

3. 影像学检查

（1）超声检查

肝肾对比或肝肾回声差异，肝实质回声强度超过肾回声；肝前后部回声差异，近场回声增强而远场衰减；肝内管道结构特别是静脉变细不清；肝脏轻度或中度肿大。

（2）CT 检查

弥漫性脂肪肝表现为肝的密度（CT 值）普遍低于脾脏、肾脏和肝内血管，增强后肝内血管显示得非常清楚，其形态走向均无异常。CT 值的高低与肝脏脂肪沉积量呈明显负相关，因脾脏 CT 值比较固定，故肝 / 脾 CT 值比可作为衡量脂肪肝程度的参考标准，或作为随访的依据。

（3）肝活检

超声引导下肝穿刺活组织病理学检查是确诊脂肪肝特别是局灶性脂肪肝的主要方法，同时也能明确有无肝纤维化和肝硬化。镜下可见肝细胞内外脂肪浸润，中性脂肪堆积在线粒体。如为非酒精性脂肪性肝炎，还可见炎性细胞浸润、肝细胞坏死、静脉旁纤维化。

三、非酒精性脂肪性肝病的治疗

1. 饮食治疗

合理控制热能摄入，合理分配营养成分。

2. 运动治疗

适当的体育锻炼可增强体质，对于非酒精性脂肪性肝病患者，除重症患者之外都可进行一些必要的体育锻炼。常用的方法有散步、保健操、太极拳、八段锦、五禽戏等。可在力所能及的情况下，根据医生建议选用适合自己的锻炼方法。适当地参加文娱活动，可以改善情绪、加速脂肪代谢、增强体质，对恢复健康很有帮助。

3. 药物治疗

减轻体重药物：食欲抑制剂、代谢增强剂（现已少用）、血清素和去甲肾上腺素再摄取剂、脂肪酶抑制剂。

降脂药：氯贝丁酯类，如氯贝丁酯、苯扎贝特、非诺贝特、普伐他汀、辛伐他汀。

护肝祛脂药：不饱和脂肪酸、多烯磷脂酰胆碱胶囊（易善复）、丁二磺酸腺苷蛋氨酸（思美泰）、熊去氧胆酸。

抗氧化剂：维生素 E 和维生素 A、还原型谷胱甘肽、水飞蓟宾、N- 乙酰半胱氨酸、有机硒化合物、甜菜碱、牛磺酸、肉毒碱、前列腺素 E。

4. 手术治疗

如肝移植手术。

四、中医对非酒精性脂肪性肝病的认识

非酒精性脂肪性肝病通常没有症状，若本病合并慢性肝炎，出现肝区常闷痛不适，易疲乏，舌质红，苔黄略厚腻，脉略弦，尿黄。

方用：柴胡 10g，鸡骨草 20 ～ 30g，茵陈 15 ～ 20g，田基黄 12g，白花蛇舌草 25g，丹参 12g，泽兰 6 ～ 8g，甘草 6g。煎服。

随证加减：①如感两胁胀痛不适，加延胡索 12g，青皮 10g，郁金 8 ～ 12g；②胃脘饱胀、恶心欲呕者，加佛手 12g，姜半夏 10g，陈皮 6g；③睡眠不好、多梦者，加合欢皮 15 ～ 20g，酸枣仁 15g，石菖蒲 10g；④肝区疼痛如针刺或刀割，为久病入络，当通络化瘀，可加当归尾 5 ～ 7.5g，赤芍 12 ～ 15g，生三七粉 4.5g（分 2 次吞服）；⑤小便甚黄，田基黄加至 25g，茵陈加至 30g，另加郁金 15g，炒枳壳 10g，以疏肝利胆，如小便转清则提示病情好转；⑥腰酸膝软无力，当壮腰补肾，滋水涵木（即补肾养肝），可加炒川杜仲 12 ～ 15g，桑寄生 15g；⑦如眼蒙可加养肝明目之品，枸杞子 10g，沙苑子 12g，菊花 10 ～ 12g；⑧伴心前区不适或有冠心病者，加毛冬青 20 ～ 25g，丹参 15g，生三七粉 4.5g（分 2 次服）；⑨抵抗力弱（免疫功能差）常易感冒者，除用白花蛇舌草以外，加生黄芪 6 ～ 10g；⑩高血压、头痛者，加川牛膝 12g，罗布麻 15g，豨莶草 12g，地骨皮 15g。

五、非酒精性脂肪性肝病的日常保健

1. 定期复查

脂肪肝患者需要定期复查，通常复查的指标有：

肝功能：包括 ALT、AST、AKP、GGT 等。

血脂：脂肪肝患者常伴有血脂异常，通常需要定期复查。

腹部 B 超：超声作为一种无创、经济的检查方法受到医师及患者的普遍欢迎。

CT：CT可更清楚地评估肝脏脂肪病变的程度，并可进行量化。

2. 行为纠正

人的心理和行为受生物、心理、社会等方面影响。不良行为的形成常常是多方面、多因素、长时间综合作用的结果。脂肪肝患者应该坚决改掉不良的饮食习惯，实行有规律的一日三餐，找到不良行为的原因是治疗的基础。贪食、厌食、快食、零食、暴饮暴食、周末大吃大喝、晚餐太丰盛、睡前加食，以及不感到饿就想吃、情绪不稳定就想吃等饮食方式可扰乱代谢过程，为肥胖和脂肪肝等的发病提供了条件。常不吃早餐，或者三餐饱饥不均会扰乱身体的代谢动态，为肥胖和脂肪肝的发病提供条件。此外，进食速度过快者不易产生饱腹感，容易因能量摄入过多促发肥胖症。因此，在对这些肥胖等原因所致的脂肪肝患者进行综合治疗的同时，要辅以行为修正疗法，纠正不良行为，树立健康生活的理念。

3. 均衡饮食

为了更好地缓解或逆转脂肪肝，脂肪肝患者可以在上述行为纠正的基础上进一步改进。基本原则是：谷类数量保持不变或略有减少，增加粗杂粮的比例，每天吃1次，而含脂肪比较多的面包、饼干、快餐面、油条、油饼、葱花饼、桃酥、糕点、酥皮点心等要尽量少吃。蔬菜和水果的数量要有所增加，蔬菜、水果合计可达每天1kg。畜禽肉类、鱼虾类和蛋类的总量不减少，但要刻意减少脂肪摄入，如少吃肉类、多吃鱼虾。肉类选脂肪含量少的瘦肉、鸡肉、兔肉等；蛋类多吃蛋清、少吃蛋黄。牛奶选用脱脂奶，或用豆浆代替牛奶。烹调时少用油，多用凉拌、蒸、煮等烹调方法，避免食用任何油炸食品或油腻的食物。

第四节　肝纤维化的诊疗与调理

肝纤维化是指肝内结缔组织异常增生，包括胶原纤维、弹性纤维及基质成分的增生，主要为胶原纤维增生。肝纤维化与肝硬化不同的是：肝纤维化的病理特点为汇管区和肝小叶内有大量纤维组织增生和沉积，但尚未形成小叶内间隔，而肝硬化则有假小叶形成，中心静脉区和汇管区出现间隔，肝的正常结构遭到破坏。肝纤维化进一步发展即为肝硬化。

肝硬化是指由不同病因引起的慢性、进行性及弥漫性肝病，病理特点表现为广泛的肝细胞变性坏死、纤维组织增生、肝细胞结节再生及假小叶形成，临床上以肝功能减退及门静脉高压为主要表现，可出现多种并发症。

在肝脏胶原纤维形成的早期，可被水或弱酸所溶解，故称可溶性胶原。长期沉积的粗厚胶原纤维不易被降解，故称不溶性胶原。因此，后期肝纤维化降解是不容易的，但其仍可以被体内某些蛋白酶所切断，打开其螺旋结构，然后再由另一些胶原酸所降解。而且，纤维化的过程是由体内胶原纤维合成与降解相互作用的结果。前者亢进时，后者被抑制，则出现纤维化过程，反之则纤维化可消退。既然体内有纤维降解过程，我们就完全有理由认为肝纤维化并不是不可逆的。

引起肝硬化的病因有很多，在我国以病毒性肝炎所致的肝硬化为主，国外以乙醇（酒精）中毒多见。

（1）病毒性肝炎

主要为乙型、丙型和丁型肝炎病毒重叠感染，通常经过慢性肝炎阶段演变而来。甲型和戊型病毒性肝炎不会发展为肝硬化。

（2）乙醇（酒精）中毒

长期大量饮酒（每天摄入乙醇80g达10年以上）时，乙醇及其中间代谢产物（乙醛）的毒性作用，引起酒精性肝炎，继而发展为肝硬化；酒精性肝硬化的发生与饮酒者的饮酒方式、性别、遗传因素、营养状况以及是否合并肝炎病毒感染有关。一次大量饮酒较分次少量饮酒的危害性大，每天饮酒比间断饮酒的危害性大。饮酒的女性较男性更易发生酒精性肝炎。营养不良、蛋白质缺乏、合并慢性乙肝或丙肝病毒感染等因素都会增加肝硬化的危险。

（3）胆汁淤积

持续肝内胆汁淤积或肝外胆管阻塞时，可引起原发性或继发性胆汁性肝硬化。

（4）循环障碍

慢性充血性心力衰竭、缩窄性心包炎、肝静脉和（或）下腔静脉阻塞，可致肝脏长期瘀血，肝细胞缺氧、坏死，结缔组织增生，最终变成心源性肝硬化。

（5）工业毒物或药物

长期接触四氯化碳、磷、砷等，或服用双醋酚汀、甲基多巴、四环素等，可引起中毒性肝炎，最终演变为肝硬化。

（6）代谢障碍

由于遗传或先天性酶缺陷，致其代谢产物沉积于肝脏，引起细胞坏死和结缔组织增生，如肝豆状核变性（铜沉积）、血色病（铁质沉着）、a1-抗胰蛋白酶缺乏症和半乳糖血症。

（7）营养障碍

慢性炎症性肠病，长期食物中缺乏蛋白质、维生素、抗脂肪肝物质等，可引起吸收不良和营养失调、肝细胞脂肪变性和坏死，以及降低肝对其他致病因素的抵抗力等。

（8）免疫紊乱

自身免疫性肝炎可进展为肝硬化。

（9）血吸虫病

虫卵沉积于汇管区，引起纤维组织增生，导致窦前性门静脉高压，但由于再生结节不明显，故严格来说应称之为血吸虫病性肝纤维化。

（10）原因不明

发病原因一时难以确定，称为隐源性肝硬化，一部分隐源性肝硬化有可能系非酒精性脂肪性肝病发展而成。

一、肝纤维化的临床表现

一般有上述肝硬化的病因存在，同时出现下述临床表现。

代偿期：症状较轻，缺乏特异性。以乏力和食欲减退出现较早，且较突出，可伴有腹胀不适、恶心、上腹隐痛、轻微腹泻等。上述症状多呈间歇性，因劳累或伴发病而出现，经休息或治疗后可缓解。肝功能检查结果正常或轻度异常。

失代偿期：症状显著，主要为肝功能减退和门静脉高压两大类临床表现，同时可有全身多系统症状。。

二、肝纤维化的诊断

1. 血常规

在代偿期常正常，失代偿期有轻重不等的贫血，脾功能亢进时白细胞和血小板计数减少。

2. 尿常规

代偿期一般无变化，有黄疸时可出现胆红素，并有尿胆原增加。

3. 肝功能试验

代偿期肝功能大多正常或有轻度异常，失代偿期多有较全面的损害，重症者血清胆红素有不同程度增高。转氨酶常有轻、中度增高，一般以 ALT 增高较明显，肝细胞坏死严重时 AST 常高于 ALT。血清总蛋白可正常、降低或增高，但白蛋白降低、球蛋白增高。凝血酶原时间在代偿期可正常，失代偿期则有不同程度延长。

4. 腹水检查

一般为漏出液，若并发细菌性腹膜炎，腹水透明度降低，相对密度（比重）介于漏出液和渗出液之间，白细胞数增多，常在 500×10^9L 以上。并发结核性腹膜炎时，则以淋巴细胞为主。腹水呈血性时应高度怀疑癌变。

5. 影像学检查

食管静脉曲张时行食管吞钡检查显示虫蚀样或蚯蚓状充盈缺损，胃底静脉曲张时可见菊花样充盈缺损。CT 和磁共振检查可显示早期肝大，晚期肝右叶萎缩，左叶增大，肝表面不规则，脾大，腹水。超声显像亦可显示肝大小、外形改变和脾大。

6. 内镜检查

可直接看到静脉曲张及其部位。

7. 肝穿刺活检

若有假小叶形成，可确诊。

三、肝纤维化的治疗

1. 一般治疗

休息：代偿期患者宜适当减少活动，可参加轻工作，失代偿期患者应以卧床休息为主。

饮食：以高热量、高蛋白质和维生素丰富而易消化的食物为宜。肝功能显著损害或有肝性脑病先兆时，应限制或禁食蛋白质。有腹水时饮食应少盐或无盐。禁酒及避免进食粗糙、坚硬的食物，禁用损害肝功能的药物。

支持治疗：宜静脉输注高渗葡萄糖以补充热量，特别注意维持水、电解质和酸碱平衡，病情较重者应用复方氨基酸、白蛋白或输血。

2. 药物治疗

目前无特效药，常用药物有还原型谷胱甘肽、多烯磷脂酰胆碱等。中药一般常用活血化瘀药为主。

四、腹水的治疗

1. 限制钠、水摄入。

2. 利尿剂，常用有螺内酯（安体舒通）、呋塞米（速尿）、氨苯蝶啶等。

3. 放腹水并输注白蛋白。

4. 提高血浆胶体渗透压，常用白蛋白。

5. 腹水浓缩回输。

6. 腹腔、颈静脉引流，较少用。

7. 经颈静脉肝内门体分流术，易诱发肝性脑病，已较少应用。

五、并发症的治疗

1. 上消化道出血

禁食，静卧，加强监护，迅速补充有效血容量，采取有效止血措施。

2. 自发性腹膜炎

积极加强支持治疗和抗菌药物的应用，强调早期、足量，联合应用抗菌药物。

3. 肝性脑病

限制蛋白质摄入，止血和清除肠道积血。常用药物有：乳果糖、乳梨醇、乳糖、口服抗生素、L-鸟氨酸-L-门冬氨酸、L-鸟氨酸-α-酮戊二酸、苯甲酸钠、谷氨酸、精氨酸、氟马西尼、支链氨基酸等。

4. 肝肾综合征

迅速控制感染、上消化道出血等诱发因素。严格控制输液量，量入为出，纠正水电解质和酸碱失衡，输注右旋糖酐、白蛋白或浓缩腹水回输，在扩容基础上利尿，特利加压素联合白蛋白治疗，避免强烈利尿、大量放腹水及服用损害肾功能的药物。

六、中医对肝纤维化的认识

1. 中成药治疗

复方鳖甲软肝胶囊、大黄䗪虫丸、肝复乐片、鳖甲煎丸等。

2. 中医辨证治疗

肝纤维化的基本证候病机为本虚标实，但在肝纤维化病变的不同阶段及不同患者，可表现为不同的证候类型，常见有肝胆湿热证、肝郁脾虚证、肝肾阴虚证等。在辨证治疗时，应病证结合，基本治法与辨证论治结合灵活运用。

七、肝纤维化的日常保健

1. 定期复查

肝纤维化患者需要3个月到半年复查1次，通常复查的指标有：

腹部超声：肝硬化B超表现为肝脏缩小，表面不规则皱缩，凹凸不平。肝包膜在肝硬化的早期仅略增厚，中期、晚期可见明显增厚。肝实质的光点弥漫性增强，不均匀。晚期肝硬化者，肝内结构紊乱，光点极不均匀，可见不规则光斑，血管纹理扭曲、不清晰。可伴有门静脉高压的声像图：脾大，厚度大于4.0cm，长度大于11.0cm，或于肋下探及脾脏。门静脉主干大于1.4cm，脾静脉大于0.9cm，胃左静脉迂曲扩张，脐静脉开放。肝硬化失代偿期还可见腹水。

血常规、肝肾功能、电解质：评估有无感染及脾功能亢进、肝肾综合征等，以及治疗效果、药物有无出现不良反应等。

甲胎蛋白（AFP）：对发生肝纤维化或肝硬化的患者要定期复查AFP。

2. 家庭保健

肝纤维化患者应加强保护肝脏的各项措施，这些措施包括：①避免劳累；②饮食以优质蛋白质食物、维生素含量丰富的新鲜蔬菜和水果以及易于消化的食物为宜；③减少或避免有害药物的服用；④戒烟戒酒；⑤配合适当的药物治疗，适度的活动与体育锻炼，以利于病情的恢复；⑥要树立与慢性病做斗争的决心和信心，保持乐观主义的精神，以战胜疾病，延长寿命。

第五节　自身免疫性肝病的诊疗与调理

自身免疫性肝病是一组免疫介导的、以肝脏为靶器官的自身免疫性疾病。主要包括：以肝细胞实质损害为主、血清肝细胞炎症指标明显升高的自身免疫性肝炎；以胆管病变、胆汁淤积性黄疸为主要表现的原发性胆汁性肝硬化；原发性硬化性胆管炎。此外，还有这 3 种疾病中任意两者之间的重叠综合征。这组疾病中血清自身免疫标志物各有特点，是其诊断、分型不可缺少的指标。这 3 种疾病是慢性肝病疾病谱中的重要组成部分，易与其他肝病相混淆，并且容易进展为肝硬化乃至肝功能衰竭。

一、自身免疫性肝病的诊断

1. 自身免疫性肝炎

自身免疫性肝炎（AIH）主要发生于青年女性，以高丙种球蛋白血症、血清自身抗体和对免疫抑制治疗应答等为临床特点。AIH 的诊断原则上是一种排除性诊断。国际自身免疫性肝炎小组提出了一个 AIH 简化诊断标准，包括自身抗体、血清 IgG 水平、肝组织学和排除病毒感染等 4 个方面。

2. 原发性胆汁性肝硬化

原发性胆汁性肝硬化（PBC）是一种慢性非化脓性肉芽肿性胆管炎，主要影响中等大小的肝内胆管，特别是肝内小叶间胆管。本病以女性易患，发病中位年龄为 50 岁。大多数病例以碱性磷酸酶（ALP）升高和血清抗线粒体抗体（AMA）阳性为特征，而组织病理学对 PBC 具有确诊性意义。因此，临床上对于无法解释的 ALP 升高的中老年女性，应常规进行血清 AMA 的检测。

3. 原发性硬化性胆管炎

原发性硬化性胆管炎（PSC）是一种进展性胆汁淤积性肝病，与 AIH 和 PBC 不同，PSC 主要影响男性，在欧美国家，70% 的患者伴有炎症性肠病，而在亚洲该病较少见，且合并炎症性肠病者比例较低。PSC 可导致肝内、肝外大胆管的破坏，引起胆汁淤积、肝纤维化和肝硬化。在疾病的各个阶段，发生胆管癌的危险性升高。PSC 的诊断主要依赖独特的胆管影像学改变，表现为肝内外胆管受累。然而，影像学不能鉴别原发性和继发性硬化性胆管炎。纤维性闭塞性胆管炎是 PSC 的组织学特征。

二、自身免疫性肝炎的治疗

1. 药物治疗

免疫抑制剂是治疗 AIH 的首选药物，最常用的免疫抑制剂为糖皮质激素（泼尼松或泼尼松龙），它通过抑制细胞因子和黏附分子的产生而抑制 T 淋巴细胞增生，可单独应用，或与硫唑嘌呤联合应用，也可单用硫唑嘌呤。

2. 其他治疗

其他免疫抑制剂如环孢素 A、他克莫司、霉酚酸酯等。对于标准治疗无效或不能耐受者，可试用这些新型免疫抑制剂，但其长期疗效和安全性尚待进一步证实。也可用第二代糖皮质激素布地奈德。

3. 手术治疗

肝移植。

三、原发性胆汁性肝硬化的治疗

1. 基本治疗

熊去氧胆酸（UDCA）：具有促胆酸分泌、抑制细胞凋亡及免疫调节作用，需要长期治疗（终生治疗或直到肝移植）。

2. 其他治疗及联合治疗

已有大量试验单用其他药物或联合应用 UDCA 治疗 PBC 的报道，一些初步试验也在用霉酚酸酯、多潘立酮（吗丁啉）、水飞蓟素、苯扎贝特联合 UDCA 进行治疗。但到目前为止，还没有明确的证据证明有哪种联合或替代治疗具有更好的疗效。

3. 手术治疗

肝移植。

四、原发性硬化性胆管炎的治疗

1. 药物治疗

唯一经多项临床试验证明对本病有效的药物治疗为长期服用大剂量熊去氧胆酸。对于用熊去氧胆酸临床疗效不佳者，可考虑加用糖皮质激素或其他免疫抑制剂，但是这种联合疗法的确切疗效尚未最后确定。

2. 内镜治疗

原发性硬化性胆管炎可引起胆系结石、主要胆管狭窄、胆管癌等并发症。怀疑有胆管狭窄时，应做内镜下逆行胰胆管造影（ERCP）检查，如果发现胆管严重狭窄，应做活检或细胞学刷检，并测定 CA199 等肿瘤标志物，以除外胆管癌。同时应清除胆道泥沙并做气囊扩张。对于反复出现严重狭窄的患者，于气囊扩张后短期放置胆道内支架（2～3 周）可能会延长疗效。

3. 重叠综合征的治疗

自身免疫性肝炎和原发性硬化性胆管炎重叠综合征：一般先给熊去氧胆酸治疗 3～6 个月，如果碱性磷酸酶和 γ–谷氨酰转肽酶下降而转氨酶仍高者，可再加用激素治疗。自身免疫性肝炎和原发性硬化性胆管炎重叠综合征具有原发性硬化性胆管炎的典型胆管形态和组织学特征，同时具有自身免疫性肝炎的组织学和免疫学特征，抗核抗体（ANA）为阴性。糖皮质激素治疗可使部分患者血清转氨酶恢复正常，改善组织学炎症反应。主要以胆汁淤积为主的患者可考虑使用熊去氧胆酸。目前糖皮质激素和熊去氧胆酸联合治疗的效果尚不确定。

4. 手术治疗

肝移植是治疗原发性硬化性胆管炎的有效疗法。

五、中医对自身免疫性肝病的认识

中医认为，依据自身免疫性肝病的常见临床表现：周身乏力、纳差、上腹部胀满不舒、胁肋隐痛，亦有以身黄、目黄、小便黄为主要表现者，该病可归属于中医"痞满""胁痛""黄疸"等范畴，涉及脾、胃、肝、胆等脏腑。

本病以脾虚为本，湿邪为标，久病及血，脾虚贯穿始终为主要病机。患者多素体脾胃虚弱，水谷精微失于运化，水湿停留胃肠，气机失于和降，故出现脘腹胀满不舒、纳呆；脾胃虚弱失于运化水湿，或感受外湿，致使湿邪内停，聚而为痰，痰湿之邪停留于两胁，阻遏气机，"不通则痛"而为胁痛；痰湿留于肝胆，使肝气郁结，失于疏泄，胆液不循常道外溢而为身目俱黄；肝气郁结，肝之疏泄失常又可致情志抑郁，善恐易惊；脾胃虚弱，痰湿留于脉络，引起血运不畅，停而为瘀，或由于病久暗耗气血，气血亏虚，气虚推动无力而为瘀血内阻。反之则中气不足，必有瘀血。"脾为太阴湿土，喜燥恶湿"，脾虚生湿，更碍脾之运化，如此反复发作，病情缠绵难愈。

六、自身免疫性肝病的日常保健

1. 定期复查

血清生化检查：血清转氨酶、碱性磷酸酶、胆红素等。

血清抗体：包括血清抗核抗体（ANA）、抗平滑肌抗体（SMA）或抗肝肾微粒体抗体（anti-LKM1）等，在服药过程中有无下降，通过其变化可判断对药物的敏感性、药物的剂量是否合适等。

血清免疫球蛋白：血清免疫球蛋白升高常提示疾病活动。

血常规：用于监测药物的不良反应等。

影像学：B超可显示肝脏损伤的图像，但对该病无特异性。CT比超声显示得更清楚，可判断疾病的发展阶段，有无肝纤维化或肝硬化等。一般每隔3个月需要复查1次，必要时可行肝脏组织学检查。

2. 注意事项

自身免疫性肝病的病程不一，最终均有发展至肝硬化的可能，用激素治疗效果显著，可延长患者的生存质量和生存期，但用药不规则或不坚持服药，则复发率高，因此在出院前做好健康教育及用药指导工作非常重要。在患者出院前向其介绍有关本病知识及注意事项，如休息、活动时间、饮食种类、禁酒、复诊时间等，同时告知患者遵医嘱服药的重要性，强调不能自行停药或减量，注意激素服用后可能出现的不良反应，如大便颜色、有无腹痛等，并让患者保持愉快和放松的心情，以达到最佳治疗效果。

自身免疫性肝病患者由于发病时间长，病情反复，诊断不明确，故表现出种种复杂的心理反应，如紧张、焦虑不安、疑虑、恐惧、烦恼、孤独等，甚至表现出行为退化、角色过度、缺乏主见和信心，使自己处于被动状态。因此，出院时医务人员首先要与患者解释该病经过及治疗方案等，减少患者对疾病产生的紧张、焦虑、疑虑和恐惧感，同时鼓励其循序渐进地活动，树立战胜疾病的信心。

第六节　胆结石的诊疗与调理

一、胆结石的临床表现

1. 胆囊结石

大多数胆囊结石患者并无症状，一般在 B 超普查时发现。腹痛是胆囊结石患者最常见的首发症状。大多数胆囊结石引起的疼痛发生于结石堵塞了胆囊管。疼痛最常位于上腹部或右上腹，并向右肩胛区放射。胆囊结石引起的疼痛是持续性的，而且进行性加重，维持一段时间后逐渐减弱并持续数小时，而不是波动性、痉挛性或绞痛性的。疼痛可持续数分钟至 1 ~ 4 小时或更长，可伴有恶心、呕吐等。如无并发症则无寒战、发热等，夜间痛醒是其常见表现。疼痛发作很不规则，其无痛间歇期可为数日或数月。油腻饮食是其诱发因素。

2. 胆管结石

胆管结石可无症状地排入十二指肠，或长期滞留于胆总管而无症状，有时则可部分阻塞终端胆管，从而产生一过性或持续性疼痛、黄疸和感染。当结石松动时，胆管壁水肿消退，黄疸消退。胆道梗阻伴感染时，患者可有腹痛、黄疸和高热。如果急性胆管炎没有得到及时缓解，则可演变为急性化脓性胆管炎，出现休克，也有的可并发胆源性肝脓肿或膈下脓肿。

二、胆结石的诊断

1. 胆囊结石

胆囊结石极少漏诊，但其诊断方法的相对准确性、简易性、安全性及价格各不相同，可根据条件选择使用。症状性胆囊结石急性发作时，需与溃疡病、胃食管反流、非溃疡性消化不良、肠易激综合征、胰腺炎、肾绞痛和冠状动脉疾病等鉴别。

（1）超声检查

对怀疑有胆石症的患者，应首选超声检查。实时超声显像诊断胆囊结石的阳性率为98%，特异性为95%。特发性改变是局灶性强回声光团，其后伴有声影，强回声光团在不同体位可移动，这有助于同胆囊息肉相鉴别。

（2）口服胆囊造影

在胆囊结石的诊断中，超声检查几乎完全取代了口服胆囊造影。近年来，其应用已减少。在临床高度怀疑胆囊疾病而B超未发现异常时，口服胆囊造影仍是适合的检查方法。

（3）CT

CT诊断胆囊结石的敏感性和特异性都比较高，但由于费用较高且需接触放射线，CT不常用于胆囊结石的初查。但在急腹症或胆管梗阻或怀疑胆囊癌变以及周围脏器病变时，CT检查有一定的价值。

2. 胆管结石

首选B超检查筛选，但应注意同肝内钙化点相鉴别，后者没有相应的胆管扩张。另外，行经皮肝穿刺胆管造影（PTC）和内镜下逆行胰胆管造影（ERCP）能了解结石的部位和相应胆管扩张的程度，其中PTC为术前引流或介入取石更优。但是当肝内外存在完全性梗阻时，ERCP仅能反映梗阻远端的胆道影像，如果多个肝叶或肝段有胆管结石或梗阻，而彼此不相通时，PTC仅有穿中的胆管能显影，其他部位很难显影。此时磁共振胰胆管成像（MRCP）有一定的优越性，能反映胆道的全貌，而不受梗阻是否完全等因素的影响，其中如果二级以上胆管未显影，则均表示胆道系统无明显的狭窄和扩张。

三、胆结石的治疗

1. 胆囊结石的治疗

外科治疗：目前腹腔镜胆囊摘除术已成为症状性胆囊结石的标准治疗方法。其优点在于损伤小、术后恢复快、术后不适较少、切口较美观。胆囊切除术不会引起营养不良，术后也不用限制饮食。

非手术治疗：药物溶石治疗：熊去氧胆酸主要适用于胆囊功能良好、直径＜1cm的非钙化结石，对胆固醇结晶特别有效，对胆囊充满小结石者能使之减少，但不能完全溶解消失。直径＞1.5cm的结石很少能溶解。熊去氧胆酸治疗胆色素结石的疗效较差。

接触性溶石：经鼻胆管或经皮肝胆囊穿刺放置的导管直接将溶剂注入胆囊。可在

1～3天内溶解胆固醇结石，完全溶石率在90%以上。不良反应包括导管放置的并发症、出血性十二指肠炎和与药物吸收有关的镇静作用。

体外震波碎石：体外震波碎石的适应证包括：①症状性胆囊结石；②胆囊单颗（0.5～2cm）或2～3颗（0.5～1.5cm）；③透光结石；④口服胆囊显影剂胆囊显影者；⑤脂餐后胆囊收缩超过30%。体外震波碎石禁忌证包括：①B超定位困难；②凝血机制障碍；③妊娠；④萎缩性胆囊炎；⑤伴有胆道梗阻等。有结石体积＞3cm和胆囊收缩功能下降影响排石的效果。

2. 胆管结石的治疗

（1）胆总管结石的治疗

一旦发现胆总管结石，即应尽可能清除。对合并胆管炎的患者在手术或内镜下清除结石前，需进行抗生素治疗。

内镜下十二指肠乳头切开：内镜下十二指肠乳头切开已成为治疗胆管结石的重要手段。这种疗法引起的死亡和并发症比手术治疗低。

手术治疗：到目前为止，胆总管结石采用手术治疗仍是最为可靠、使用最多的治疗方法。如果患者年龄不到60岁，或原有胆囊炎病史者，应择期行胆囊切除术。对大多数从没有患过急性胆囊炎病史的患者，手术可延期进行。

中西医结合非手术治疗：胆道排石汤，由生大黄、茵陈、金钱草、蒲公英、木香、枳壳等中药组成，具有消炎、利胆、镇痛、解痉和排石作用。如结合震波碎石、内镜下十二指肠乳头切开等治疗，其疗效更可提高，但多发性胆管结石排石率较低。

体外震波碎石：胆总管结石的碎石成功率和排石率高于胆囊结石，结石清除率可达65%～90%，如能结合内镜下十二指肠乳头切开和中医治疗，则成功率更高。合并急性胆管炎、凝血功能障碍，长期服用抗凝药与孕妇均为禁止之列。

（2）肝内胆管结石的治疗

肝内胆管结石是一个难以治愈的疾病。由于急性肝胆管感染的患者提倡先行PTC或鼻胆管引流治疗，以缓解症状，度过急症期后再行择期手术。急症期的处理只能根据患者的具体情况、当时的条件以及医师的经验具体对待，常需分期手术。

四、中医对胆结石的认识

胆结石根据临床表现多属中医的"胁痛""黄疸"等范畴，多由情志忧郁、饮食不节、过食油腻等致使肝胆气郁、湿热蕴结，经久煎熬或气滞血瘀，日久瘀积而结为砂石。胆为六腑之一，输胆汁以传化水谷而行糟粕，以通降下行为顺。肝胆互为表里，凡情志不遂、肝郁恼怒、饮食不节、过食肥甘、湿热内生，均会导致肝胆气滞、胆汁淤积、胆失降浊、腑气不通、湿热蕴阻、气血郁滞而发生胁痛、黄疸等证。肝为刚脏，气郁则痛，湿热熏蒸则发黄。胆汁郁久，湿热煎熬而成砂石。湿热为病，从热化火，热燔津液，阴虚热盛，热入营血，可出现高热谵语、出血、舌红绛等。

中成药治疗胆结石：中药如胆宁片、胆维他片、金胆片、消炎利胆片、舒胆合剂等都有消炎利胆的作用，对控制急性发作，减轻胆系症状亦有较好的疗效。

五、胆结石的日常保健

1. 生活习惯

维持理想体重，保持运动的习惯。注意饮食安全卫生和定时定量，绝对禁止暴饮暴食。避免长时间保持坐姿，避免过于疲劳。不可穿着束紧胸腹的紧身衣物，若有便秘症状，须积极治疗。

2. 饮食原则

多摄取高纤维的食物，如蔬菜、水果、谷物等。限制胆固醇的摄取量，尽量不吃动物内脏、蛋黄等食物。多补充维生素 K，如菠菜、花菜等。尽量不吃易产气的食物，如马铃薯、甘薯、豆类、洋葱、萝卜，以及酸性的汽水饮料、可可、咖啡等。牛奶尽可能选择脱脂奶。多吃富含维生素 A 的黄绿色蔬菜。烹调食物少用煎、炸，多用煮、炖、清蒸的方式。口味尽量清淡，调味料应有所节制。避免食用加工食品和高糖高脂的食物。

3. 术后注意事项

保持乐观，多休息，避免劳累。注意饮食安全，坚持清淡饮食。避免感染。

第七节　肝癌的诊疗与调理

原发性肝癌是指肝细胞或肝内胆管细胞发生的癌症，为我国常见恶性肿瘤之一，其死亡率在消化系统恶性肿瘤中列第三位，仅次于胃癌和食管癌。原发性肝癌的病因和发病机制尚未完全清楚，可能与以下多种因素的综合作用有关。

1. 病毒性肝炎

原发性肝癌患者中约 1/3 有慢性肝炎史，流行病学调查发现，肝癌高发区人群的 HBsAg 阳性率高于低发区，而肝癌患者血清 HBsAg 及其他乙型病毒性肝炎的阳性率可达 90%，显著高于低发区，提示乙型肝炎病毒与肝癌高发有关。近年来的研究表明，丙型病毒性肝炎亦与肝癌的发病密切相关。

2. 肝硬化

原发性肝癌合并肝硬化者占 50% ～ 90%，病理检查发现肝癌合并肝硬化多为乙型病毒性肝炎发展成的大结节性肝硬化。近年发现，丙型病毒性肝炎发展成肝硬化的比例并不低于乙型病毒性肝炎。肝细胞恶变可能在肝细胞再生过程中发生。在欧美国家，肝癌常发生在酒精性肝硬化的基础上。一般认为，血吸虫性肝纤维化、胆汁性和心源性肝硬化与原发性肝癌的发生无关。

3. 黄曲霉毒素

被黄曲霉菌污染的霉玉米和霉花生能致肝癌。流行病学调查研究发现，在粮油、食品受黄曲霉素污染严重的地区，肝癌发病率也较高，提示黄曲霉毒素可能是某些地区肝癌高发的因素。黄曲霉毒素还与乙型肝炎病毒有协同作用。

4. 饮用水污染

如肝癌高发地区江苏启东，饮池塘水的居民与饮井水的居民肝癌死亡率有明显差别，饮地面水的发病率高。池塘中产生的微囊藻毒素可污染水源，与肝癌发病有关。

5. 其他

一些化学物质，如亚硝胺类、偶氮芥类、有机氯农药等均是可疑的致癌物质。肝内小胆管中的华支睾吸虫感染可刺激胆管上皮增生，为导致原发性胆管细胞癌的原因之一。嗜酒、硒缺乏和遗传易感性也是引发肝癌的重要因素。

一、肝癌的临床表现

原发性肝癌起病隐袭，早期缺乏典型症状。经甲胎蛋白（AFP）普查出的早期病例可无任何症状和体征，称为亚临床肝癌。自行就诊患者多属于中期、晚期，常有肝区疼痛、食欲减退、乏力、消瘦和肝大等症状，其主要临床表现如下：

肝区疼痛：半数以上患者有肝区疼痛，多呈持续性胀痛或钝痛。如肿瘤生长缓慢可完全无痛或仅有轻微钝痛，也可引起右肩痛。如肿瘤破裂，可突然引起剧痛，从肝区开始迅速延至全腹。如出血量大，则引起晕厥和休克。

肝大：肝呈进行性肿大，质地坚硬，表面凹凸不平。有时上腹部可呈现局部隆起或饱满，位于肋弓下的癌结节最易被触到。

黄疸：一般在晚期出现，可因肝细胞损害而引起，或由于癌肿压迫或侵犯肝门附近的胆管，或癌组织和血块脱落引起胆道梗阻所致。

肝硬化征象：肝癌伴有肝硬化、门静脉高压者可有脾大、腹水、静脉侧支循环形成等表现。

全身表现：有进行性消瘦、发热、食欲下降、乏力、营养不良和恶病质等，少数肝癌患者由于癌本身代谢异常，进而影响宿主机体而致内分泌或代谢异常，可有特殊的全身表现，称为伴癌综合征，以自发性低血糖症、红细胞增多症较常见，其他罕见的有高血钙、高脂血症、类癌综合征等。

转移灶症状：如发生肺、骨、胸腔等处转移，可产生相应症状。胸腔转移以右侧多见，可有胸腔积液。骨骼或脊柱转移可有局部压痛或神经受压表现，颅内转移可有神经定位体征。

并发症：原发性肝癌的常见并发症有肝性脑病、上消化道出血、肝癌结节破裂出血、继发感染等。

二、肝癌的诊断

具有典型临床表现的病例不难诊断，但其往往已到晚期。因此，对凡有肝病史的中年，尤其是男性患者，如有不明原因的肝区疼痛、消瘦、进行性肝大者，应测定AFP和做腹部超声、CT、MRI等检查，争取早期诊断。国内研究资料表明，对高危人群（肝炎史 5 年以上，乙型或丙型肝炎病毒标志物阳性，35 岁以上）进行肝癌普查，其检出率是自然人群普查的 34.3 倍。每年 1 ～ 2 次对高危人群检测 AFP 结合超声检查是发现早期肝癌的基本措施。AFP 持续低浓度增高但转氨酶正常，往往是亚临床肝癌的表现。

三、肝癌的治疗

1. 手术治疗

由于 AFP 普查的应用，更多的早期肝癌被发现。手术切除范围由局部切除取代规则性切除。肿瘤复发后再切除和介入治疗肿瘤缩小后二期切除。严重肝硬化患者不能做肝叶切除。

2. 介入治疗

鉴于多数患者确诊时已属中期、晚期，可以手术切除者不到 20%，大多数不可切除的肿瘤可行如下介入治疗。

经导管肝动脉化疗栓塞：它是介入治疗中疗效最好的一种。部分中晚期肝癌患者经插管化疗后，可使肿瘤明显缩小而获得二期切除的机会。将含抗癌药物的碘化油和微球栓塞注入肿瘤末梢血管，使癌细胞缺血、缺氧坏死，并大大增加肿瘤细胞对抗癌药物的敏感性。且抗癌药物可以缓慢释放，增加了在癌灶的滞留时间，疗效明显提高，且全身不良反应轻。当然化疗栓塞后也可能出现栓塞后综合征（发热、胃肠道反应等）、肝功能衰竭、上消化道出血和非靶器官栓塞等。

肝动脉和门静脉双重化疗栓塞：疗效优于单独肝动脉栓塞。

全植入式药物输注装置灌注化疗：是指通过剖腹术放置输注装置对肿瘤进行区域性化疗或栓塞的一种治疗肝脏肿瘤的方法。该方法的优点是超选择性插管成功率和准确性高，其局部药物浓度较高而全身不良反应少，并可避免反复多次插管而给患者造成的多次创伤和经济负担。

肝癌经皮注射乙醇：在 B 超定位引导下经皮穿刺插入肝内癌灶后注射乙醇。利用无水乙醇对肿瘤组织蛋白质凝固、脱水和血管内血栓形成等作用，使组织缺血坏死，并使肿瘤细胞核和细胞质破坏，已达到灭活癌细胞的作用。其优点是对控制肝癌生长具有明显的效果，且操作简便、患者痛苦小、并发症少、费用低廉。缺点是对较大的肝癌的疗效尚不理想。

3. 放射治疗

对于手术无法切除的，一般情况良好，无严重肝功能障碍，肿瘤局限于肝内并无远处转移的Ⅱ期患者，可用放疗。但伴有全身情况差、肝昏迷、上消化道出血或伴有腹水、黄疸的患者禁用。

4. 化学治疗

全身情况欠佳者用局部灌注化疗效果较显著。化疗药物包括氟尿嘧啶（5-FU）、多柔比星、顺铂、丝裂霉素等。

5. 肝移植

适于未转移的肝癌而手术治疗、化疗和放疗等方法不能奏效者，并有可能在近期内死亡者。但远处转移或门静脉癌栓形成、肝性脑病、明显的腹水和黄疸、心肺功能减退者不宜施行肝移植，可能会并发原发性供肝无功能、胆道并发症和感染等。

6. 生物治疗

主要包括主动免疫治疗、被动免疫治疗、过继免疫治疗和导向治疗等。

7. 其他治疗

包括冷冻治疗、微波治疗、射频消融、高强度聚焦超声治疗和激光治疗，以及一些局部疗法如应用高浓度（50%）醋酸或热盐水等瘤内注射，其疗效有待于进一步考证。

四、中医对肝癌的认识

肝癌病位在肝，因肝与胆相表里，肝与脾有密切的五行生克制化关系，脾与胃相表里，肝肾同源，故肝与胆、脾、胃、肾密切相关。其病性早期以气滞、血瘀、湿热等邪实为主，日久则兼见气血亏虚，阴阳两虚，而成为本虚标实、虚实夹杂之证。其病机演变复杂，由肝脏本脏自病或由他脏病及于肝，使肝失疏泄是病机演变的中心环节。肝失疏泄则气血运行滞涩，可致气滞、血瘀，出现胁痛，肝大；肝失疏泄则胆汁分泌、排泄失常，出现黄疸、纳差；肝失疏泄，气机不畅，若影响脾胃之气的升降，则脾胃功能失常，气血生化乏源，而见纳差、乏力、消瘦；水湿失于运化而聚湿生痰，湿郁化热，而出现胁痛、肝大；肝失疏泄，气血运行不畅，若影响及肺、脾、肾通调水道的功能，则水液代谢失常，出现腹胀大、水肿。故由肝失疏泄可产生气滞、血瘀、湿热等病理变化，三者相互纠结，蕴结于肝，而表现出肝癌的多种临床表现。日久则由肝病及脾、肾，肝不藏血，脾不统血而合并血证；邪毒炽盛，蒙蔽心包而合并昏迷；肝、脾、肾三脏受病而转为臌胀。

针对肝癌患者以气血亏虚为本，气血湿热瘀毒互结为标的虚实错杂的病机特点，扶正祛邪，标本兼治，以恢复肝主疏泄之功能，则气血运行流畅，湿热瘀毒之邪有出路，从而减轻和缓解病情。治标之法常用疏肝理气、活血化瘀、清热利湿、泻火解毒、消积散结等法，尤其重视疏肝理气的合理运用；治本之法常用健脾益气、养血柔肝、滋补阴液等法。要注意结合病程、患者的全身状况处理好"正"与"邪"、"攻"与"补"的关系，攻补适宜，治实勿忘其虚，补虚勿忘其实。还当注意攻伐之药不宜太过，否则虽可图一时之快，但耗气伤正，最终易致正虚邪盛，加重病情。在辨证论治的基础上应选具有一定抗肝癌作用的中草药，以加强治疗的针对性。

五、肝癌的日常保健

1. 定期复查

定期复查 AFP、B 超或 CT 是早期发现肝癌的基本方法，对于术后亚临床复发的病例，若能及时切除，可望延长生命。积极主动的复诊，使患者及时掌握自身的健康状况，有利于提高参与自我护理的意识。

2. 家属关怀

康复阶段帮助患者树立信心，面对现实，保持平静的心情。注意劳逸结合，提高自身免疫力。通过健康教育提高患者的保健能力，配合治疗，预防及减少术后并发症的发生。肝癌患者往往存在恐惧心理，情绪不稳定。帮助患者减轻不安情绪，是家属对患者给予身体的照护很重要的一个方面，使患者得到更多的心理支持和亲情温暖。

3. 饮食宜忌

饮食调理对肝癌治疗可以起到较好的辅助作用。日常饮食要定时、定量、少食多餐，以减少胃肠道的负担。多吃含维生素 A、维生素 C、维生素 E 的食品，多吃绿色蔬菜和水果；常吃含有抑癌作用的食物，如芥蓝、包心菜、胡萝卜、油菜、蒜、植物油、鱼等；坚持低脂肪、高蛋白质、易消化食物，如瘦肉、鸡蛋、酸奶、鲜果汁、鲜菜汁等；食物要新鲜，不吃发霉变质的食物；保持大便通畅，便秘患者应吃富含纤维素的食物。

忌烟、酒，忌暴饮暴食，忌过食油腻食物；忌盐腌、烟熏、火烤和油炸的食物及烤煳焦化食物；忌葱、蒜、花椒、辣椒、桂皮等辛辣刺激性食物；忌霉变、腌腊食物，如霉花生、霉黄豆、咸鱼、腌菜、腐乳等；忌多骨刺、粗糙坚硬、黏滞不易消化及含过多粗纤维的食物；忌味重、过酸、过甜、过咸、过冷、过热以及含气过多的食物。如有腹水则忌多盐、多水食物。如果凝血功能低下，特别是有皮下、牙龈出血倾向者，忌具有活血化瘀作用的食物和中药。

附录1：保健食品生产许可审查细则

1 总则

1.1 制定目的

为规范保健食品生产许可审查工作，督促企业落实主体责任，保障保健食品质量安全，依据《中华人民共和国食品安全法》《食品生产许可管理办法》《保健食品注册与备案管理办法》《保健食品良好生产规范》《食品生产许可审查通则》等相关法律法规和技术标准的规定，制定本细则。

1.2 适用范围

本细则适用于中华人民共和国境内保健食品生产许可审查，包括书面审查、现场核查等技术审查和行政审批。

1.3 职责划分

1.3.1 国家食品药品监督管理总局负责制定保健食品生产许可审查标准和程序，指导各省级食品药品监督管理部门开展保健食品生产许可审查工作。

1.3.2 省级食品药品监督管理部门负责制定保健食品生产许可审查流程，组织实施本行政区域保健食品生产许可审查工作。

1.3.3 承担技术审查的部门负责组织保健食品生产许可的书面审查和现场核查等技术审查工作，负责审查员的遴选、培训、选派以及管理等工作，负责具体开展保健食品生产许可的书面审查。

1.3.4 审查组具体负责保健食品生产许可的现场核查。

1.4 审查原则

1.4.1 规范统一原则。统一颁发保健食品生产企业《食品生产许可证》，明确保健食品生产许可审查标准，规范审查工作流程，保障审查工作的规范有序。

1.4.2 科学高效原则。按照保健食品剂型形态进行产品分类，对申请增加同剂型产品以及生产条件未发生变化的，可以不再进行现场核查，提高审查工作效率。

1.4.3 公平公正原则。厘清技术审查与行政审批的关系，由技术审查部门组织审查组负责技术审查工作，日常监管部门负责选派观察员参与现场核查，确保审查工作的公平公正。

2 受理

2.1 材料申请

2.1.1 保健食品生产许可申请人应当是取得《营业执照》的合法主体，符合《食品生产许可管理办法》要求的相应条件。

2.1.2 申请人填报《食品生产许可申请书》，并按照《保健食品生产许可申请材料目录》（附件 1）的要求，向其所在地省级食品药品监督管理部门提交申请材料。

2.1.3 保健食品生产许可，申请人应参照《保健食品生产许可分类目录》（附件 2）的要求，填报申请生产的保健食品品种明细。

2.1.4 申请人新开办保健食品生产企业或新增生产剂型的，可以委托生产的方式，提交委托方的保健食品注册证明文件，或以"拟备案品种"获取保健食品生产许可资质。

2.1.5 申请人申请保健食品原料提取物和复配营养素生产许可的，应提交保健食品注册证明文件或备案证明，以及注册证明文件或备案证明载明的该原料提取物的生产工艺、质量标准，注册证明文件或备案证明载明的该复配营养素的产品配方、生产工艺和质量标准等材料。

2.2 受理

省级食品药品监督管理受理部门对申请人提出的保健食品生产许可申请，应当按照《食品生产许可管理办法》的要求，作出受理或不予受理的决定。

2.3 移送

保健食品生产许可申请材料受理后，受理部门应将受理材料移送至保健食品生产许可技术审查部门。

3 技术审查

3.1 书面审查

3.1.1 审查程序

3.1.1.1 技术审查部门按照《保健食品生产许可书面审查记录表》（附件 3）的要求，对申请人的申请材料进行书面审查，并如实填写审查记录。

3.1.1.2 技术审查部门应当核对申请材料原件，需要补充技术性材料的，应一次性告知申请人予以补正。

3.1.1.3 申请材料基本符合要求，需要对许可事项开展现场核查的，可结合现场核查核对申请材料原件。

3.1.2 审查内容

3.1.2.1 主体资质审查

申请人的营业执照、保健食品注册证明文件或备案证明合法有效，产品配方和生产工艺等技术材料完整，标签说明书样稿与注册或备案的技术要求一致。备案保健食品符合保健食品原料目录技术要求。

3.1.2.2 生产条件审查

保健食品生产场所应当合理布局，洁净车间应符合保健食品良好生产规范要求。保健食品安全管理规章制度和体系文件健全完善，生产工艺流程清晰完整，生产设施设备与生产工艺相适应。

3.1.2.3 委托生产

保健食品委托生产的，委托方应是保健食品注册证书持有人，受托方应能够完成委托生产品种的全部生产过程。委托生产的保健食品，标签说明书应当标注委托双方的企业名称、地址以及受托方许可证编号等内容。保健食品的原注册人可以对转备案保健食品进行委托生产。

3.1.3 做出审查结论

3.1.3.1 书面审查符合要求的，技术审查部门应做出书面审查合格的结论，组织审查组开展现场核查。

3.1.3.2 书面审查出现以下情形之一的，技术审查部门应做出书面审查不合格的结论：

（一）申请材料书面审查不符合要求的；

（二）申请人未按时补正申请材料的。

3.1.3.3 书面审查不合格的，技术审查部门应按照本细则的要求提出未通过生产许可的审查意见。

3.1.3.4 申请人具有以下情形之一，技术审查部门可以不再组织现场核查：

（一）申请增加同剂型产品，生产工艺实质等同的保健食品；

（二）申请保健食品生产许可变更或延续，申请人声明关键生产条件未发生变化，且不影响产品质量安全的。

3.1.3.5 申请人在生产许可有效期限内出现以下情形之一，技术审查部门不得免于现场核查：

（一）保健食品监督抽检不合格的；

（二）保健食品违法生产经营被立案查处的；

（三）保健食品生产条件发生变化，可能影响产品质量安全的；

（四）食品药品监管部门认为应当进行现场核查的。

3.2 现场核查

3.2.1 组织审查组

3.2.1.1 书面审查合格的，技术审查部门应组织审查组开展保健食品生产许可现场核查。

3.2.1.2 审查组一般由 2 名以上（含 2 名）熟悉保健食品管理、生产工艺流程、质量检验检测等方面的人员组成，其中至少有 1 名审查员参与该申请材料的书面审查。

3.2.1.3 审查组实行组长负责制，与申请人有利害关系的审查员应当回避。审查人员确定后，原则上不得随意变动。

3.2.1.4 审查组应当制定审查工作方案，明确审查人员分工、审查内容、审查纪律以及相应注意事项，并在规定时限内完成审查任务，做出审查结论。

3.2.1.5 负责日常监管的食品药品监管部门应当选派观察员，参加生产许可现场核查，负责现场核查的全程监督，但不参与审查意见。

3.2.2 审查程序

3.2.2.1 技术审查部门应及时与申请人进行沟通，现场核查前两个工作日告知申请人审查时间、审查内容以及需要配合事项。

3.2.2.2 申请人的法定代表人（负责人）或其代理人、相关食品安全管理人员、专业技术人员、核查组成员及观察员应当参加首、末次会议，并在《现场核查首末次会议签到表》（附件 4）上签到。

3.2.2.3 审查组按照《保健食品生产许可现场核查记录表》（附件 5）的要求组织现场核查，应如实填写核查记录，并当场做出审查结论。

3.2.2.4 《保健食品生产许可现场核查记录表》包括 103 项审查条款，其中关键项 9 项，重点项 36 项，一般项 58 项，审查组应对每项审查条款做出是否符合要求或不适用的审查意见。

3.2.2.5 审查组应在 10 个工作日内完成生产许可的现场核查。因不可抗力原因，或者供电、供水等客观原因导致现场核查无法正常开展的，申请人应当向许可机关书面提出许可中止申请。中止时间应当不超过 10 个工作日，中止时间不计入生产许可审批时限。

3.2.3 审查内容

3.2.3.1 生产条件审查

保健食品生产厂区整洁卫生，洁净车间布局合理，符合保健食品良好生产规范要求。空气净化系统、水处理系统运转正常，生产设施设备安置有序，与生产工艺相适应，便于保健食品的生产加工操作。计量器具和仪器仪表定期检定校验，生产厂房和设施设备定期保养维修。

3.2.3.2 品质管理审查

企业根据注册或备案的产品技术要求，制定保健食品企业标准，加强原辅料采购、生产过程控制、质量检验以及贮存管理。检验室的设置应与生产品种和规模相适应，每批保健食品按照企业标准要求进行出厂检验，并进行产品留样。

3.2.3.3 生产过程审查

企业制定保健食品生产工艺操作规程，建立生产批次管理制度，留存批生产记录。审查组根据注册批准或备案的生产工艺要求，查验保健食品检验合格报告和生产记录，动态审查关键生产工序，复核生产工艺的完整连续以及生产设备的合理布局。

3.2.4 做出审查结论

3.2.4.1 现场核查项目符合要求的，审查组应做出现场核查合格的结论。

3.2.4.2 现场核查出现以下情形之一的，审查组应做出现场核查不合格的结论，其中不适用的审查条款除外：

（一）现场核查有一项（含）以上关键项不符合要求的；

（二）现场核查有五项（含）以上重点项不符合要求的；

（三）现场核查有十项（含）以上一般项不符合要求的；

（四）现场核查有三项重点项不符合要求，五项（含）以上一般项不符合要求的；

（五）现场核查有四项重点项不符合要求，两项（含）以上一般项不符合要求的。

3.2.4.3 现场核查不合格的，审查组应按照本细则的要求提出未通过生产许可的审查意见。

3.2.4.4 申请人现场核查合格的，应在1个月内对现场核查中发现的问题进行整改，并向省级食品药品监督管理部门和实施日常监督管理的食品药品监督管理部门书面报告。

3.3 审查意见

3.3.1 申请人经书面审查和现场核查合格的，审查组应提出通过生产许可的审查意见。

3.3.2 申请人出现以下情形之一，审查组应提出未通过生产许可的审查意见：

（一）书面审查不合格的；

（二）书面审查合格，现场核查不合格的；

（三）因申请人自身原因导致现场核查无法按时开展的。

3.3.3 技术审查部门应根据审查意见，编写《保健食品生产许可技术审查报告》（附件6），并将审查材料和审查报告报送许可机关。

4 行政审批

4.1 复查

4.1.1 许可机关收到技术审查部门报送的审查材料和审查报告后，应当对审查程序和审查意见的合法性、规范性以及完整性进行复查。

4.1.2 许可机关认为技术审查环节在审查程序和审查意见方面存在问题的，应责令技术审查部门进行核实确认。

4.2 决定

许可机关对通过生产许可审查的申请人，应当做出准予保健食品生产许可的决定；对未通过生产许可审查的申请人，应当做出不予保健食品生产许可的决定。

4.3 制证

4.3.1 食品药品监管部门按照"一企一证"的原则，对通过生产许可审查的企业，颁发《食品生产许可证》，并标注保健食品生产许可事项。

4.3.2 《食品生产许可品种明细表》应载明保健食品类别编号、类别名称、品种明细以及其他备注事项。

4.3.3 保健食品注册号或备案号应在备注中载明，保健食品委托生产的，在备注中载明委托企业名称与住所等信息。

4.3.4 原取得生产许可的保健食品，应在备注中标注原生产许可证编号。

4.3.5 保健食品原料提取物生产许可，应在品种明细项目标注原料提取物名称，并在备注栏目载明该保健食品名称、注册号或备案号等信息；复配营养素生产许可，应在品种明细项目标注维生素或矿物质预混料，并在备注栏目载明该保健食品名称、注册号或备案号等信息。

5 变更、延续、注销、补办

5.1 变更

5.1.1 申请人在生产许可证有效期内，变更生产许可证载明事项的以及变更工艺设备布局、主要生产设施设备，影响保健食品产品质量安全的，应当在变化后 10 个工作日内，按照《保健食品生产许可申请材料目录》（附件 1）的要求，向原发证的食品药品监督管理部门提出变更申请。

5.1.2 食品药品监督管理部门应按照本细则的要求，根据申请人提出的许可变更事项，组织审查组、开展技术审查、复查审查结论，并做出行政许可决定。

5.1.3 申请增加或减少保健食品生产品种的，品种明细参照《保健食品生产许可分类目录》（附件 2）。

5.1.4 保健食品注册或者备案的生产工艺发生变化的，申请人应当办理注册或者备案变更手续后，申请变更保健食品生产许可。

5.1.5 保健食品生产场所迁出原发证的食品药品监督管理部门管辖范围的，应当向其所在地省级食品药品监督管理部门重新申请保健食品生产许可。

5.1.6 保健食品外设仓库地址发生变化的，申请人应当在变化后 10 个工作日内向原发证的食品药品监督管理部门报告。

5.1.7 申请人生产条件未发生变化，需要变更以下许可事项的，省级食品药品监督管理部门经书面审查合格，可以直接变更许可证件：

（一）变更企业名称、法定代表人的；

（二）申请减少保健食品品种的；

（三）变更保健食品名称，产品的注册号或备案号未发生变化的；

（四）变更住所或生产地址名称，实际地址未发生变化的；

（五）委托生产的保健食品，变更委托生产企业名称或住所的。

5.2 延续

5.2.1 申请延续保健食品生产许可证有效期的，应在该生产许可有效期届满30个工作日前，按照《保健食品生产许可申请材料目录》（附件1）的要求，向原发证的食品药品监督管理部门提出延续申请。

5.2.2 申请人声明保健食品关键生产条件未发生变化，且不影响产品质量安全的，省级食品药品监督管理部门可以不再组织现场核查。

5.2.3 申请人的生产条件发生变化，可能影响保健食品安全的，省级食品药品监督管理部门应当组织审查组，进行现场核查。

5.3 注销

申请注销保健食品生产许可的，申请人按照《保健食品生产许可申请材料目录》（附件1）的要求，向原发证的食品药品监督管理部门提出注销申请。

5.4 补办

保健食品生产许可证件遗失、损坏的，申请人应按照《食品生产许可管理办法》的相关要求，向原发证的食品药品监督管理部门申请补办。

6 附则

6.1 申请人为其他企业提供动植物提取物，作为保健食品生产原料的，应按照本细则的要求申请原料提取物生产许可；仅从事本企业所生产保健食品原料提取的，申请保健食品产品生产许可。

6.2 申请人为其他企业提供维生素、矿物质预混料的，应按照本细则的要求申请复配营养素生产许可；仅从事本企业所生产保健食品原料混合加工的，申请保健食品产品生产许可。

附件：1.保健食品生产许可申请材料目录

2.保健食品生产许可分类目录

3.保健食品生产许可书面审查记录表

4.现场核查首末次会议签到表

5.保健食品生产许可现场核查记录表

6.保健食品生产许可技术审查报告

附件 1

保健食品生产许可申请材料目录

一、新办企业申请材料目录

序号	材料名称
1	食品生产许可申请书
2	营业执照复印件
3	保健食品注册证明文件或备案证明
4	产品配方和生产工艺等技术材料
5	产品标签、说明书样稿
6	生产场所及周围环境平面图
7	各功能区间布局平面图（标明生产操作间、主要设备布局以及人流物流、净化空气流向）
8	生产设施设备清单
9	保健食品质量管理规章制度
10	保健食品生产质量管理体系文件
11	保健食品委托生产的，提交委托生产协议
12	申请人申请保健食品原料提取物生产许可的，应提交保健食品注册证明文件或备案证明，以及经注册批准或备案的该原料提取物的生产工艺、质量标准
13	申请人申请保健食品复配营养素生产许可的，应提交保健食品注册证明文件或备案证明，以及经注册批准或备案的复配营养素的产品配方、生产工艺和质量标准等材料
14	申请人委托他人办理保健食品生产许可申请的，代理人应当提交授权委托书以及代理人的身份证明文件
15	与保健食品生产许可事项有关的其他材料

二、生产许可变更申请材料目录

序号	变更项目	序号	申请材料
1	变更企业名称（含变更委托生产企业名称）	1	食品生产许可申请书
		2	营业执照复印件
		3	保健食品生产许可证正副本复印件
		4	保健食品注册证明文件或备案证明
		5	产品标签、说明书样稿

续表

序号	变更项目	序号	申请材料
2	变更法定代表人	1	食品生产许可申请书
		2	营业执照复印件
		3	保健食品生产许可证正副本复印件
3	变更住所（含变更委托生产企业住所）	1	食品生产许可申请书
		2	营业执照复印件
		3	保健食品生产许可证正副本复印件
		4	保健食品注册证明文件或备案证明
		5	产品标签、说明书样稿
		6	仅变更住所名称，实际地址未发生变化的，申请人还应提交住所名称变更的证明材料
4	变更生产地址	1	食品生产许可申请书
		2	营业执照复印件
		3	保健食品生产许可证正副本复印件
		4	保健食品注册证明文件或备案证明
		5	产品配方和生产工艺等技术材料
		6	产品标签、说明书样稿
		7	生产场所及周围环境平面图
		8	各功能区间布局平面图（标明生产操作间、主要设备布局以及人流物流、净化空气流向）
		9	生产设施设备清单
		10	保健食品质量管理规章制度
		11	保健食品生产质量管理体系文件
		12	仅变更生产地址名称，实际地址未发生变化的，申请人提交第1、2、3、4、6项材料以及生产地址名称变更证明材料

续表

序号	变更项目	序号	申请材料
5	变更生产许可品种（含原料提取物和复配营养素）	1	食品生产许可申请书
		2	营业执照复印件
		3	保健食品生产许可证正副本复印件
		4	保健食品注册证明文件或备案证明
		5	产品配方和生产工艺等技术材料
		6	产品标签、说明书样稿
		7	各功能区间布局平面图（标明生产操作间、主要设备布局以及人流物流、净化空气流向）
		8	生产设施设备清单
		9	保健食品委托生产的，提交委托生产协议
		10	申请人申请保健食品原料提取物生产许可的，应提交保健食品注册证明文件或备案证明，以及经注册批准或备案的该原料提取物的生产工艺、质量标准
		11	申请人申请保健食品复配营养素生产许可的，应提交保健食品注册证明文件或备案证明，以及经注册批准或备案的复配营养素的产品配方、生产工艺和质量标准等材料
		12	仅变更保健食品名称，产品的注册号或备案号未发生变化的，申请人提交第1、2、3、4、6项材料以及保健食品名称变更证明材料
		13	申请减少保健食品品种的，申请人提交第1、2、3项材料
6	变更工艺设备布局	1	保健食品生产许可证正副本复印件
		2	各功能区间布局平面图（标明生产操作间、主要设备布局以及人流物流、净化空气流向）
		3	生产设施设备清单
7	变更主要设施设备	1	保健食品生产许可证正副本复印件
		2	各功能区间布局平面图
		3	生产设施设备清单
8	申请人委托他人办理保健食品生产许可申请的，代理人应当提交授权委托书以及代理人的身份证明文件		
9	保健食品生产条件未发生变化的，申请人应当提交书面声明		
10	与变更保健食品生产许可有关的其他材料		

三、生产许可延续申请材料目录

序号	材料名称
1	食品生产许可申请书
2	营业执照复印件
3	保健食品生产许可证正副本复印件

续表

序号	材料名称
4	保健食品注册证明文件或备案证明
5	产品配方和生产工艺等技术材料
6	产品标签、说明书样稿
7	生产场所及周围环境平面图
8	各功能区间布局平面图（标明生产操作间、主要设备布局以及人流物流、净化空气流向）
9	生产设施设备清单
10	保健食品质量管理规章制度
11	保健食品生产质量管理体系文件
12	保健食品生产质量管理体系运行情况自查报告
13	保健食品委托生产的，提交委托生产协议
14	申请人委托他人办理保健食品生产许可申请的，代理人应当提交授权委托书以及代理人的身份证明文件
15	保健食品生产条件未发生变化的，申请人应当提交书面声明
16	与延续保健食品生产许可有关的其他材料

四、生产许可证注销申请材料目录

序号	材料名称
1	食品生产许可申请书
2	保健食品生产许可证正副本复印件
3	注销保健食品生产许可有关的其他材料
4	申请人委托他人办理保健食品生产许可申请的，代理人应当提交授权委托书以及代理人的身份证明文件
5	与注销保健食品生产许可有关的其他材料

附件 2

保健食品生产许可分类目录

序号	食品、食品添加剂类别	类别编号	类别名称	品种明细	备注
27	保健食品	2701	片剂	具体品种	注册号或备案号
	保健食品	2702	粉剂	具体品种	注册号或备案号
	保健食品	2703	颗粒剂	具体品种	注册号或备案号
	保健食品	2704	茶剂	具体品种	注册号或备案号
	保健食品	2705	硬胶囊剂	具体品种	注册号或备案号
	保健食品	2706	软胶囊剂	具体品种	注册号或备案号
	保健食品	2707	口服液	具体品种	注册号或备案号
	保健食品	2708	丸剂	具体品种	注册号或备案号
	保健食品	2709	膏剂	具体品种	注册号或备案号
	保健食品	2710	饮料	具体品种	注册号或备案号
	保健食品	2711	酒剂	具体品种	注册号或备案号
	保健食品	2712	饼干类	具体品种	注册号或备案号
	保健食品	2713	糖果类	具体品种	注册号或备案号
	保健食品	2714	糕点类	具体品种	注册号或备案号
	保健食品	2715	液体乳类	具体品种	注册号或备案号
	保健食品	2716	原料提取物	原料提取物名称	保健食品名称、注册号或备案号
	保健食品	2717	复配营养素	维生素或矿物质预混料具体品种	保健食品名称、注册号或备案号
	保健食品	2718	其他类别	具体品种	注册号或备案号

附件 3

保健食品生产许可书面审查记录表

企业名称：_____

生产地址：_____

审查人员：_____

审查日期：_____年_____月_____日

保健食品生产许可书面审查记录表

序号	审查内容	审查标准	是否符合要求（是/否/不适用）	核查记录（可附页）
1	食品生产许可申请书	（1）申请项目填写完整规范；（2）按照《保健食品剂型形态分类目录》的要求，填写相关信息		
2	营业执照复印件	（1）营业执照在有效期内；（2）营业范围包括保健食品生产类别		
3	保健食品生产许可证正副本复印件	保健食品生产许可证真实合法，并在有效期内		
4	保健食品注册证明文件或备案证明	注册证书或备案证明真实合法，并在有效期内		
5	产品配方和生产工艺等技术材料	（1）注册保健食品的产品配方和生产工艺等技术材料清晰完整；（2）备案保健食品的产品配方、原辅料名称及用量、功效、生产工艺等应当符合保健食品原料目录技术要求		
6	产品标签、说明书样稿	（1）应当载明产品名称、原料、辅料、功效成分或者标志性成分及含量、适宜人群、不适宜人群、保健功能、食用量及食用方法、规格、贮藏方法、保质期、注意事项等内容，并与注册证书或备案内容一致；（2）不得标注保健食品禁止使用或标注的内容；（3）保健食品委托生产的，还应当标明委托双方的企业名称、地址以及受托生产方的许可证编号等信息		
7	生产场所及周围环境平面图	生产场所选址合理，远离污染源，符合保健食品生产要求		
8	各功能区间布局平面图（标明生产操作间、主要设备布局以及人流物流、净化空气流向）	（1）生产区、行政区、生活区和辅助区布局合理，不得互相妨碍；（2）各功能区间设计合理，生产设备布局有序，生产工序操作方便；（3）洁净区人流物流走向以及净化空气流向，符合保健食品生产要求		
9	生产设施设备清单	生产设施设备与生产工艺相适应，符合保健食品生产要求		

续表

序号	审查内容	审查标准	是否符合要求 （是/否/不适用）	核查记录 （可附页）
10	保健食品质量管理规章制度	企业管理机构健全，保健食品质量管理制度完善		
11	保健食品生产质量管理体系文件	保健食品生产质量管理体系文件健全完整		
12	保健食品委托生产的，提交委托生产协议	（1）委托方应是保健食品注册证书持有人；（2）委托双方应签订委托生产协议，明确双方权利和责任义务		
13	申请人委托他人办理保健食品生产许可申请的，代理人应当提交授权委托书以及代理人的身份证明文件			
14	与保健食品生产许可事项有关的其他材料			

书面审查意见

符合要求项目	
不符合要求项目	
书面审查结论	
审查人员签字	

附件 4

现场核查首末次会议签到表

申请人名称					
核查组	核查组长				
	核查组员				
	观察员				
首次会议	会议时间	年　月　日　时　分至　时　分			
	会议地点				
参加会议的申请人及有关人员签名					
签名	职务	签名	职务	签名	职务
末次会议	会议时间	年　月　日　时　分至　时　分			
	会议地点				
参加会议的申请人及有关人员签名					
签名	职务	签名	职务	签名	职务
备注					

附件 5

保健食品生产许可现场核查记录表

企业名称：＿＿＿＿＿＿＿＿＿＿＿＿＿

生产地址：＿＿＿＿＿＿＿＿＿＿＿＿＿

审查人员：＿＿＿＿＿＿＿＿＿＿＿＿＿

审查日期：＿＿＿＿年＿＿＿＿月＿＿＿＿日

使用说明

1. 本记录表适用于保健食品生产许可的现场核查。

2. 本记录表的审查条款参照了《保健食品良好生产规范》（GB 17405）、《洁净厂房设计规范》（GB 50073）、《食品生产通用卫生规范》（GB 14881）、《复配食品添加剂通则》（GB 26687）等相关标准。

3. 本记录表分为机构与人员、厂房布局、设施设备、原辅料管理、生产管理、品质管理、库房管理等七个部分，合计 103 项审查条款，其中关键项 9 项，重点项 37 项，一般项 57 项，现场核查结论分为合格和不合格。各条款序号前标注"**"的为关键项，标注"*"的为重点项，其余为一般项。

4. 企业出现以下情形之一的，审查组应做出现场核查不合格的结论，不适用的审查条款除外：

（1）现场核查有一项（含）以上关键项不合格；

（2）现场核查有五项（含）以上重点项不合格；

（3）现场核查有十项（含）以上一般项不合格；

（4）现场核查有三项重点项不合格，五项（含）以上一般项不合格；

（5）现场核查有四项重点项不合格，两项（含）以上一般项不合格。

5. 条款 1.4、1.6 中"相关专业"，是指医药、生物、食品等相关专业；条款 3.14、3.22、6.9、6.11 中"具有合法资质的机构"，是指经过相关部门进行检验检测资质认定的机构；条款 3.19 中"生活饮用水"应符合《生活饮用水卫生标准》（GB 5749）的标准要求，"纯化水"应符合《中华人民共和国药典》的标准要求。

6. 现场核查内容在"核查记录"中如实记录，不适用的审查条款应明确标注，相关问题可附页记录。

7. 申请人申请原料提取物许可类别的，"原料提取物"部分应审查 4.6 至 4.18 的全部条款；原料提取仅用于本企业生产保健食品的，"原料提取物"部分仅审查 4.6 至 4.15 的相关条款。

8. 申请人申请复配营养素许可类别的，"复配营养素"部分应审查 4.19 至 4.26 的全部条款；仅从事本企业所生产保健食品原料混合加工的，不适用"复配营养素"部分的审查条款。

保健食品生产许可现场核查记录表

一、机构与人员

审查项目	序号	审查内容	是否符合要求（是/否/不适用）	核查记录
组织机构	*1.1	建立健全组织机构，完善质量管理制度，明确各部门与人员的职责分工		
	1.2	企业应当设立独立的质量管理部门，至少应具有以下职责：①审核工艺操作规程以及投料、生产、检验等各项记录，检验产品的生产过程；②审核并放行原辅料、中间产品和成品；③批准质量标准、取样方法、检验方法和其他质量管理规程；④审核和监督原辅料、包装材料、包装生产厂房和设施供应商；⑤监督生产厂房和设施设备的维护情况，以保持其良好的运行状态		
	1.3	企业生产管理部门至少应具有以下职责：①按照生产工艺和控制参数的要求组织生产；②严格执行各项生产岗位操作规程；③审核产品批生产记录，调查处理生产偏差；④实施生产工艺验证，确保生产过程合理有序；⑤检查确认生产厂房和设施设备处于良好运行状态		
人员资质	*1.4	配备与保健食品生产相适应的具有相关专业知识、生产经验及组织能力的管理人员和技术人员，专职技术人员的比例不低于职工总数的5%。保健食品生产有特殊要求的，专业技术人员应符合相应管理要求		
	1.5	企业主要负责人全面负责本企业食品安全工作，企业应当配备食品安全管理人员，并加强培训和考核		
人员资质	*1.6	生产管理部门负责人和质量管理部门负责人应是专职人员，不得相互兼任，并具有相关专业大专以上学历或中级技术职称，三年以上从事食品药品生产或质量管理经验		
	1.7	采购人员等从事可影响产品质量的工作人员，应具有相关理论知识和实际操作技能，熟悉食品安全标准和相关法律法规		
人员资质	1.8	企业应当具有两名以上专职检验人员，检验人员必须具有中专或高中以上学历，并经培训合格，具备相应检验能力		

续表

审查项目	序号	审查内容	是否符合要求（是／否／不适用）	核查记录
人员管理	*1.9	企业应建立从业人员健康管理制度，从事保健食品暴露工序生产的从业人员每年应当进行健康检查，取得健康证明后方可上岗		
	1.10	患有国务院卫生行政部门规定的有碍食品安全疾病的人员，不得从事保健食品暴露工序的生产		
	1.11	企业应建立从业人员培训制度，根据不同岗位制订并实施年度培训计划，定期进行保健食品相关法律法规、规范标准和食品安全知识培训和考核，并留存相应记录		
		二、厂房布局		
厂区环境	*2.1	生产厂区周边不得有粉尘、有害气体、放射性物质、垃圾处理场和其他扩散性污染源，不得有昆虫大量孳生的潜在场所，避免危及产品安全		
	2.2	生产环境必须整洁，厂区的地面、路面及运输等不应当对保健食品的生产造成污染；生产、行政、生活和辅助区的总体布局应当合理，不得互相妨碍		
	2.3	厂房建筑结构应当完整，能够满足生产工艺和质量、卫生及安全生产要求，同时便于进行清洁工作		
布局设计	**2.4	生产车间分为一般生产区和洁净区。企业应按照生产工艺和洁净级别，对生产车间进行合理布局，并能够完成保健食品全部生产工序		
	2.5	生产车间应当有与生产规模相适应的面积和空间，以有序地安置设备和物料，便于生产加工操作，防止差错和交叉污染		
	*2.6	生产车间应当分别设置与洁净级别相适应的人流物流通道，避免交叉污染		
	*2.7	保健食品洁净车间一般洁净级别一般不低于十万级。酒类保健食品（含酒精度在35%以上的保健食品）应有良好的除湿、排风、降温等设施，人员、物料进出及生产操作应参照洁净车间管理		
	*2.8	保健食品生产中直接接触空气的各暴露工序以及生产直接接触保健食品的包装材料最终处理的暴露工序应在同一洁净车间内连续完成。生产车间未在同一洁净车间内完成的，应经生产验证合格，符合保健食品生产洁净级别要求		
	**2.9	保健食品不得与药品共线生产，不得生产对保健食品质量安全产生影响的其他产品		

续表

审查项目	序号	审查内容	是否符合要求（是/否/不适用）	核查记录
		三、设施设备		
生产设施	3.1	洁净车间的内表面应当平整光滑、无裂缝、接口严密、无颗粒物脱落，并能耐受清洗和消毒，墙壁与地面的交界处宜成弧形或采取其他措施，以减少灰尘积聚和便于清洁		
	3.2	洁净车间内的窗户、天棚及进入室内的管道、风口、灯具与墙壁或天棚的连接部位均应当密封，洁净车间内的密闭门应当朝空气洁净度较高的房间开启		
	3.3	管道的设计和安装应当避免死角和盲管，确实无法避免的，应便于拆装清洁。与生产车间无关的管道不宜穿过，与生产设备连接的固定明管应当标明管内物料类别和流向		
生产设施	*3.4	洁净区与非洁净区之间以及不同级别的洁净室之间应设缓冲区，缓冲区应设联锁装置，防止空气倒灌		
	3.5	洁净车间内产尘量大的工序应当有防尘及捕尘设施，产尘量大的操作室应当保持相对负压，并采取相应措施，防止粉尘扩散，避免交叉污染		
	*3.6	洁净车间的人流通道应设置合理的洗手、消毒、更衣等设施		
	3.7	洁净车间内安装的水池、地漏应符合相应洁净要求，不能污染物料、中间产品和成品产生污染		
	3.8	一般生产区的墙面、地面、顶棚应当平整、便于清洁；管道、风口、灯具等设施应当安全规范，符合生产要求		
	**3.9	具有与生产品种和规模相适应的生产设备，并根据工艺要求合理布局，生产工序应当衔接紧密、操作方便		
生产设备	3.10	与物料、中间产品直接或间接接触的设备和用具，应当使用安全、无毒、无臭味或异味，防吸收、耐腐蚀、不易脱落且可反复清洗和消毒的材料制造		
	*3.11	产品的灌装、装填必须使用自动机械装置，因工艺特殊确实无法采用自动机械设备，应有合理解释，并能保证产品质量		
	3.12	计量器具和仪器仪表定期进行检定校验，生产厂房及设施设备定期进行保养维修，确保设施设备符合保健食品生产要求		
	3.13	生产设备所用的润滑剂、冷却剂、清洁剂、消毒剂等不得对设备、原辅料或成品造成污染		

续表

审查项目	序号	审查内容	是否符合要求 (是/否/不适用)	核查记录
空气净化 系统	**3.14	企业应设置符合空气洁净度要求的空气净化系统，洁净区内空气洁净度应经具有合法资质的检测机构检测合格		
	3.15	企业应具有空气洁净度检测设备和技术人员，定期进行悬浮粒子、浮游菌、沉降菌等项目的检测		
	*3.16	洁净车间与室外大气的静压差应当不小于10帕，洁净级别不同的相邻洁净室之间的静压差一般不小于5帕，并配备压差指示装置		
	*3.17	洁净车间的温度和相对湿度应当与生产工艺要求相适应。无特殊要求时，温度应当控制在18℃～26℃，相对湿度控制在45%～65%		
	3.18	直接接触保健食品的干燥用空气、压缩空气等应当经净化处理，符合生产要求		
水处理 系统	3.19	保健食品生产用水包括生活饮用水和纯化水，生产用水应当符合生产工艺及相关技术要求，清洗直接接触保健食品的生产设备内表面应当使用纯化水		
	*3.20	企业应当具备纯化水制备和检测能力，并定期进行PH值、电导率等项目的检测		
	3.21	生产用水的制备、储存和分配应当能防止微生物的滋生和污染，储罐和输送管所用材料应当无毒、耐腐蚀，明确储罐和管道的清洗、灭菌周期及方法		
	3.22	企业每年应当进行生产用水的全项检验，对不能检验的项目，可以委托具有合法资质的检验机构进行检验		

续表

审查项目	序号	审查内容	是否符合要求 （是/否/不适用）	核查记录
		四、原辅料管理		
原辅料 管理	*4.1	企业应当建立并执行原辅料和包装材料的采购、验收、领用、存储、退库及保质期管理制度，原辅料和包装材料应当符合相应食品安全标准、产品技术要求和企业标准		
	4.2	企业应当建立物料审计制度，采购原辅料和包装材料应查验供应商的许可资质证明和产品合格证明；对无法提供合格证明的原料，应当按照食品安全标准准检验合格		
	4.3	原料的质量标准应与产品注册批准或备案内容相一致		
	4.4	企业应设置专区或专库存储原辅料和包装材料，对验收不合格、退库、超过保质期的原辅料和包装材料，应按照相关规定进行处置		
	*4.5	采购菌丝体原料、益生菌类原料和藻类原料，应当索取菌株或种鉴定报告、稳定性报告。使用经辐照的原料及其他特殊原料的，应当符合国家有关规定。生产菌丝体原料、益生菌类原料和藻类原料，应当按照相关要求建立生产管理体系。组织器官原料、益生菌取菌株或种鉴定报告、稳定性报告。采购动物或动物生产菌		

续表

审查项目	序号	审查内容	是否符合要求（是/否/不适用）	核查记录
原料提取物	4.6	企业应当有两名以上能够鉴别动植物等原料真伪优劣的专业技术人员		
	**4.7	保健食品生产有原料提取、纯化等原料前处理工序的，需要具备与生产的品种、数量相适应的原料前处理设备或者设施		
	4.8	原料的前处理车间应配备必要的通风、除尘、除烟、降温等设施并运行良好，应与其生产规模和工艺要求相适应		
	*4.9	原料的前处理车间应与成品生产车间分开，人流物流通道应与成品生产车间分设		
	*4.10	企业应按照生产工艺和质量标准要求，制定原料前处理工艺规程，建立原料提取生产记录制度，包括原料的称量、清洗、提取、浓缩、收膏、干燥、粉碎等生产过程和相应工艺参数。每批次提取物应标注同一生产日期		
	*4.11	具有与原料前处理相适应的生产设备、提取、浓缩、收膏等工序应采用密闭系统进行操作，便于管道清洁，防止交叉污染。采用敞口方式进行收膏操作的，其操作环境应与保健食品生产的洁净级别相适应		
	*4.12	提取物的干燥、粉碎、过筛、混合、内包装等工序，应在洁净车间内完成，洁净级别应与保健食品生产的洁净级别相适应		
	4.13	原料的清洗、浸润、提取用水应符合生产工艺要求，清洗提取设备或容器内表面应当使用纯化水		
	*4.14	提取用溶剂需回收的，应当具备溶剂回收设施设备；回收后溶剂的再使用不得对产品造成交叉污染，不得对产品的质量和安全性有不利影响		
原料提取物	4.15	每批产品应当进行提取率检查，如有显著差异，必须查明原因，在确认无质量安全隐患后，方可按正常产品处理		
	*4.16	申请原料提取物生产许可的企业应当具备原料提取物的检验设备和检验能力，能够按照提取物质量标准或技术要求进行全项目检验，并按照计量的要求进行提取物留样		
	4.17	企业应当对提取物进行稳定性考察，确定原料提取物提取物的有效期，有效期一般不超过两年		
	4.18	原料提取物的生产记录、检验记录、销售记录等各项记录的保存期限不得少于5年；提取物留样至少保存至保质期后一年，保存期限不得超过两年		

续表

审查项目	序号	审查内容	是否符合要求（是/否/不适用）	核查记录
复配营养素	4.19	企业应按照生产工艺和质量标准的要求，制定复配营养素的产品技术标准、工艺操作规程以及各项质量管理制度		
	*4.20	企业应按照保健食品产品配方要求，采用物理方法将两种或两种以上单一维生素、矿物质营养素补充剂，通过添加或不添加辅料，经均匀混合制成复配营养素。复配营养素在生产过程中不应发生化学反应，不应产生新的化合物		
	**4.21	企业应具备自动称量、自动投料、自动混合等生产设施设备，并能够进行实时检测和生产过程记录，保证产品的均匀混合和在线追溯		
	*4.22	复配营养素的生产过程应在密闭设备内完成，并采用有效的防尘捕尘设备，生产环境洁净级别应与保健食品生产的洁净级别相适应		
	4.23	企业应建立复配营养素批生产记录制度，每批次复配营养素应注同一生产日期		
复配营养素	*4.24	企业具有复配营养素的检验设备和检验能力，每批产品均应按照相关要求开展生物以及维生素、矿物质、微量元素含量的检验。复配营养素的感官、有害物质、致病性微生物等项目，可参照《复配食品添加剂通则》（GB 26687）的要求进行检验		
	4.25	企业按照全检量的要求做好产品留样，并对复配营养素进行稳定性考察，确定产品有效期，有效期一般保存至超过两年		
	4.26	复配营养素的生产记录、检验记录、销售记录等各项记录的保存期限不得少于5年；产品留样至少保存至保质期后一年，保存期限不得少于两年		

续表

审查项目	序号	审查内容	是否符合要求（是/否/不适用）	核查记录
		五、生产管理		
生产管理制度	**5.1	企业应根据保健食品注册或备案的技术要求，制定生产工艺规程，并连续完成保健食品的全部生产过程，包括原料的前处理和成品的外包装		
	*5.2	企业应建立生产批次管理制度，应当编制唯一生产批号。保健食品按照相同工艺组织生产，在成型或灌装前经同一设备一次混合所产生的均质同一生产批号。在同一生产周期内连续生产，可以编制同一生产批号		
	*5.3	保健食品生产日期不得迟于产品内包装完成的日期，同一批次产品应当标注相同生产日期。批生产记录应当按批号归档，保存至产品保质期满后一年，保存期限不得少于两年		
	*5.4	建立生产记录制度，批生产记录至少应当包括：生产指令，各工序生产记录、工艺参数，中间产品和产品检验报告，清场记录、物料平衡记录，生产编差处理以及最小销售包装标签的标签说明书等内容		
	5.5	根据注册或备案的产品技术要求，制定保健食品企业标准		
	5.6	工作人员进入生产区，要按规定进行洗手、消毒和更衣，不得化妆和佩带饰物，头发藏于工作帽内或使用发网约束		
	5.7	工作服的选材、式样及穿戴方式应当与生产操作和空气洁净度级别要求相适应，不同洁净级别区域的工作服不得混用		
	*5.8	原辅料和包装材料的投料使用应经过双人复核，确认其品名、批号、规格、数量等内容与生产指令等内容相符，并符合相应质量要求		
生产过程控制	5.9	物料应当经过物流通道进入生产车间，进入洁净区的物料应当除去外包装，按照有关规定进行清洁消毒		
	5.10	中间产品应当标明名称、批号、数量和储存期限，按照储存期限和条件进行储存，并在规定的时间内完成生产		
	*5.11	每批产品应当进行物料平衡检查，如有显著差异，必须查明原因，在确认无质量安全隐患后，方可按正常产品处理		
	5.12	需要杀菌灭菌的保健食品，应当按照生产工艺要求选择合适有效的杀菌或灭菌方法		
	5.13	每批产品生产结束应当按规定程序进行清场，生产用工具、容器、设备进行清洗清洁，生产操作间、生产设备和容器应当有清洁状态标识		

续表

审查项目	序号	审查内容	是否符合要求 （是/否/不适用）	核查记录
委托生产	**5.14	委托方应是保健食品注册证书持有人，受托方应能够完成委托生产品种的全部生产过程。保健食品的原注册人可以对转备案保健食品进行委托生产		
	5.15	委托双方应签订委托生产协议，明确双方的质量责任和权利义务		
	*5.16	受托方应建立受委托生产产品的质量管理制度，承担受委托生产产品的质量责任		
	5.17	受托方应留存受委托生产的产品生产记录，并做好产品留样		
		六、品质管理		
质量管理制度	*6.1	企业应制定完善的质量管理制度，至少应包括以下内容：企业组织机构与部门质量管理职责；人员培训与健康管理制度；物料供应商管理制度；物料、中间产品和成品质量标准和放行制度；设施设备保养维修制度，仪器设备检验制度；生产过程质量管理制度、贮存和运输管理制度、清场管理制度、留样管理制度，稳定性考察制度、文件与记录管理制度、生产质量管理体系运行自查制度、不合格品管理制度、实验室管理制度，产品跟踪监测制度，不安全食品召回制度以及安全事故处置制度等		
	*6.2	企业应定期对工艺操作规程、关键生产设备、空气净化系统、水处理系统、杀菌或灭菌设备等进行验证、验证结果和结论应当有记录并留存		
	6.3	建立产品记录管理制度，原料的采购、发放、投料以及产品的生产、检验、放行等记录应要有专门机构负责管理，至少保存至保健食品保质期后一年，保存期限不得少于两年		
	6.4	企业应当设立与保健食品生产规模相适应的留样室和原料标本室，具备与产品相应的存储条件		
产品留样和标签标识管理	6.5	企业生产的每批保健食品都应留样，留样数量应满足产品质量追溯检验的要求，样品至少保存至保质期后一年，保存期限不得少于两年		
	6.6	产品包装、标签和说明书应当符合保健食品管理的相关要求，企业应当设专库或专区按品种、规格分类存放，凭生产指令按需求发放使用		

续表

审查项目	序号	审查内容	是否符合要求（是/否/不适用）	核查记录
实验室设置	*6.7	自行检验的企业应当设置与生产品种和规模相适应的检验室，具备对原料、中间产品、成品进行检验所需的房间、仪器、设备及器材，并定期进行检定校准，使其经常处于良好状态		
	*6.8	每批保健食品要按照企业标准进行出厂检验，每个品种每年要按照产品技术要求至少进行一次全项目型式检验		
	6.9	对不能自行检验的项目，企业应委托具有合法资质的检验机构实施检验，并留存检验报告		
	6.10	成品检验室与保健食品生产区区分开，在洁净车间内进行的中间产品检验不得对保健食品生产过程造成影响。致病菌检测的阳性对照、微生物限度检定要分室进行，并采取有效措施，避免交叉污染		
检验报告	**6.11	企业应提供一年内的保健食品全项目检验合格报告；不能自行检验的企业，应委托具有合法资质的检验机构进行检验，并出具检验报告		
		七、库房管理		
库房管理	7.1	企业应当建立库房台账管理制度，入库存放的原辅料、包装材料以及成品，严格按照储存货位管理，确保物、卡、账一致，并与实际相符。企业使用信息化储存管理系统进行管理的，应确保信息安全备份可追溯，系统信息与实际相符		
	*7.2	库房面积应当与所生产的品种、规模相适应，根据成品贮存条件要求设置防尘、防虫、防鼠、照明、通风、避光以及温湿度控制设施		
	7.3	物料和成品应当设立专库或专区管理，物料和成品应按待检、合格、不合格分批离墙离地存放。采用信息化管理的仓库，应在管理系统内进行电子标识区分		
	*7.4	不合格的物料和成品要单独分开存放，并及时按规定处置		
	7.5	固体和液体物料应当分区存放，挥发性物料应当避免污染其他物料，相互影响风味的物料应当密闭存放		
	7.6	物料应当按规定的保质期贮存，无规定保质期的，企业需根据其贮存条件、稳定性等情况确定其贮存期限		
	7.7	物料和成品应采用近有效期先发、先产先出的原则出库，贮存期内如有特殊情况应当及时复验		

现场核查意见

不合格关键项（标注＊＊项目）	
不合格重点项（标注＊项目）	
不合格一般项	
现场核查结论	
核查人员签字	
观察员签字	
企业签字、盖章	

附件 6

保健食品生产许可技术审查报告

单位：   编号：

企业名称	
法定代表人	
地址	
申请许可事项	
审查组成员及单位	
审查情况（主要描述书面审查、现场检查的时间安排、人员分工、检查情况以及审查中发现的相关问题）	（可附页）
审查意见	（技术审查部门盖章） 年　月　日

附录 2：网络食品安全违法行为查处办法

第一章 总 则

第一条 为依法查处网络食品安全违法行为，加强网络食品安全监督管理，保证食品安全，根据《中华人民共和国食品安全法》等法律法规，制定本办法。

第二条 在中华人民共和国境内网络食品交易第三方平台提供者以及通过第三方平台或者自建的网站进行交易的食品生产经营者（以下简称入网食品生产经营者）违反食品安全法律、法规、规章或者食品安全标准行为的查处，适用本办法。

第三条 国家食品药品监督管理总局负责监督指导全国网络食品安全违法行为查处工作。

县级以上地方食品药品监督管理部门负责本行政区域内网络食品安全违法行为查处工作。

第四条 网络食品交易第三方平台提供者和入网食品生产经营者应当履行法律、法规和规章规定的食品安全义务。

网络食品交易第三方平台提供者和入网食品生产经营者应当对网络食品安全信息的真实性负责。

第五条 网络食品交易第三方平台提供者和入网食品生产经营者应当配合食品药品监督管理部门对网络食品安全违法行为的查处，按照食品药品监督管理部门的要求提供网络食品交易相关数据和信息。

第六条 鼓励网络食品交易第三方平台提供者和入网食品生产经营者开展食品安全法律、法规以及食品安全标准和食品安全知识的普及工作。

第七条 任何组织或者个人均可向食品药品监督管理部门举报网络食品安全违法行为。

第二章 网络食品安全义务

第八条 网络食品交易第三方平台提供者应当在通信主管部门批准后 30 个工作日内，向所在地省级食品药品监督管理部门备案，取得备案号。

通过自建网站交易的食品生产经营者应当在通信主管部门批准后 30 个工作日内，

向所在地市、县级食品药品监督管理部门备案，取得备案号。

省级和市、县级食品药品监督管理部门应当自完成备案后7个工作日内向社会公开相关备案信息。

备案信息包括域名、IP地址、电信业务经营许可证、企业名称、法定代表人或者负责人姓名、备案号等。

第九条 网络食品交易第三方平台提供者和通过自建网站交易的食品生产经营者应当具备数据备份、故障恢复等技术条件，保障网络食品交易数据和资料的可靠性与安全性。

第十条 网络食品交易第三方平台提供者应当建立入网食品生产经营者审查登记、食品安全自查、食品安全违法行为制止及报告、严重违法行为平台服务停止、食品安全投诉举报处理等制度，并在网络平台上公开。

第十一条 网络食品交易第三方平台提供者应当对入网食品生产经营者食品生产经营许可证、入网食品添加剂生产企业生产许可证等材料进行审查，如实记录并及时更新。

网络食品交易第三方平台提供者应当对入网食用农产品生产经营者营业执照、入网食品添加剂经营者营业执照以及入网交易食用农产品的个人的身份证号码、住址、联系方式等信息进行登记，如实记录并及时更新。

第十二条 网络食品交易第三方平台提供者应当建立入网食品生产经营者档案，记录入网食品生产经营者的基本情况、食品安全管理人员等信息。

第十三条 网络食品交易第三方平台提供者和通过自建网站交易食品的生产经营者应当记录、保存食品交易信息，保存时间不得少于产品保质期满后6个月；没有明确保质期的，保存时间不得少于2年。

第十四条 网络食品交易第三方平台提供者应当设置专门的网络食品安全管理机构或者指定专职食品安全管理人员，对平台上的食品经营行为及信息进行检查。

网络食品交易第三方平台提供者发现存在食品安全违法行为的，应当及时制止，并向所在地县级食品药品监督管理部门报告。

第十五条 网络食品交易第三方平台提供者发现入网食品生产经营者有下列严重违法行为之一的，应当停止向其提供网络交易平台服务：

（一）入网食品生产经营者因涉嫌食品安全犯罪被立案侦查或者提起公诉的；

（二）入网食品生产经营者因食品安全相关犯罪被人民法院判处刑罚的；

（三）入网食品生产经营者因食品安全违法行为被公安机关拘留或者给予其他治安管理处罚的；

（四）入网食品生产经营者被食品药品监督管理部门依法作出吊销许可证、责令停产停业等处罚的。

第十六条　入网食品生产经营者应当依法取得许可，入网食品生产者应当按照许可的类别范围销售食品，入网食品经营者应当按照许可的经营项目范围从事食品经营。法律、法规规定不需要取得食品生产经营许可的除外。

取得食品生产许可的食品生产者，通过网络销售其生产的食品，不需要取得食品经营许可。取得食品经营许可的食品经营者通过网络销售其制作加工的食品，不需要取得食品生产许可。

第十七条　入网食品生产经营者不得从事下列行为：

（一）网上刊载的食品名称、成分或者配料表、产地、保质期、贮存条件，生产者名称、地址等信息与食品标签或者标识不一致；

（二）网上刊载的非保健食品信息明示或者暗示具有保健功能；网上刊载的保健食品的注册证书或者备案凭证等信息与注册或者备案信息不一致；

（三）网上刊载的婴幼儿配方乳粉产品信息明示或者暗示具有益智、增加抵抗力、提高免疫力、保护肠道等功能或者保健作用；

（四）对在贮存、运输、食用等方面有特殊要求的食品，未在网上刊载的食品信息中予以说明和提示；

（五）法律、法规规定禁止从事的其他行为。

第十八条　通过第三方平台进行交易的食品生产经营者应当在其经营活动主页面显著位置公示其食品生产经营许可证。通过自建网站交易的食品生产经营者应当在其网站首页显著位置公示营业执照、食品生产经营许可证。

餐饮服务提供者还应当同时公示其餐饮服务食品安全监督量化分级管理信息。相关信息应当画面清晰，容易辨识。

第十九条　入网销售保健食品、特殊医学用途配方食品、婴幼儿配方乳粉的食品生产经营者，除依照本办法第十八条的规定公示相关信息外，还应当依法公示产品注册证书或者备案凭证，持有广告审查批准文号的还应当公示广告审查批准文号，并链接至食品药品监督管理部门网站对应的数据查询页面。保健食品还应当显著标明"本品不能代替药物"。

特殊医学用途配方食品中特定全营养配方食品不得进行网络交易。

第二十条　网络交易的食品有保鲜、保温、冷藏或者冷冻等特殊贮存条件要求的，入网食品生产经营者应当采取能够保证食品安全的贮存、运输措施，或者委托具备相应贮存、运输能力的企业贮存、配送。

第三章　网络食品安全违法行为查处管理

第二十一条　对网络食品交易第三方平台提供者食品安全违法行为的查处，由网络食品交易第三方平台提供者所在地县级以上地方食品药品监督管理部门管辖。

对网络食品交易第三方平台提供者分支机构的食品安全违法行为的查处，由网络食品交易第三方平台提供者所在地或者分支机构所在地县级以上地方食品药品监督管理部门管辖。

对入网食品生产经营者食品安全违法行为的查处，由入网食品生产经营者所在地或者生产经营场所所在地县级以上地方食品药品监督管理部门管辖；对应当取得食品生产经营许可而没有取得许可的违法行为的查处，由入网食品生产经营者所在地、实际生产经营地县级以上地方食品药品监督管理部门管辖。

因网络食品交易引发食品安全事故或者其他严重危害后果的，也可以由网络食品安全违法行为发生地或者违法行为结果地的县级以上地方食品药品监督管理部门管辖。

第二十二条　两个以上食品药品监督管理部门都有管辖权的网络食品安全违法案件，由最先立案查处的食品药品监督管理部门管辖。对管辖有争议的，由双方协商解决。协商不成的，报请共同的上一级食品药品监督管理部门指定管辖。

第二十三条　消费者因网络食品安全违法问题进行投诉举报的，由网络食品交易第三方平台提供者所在地、入网食品生产经营者所在地或者生产经营场所所在地等县级以上地方食品药品监督管理部门处理。

第二十四条　县级以上地方食品药品监督管理部门，对网络食品安全违法行为进行调查处理时，可以行使下列职权：

（一）进入当事人网络食品交易场所实施现场检查；

（二）对网络交易的食品进行抽样检验；

（三）询问有关当事人，调查其从事网络食品交易行为的相关情况；

（四）查阅、复制当事人的交易数据、合同、票据、账簿以及其他相关资料；

（五）调取网络交易的技术监测、记录资料；

（六）法律、法规规定可以采取的其他措施。

第二十五条　县级以上食品药品监督管理部门通过网络购买样品进行检验的，应当按照相关规定填写抽样单，记录抽检样品的名称、类别以及数量，购买样品的人员以及付款账户、注册账号、收货地址、联系方式，并留存相关票据。买样人员应当对网络购买样品包装等进行查验，对样品和备份样品分别封样，并采取拍照或者录像等手段记录拆封过程。

第二十六条　检验结果不符合食品安全标准的，食品药品监督管理部门应当按照有关规定及时将检验结果通知被抽样的入网食品生产经营者。入网食品生产经营者应当采取停止生产经营、封存不合格食品等措施，控制食品安全风险。

通过网络食品交易第三方平台购买样品的，应当同时将检验结果通知网络食品交易第三方平台提供者。网络食品交易第三方平台提供者应当依法制止不合格食品的销售。

入网食品生产经营者联系方式不详的，网络食品交易第三方平台提供者应当协助通知。入网食品生产经营者无法联系的，网络食品交易第三方平台提供者应当停止向其提供网络食品交易平台服务。

第二十七条　网络食品交易第三方平台提供者和入网食品生产经营者有下列情形之一的，县级以上食品药品监督管理部门可以对其法定代表人或者主要负责人进行责任约谈：

（一）发生食品安全问题，可能引发食品安全风险蔓延的；

（二）未及时妥善处理投诉举报的食品安全问题，可能存在食品安全隐患的；

（三）未及时采取有效措施排查、消除食品安全隐患，落实食品安全责任的；

（四）县级以上食品药品监督管理部门认为需要进行责任约谈的其他情形。

责任约谈不影响食品药品监督管理部门依法对其进行行政处理，责任约谈情况及后续处理情况应当向社会公开。

被约谈者无正当理由未按照要求落实整改的，县级以上地方食品药品监督管理部门应当增加监督检查频次。

第四章　法律责任

第二十八条　食品安全法等法律法规对网络食品安全违法行为已有规定的，从其规定。

第二十九条　违反本办法第八条规定，网络食品交易第三方平台提供者和通过自建网站交易的食品生产经营者未履行相应备案义务的，由县级以上地方食品药品监督管理部门责令改正，给予警告；拒不改正的，处5000元以上3万元以下罚款。

第三十条　违反本办法第九条规定，网络食品交易第三方平台提供者和通过自建网站交易的食品生产经营者不具备数据备份、故障恢复等技术条件，不能保障网络食品交易数据和资料的可靠性与安全性的，由县级以上地方食品药品监督管理部门责令改正，给予警告；拒不改正的，处3万元罚款。

第三十一条　违反本办法第十条规定，网络食品交易第三方平台提供者未按要求建立入网食品生产经营者审查登记、食品安全自查、食品安全违法行为制止及报告、严重违法行为平台服务停止、食品安全投诉举报处理等制度的或者未公开以上制度的，由县级以上地方食品药品监督管理部门责令改正，给予警告；拒不改正的，处5000元以上3万元以下罚款。

第三十二条 违反本办法第十一条规定，网络食品交易第三方平台提供者未对入网食品生产经营者的相关材料及信息进行审查登记、如实记录并更新的，由县级以上地方食品药品监督管理部门依照食品安全法第一百三十一条的规定处罚。

第三十三条 违反本办法第十二条规定，网络食品交易第三方平台提供者未建立入网食品生产经营者档案、记录入网食品生产经营者相关信息的，由县级以上地方食品药品监督管理部门责令改正，给予警告；拒不改正的，处5000元以上3万元以下罚款。

第三十四条 违反本办法第十三条规定，网络食品交易第三方平台提供者未按要求记录、保存食品交易信息的，由县级以上地方食品药品监督管理部门责令改正，给予警告；拒不改正的，处5000元以上3万元以下罚款。

第三十五条 违反本办法第十四条规定，网络食品交易第三方平台提供者未设置专门的网络食品安全管理机构或者指定专职食品安全管理人员对平台上的食品安全经营行为及信息进行检查的，由县级以上地方食品药品监督管理部门责令改正，给予警告；拒不改正的，处5000元以上3万元以下罚款。

第三十六条 违反本办法第十五条规定，网络食品交易第三方平台提供者发现入网食品生产经营者有严重违法行为未停止提供网络交易平台服务的，由县级以上地方食品药品监督管理部门依照食品安全法第一百三十一条的规定处罚。

第三十七条 网络食品交易第三方平台提供者未履行相关义务，导致发生下列严重后果之一的，由县级以上地方食品药品监督管理部门依照食品安全法第一百三十一条的规定责令停业，并将相关情况移送通信主管部门处理：

（一）致人死亡或者造成严重人身伤害的；

（二）发生较大级别以上食品安全事故的；

（三）发生较为严重的食源性疾病的；

（四）侵犯消费者合法权益，造成严重不良社会影响的；

（五）引发其他的严重后果的。

第三十八条 违反本办法第十六条规定，入网食品生产经营者未依法取得食品生产经营许可的，或者入网食品生产者超过许可的类别范围销售食品、入网食品经营者超过许可的经营项目范围从事食品经营的，依照食品安全法第一百二十二条的规定处罚。

第三十九条 入网食品生产经营者违反本办法第十七条禁止性规定的，由县级以上地方食品药品监督管理部门责令改正，给予警告；拒不改正的，处 5000 元以上 3 万元以下罚款。

第四十条 违反本办法第十八条规定，入网食品生产经营者未按要求进行信息公示的，由县级以上地方食品药品监督管理部门责令改正，给予警告；拒不改正的，处 5000 元以上 3 万元以下罚款。

第四十一条 违反本办法第十九条第一款规定，食品生产经营者未按要求公示特殊食品相关信息的，由县级以上地方食品药品监督管理部门责令改正，给予警告；拒不改正的，处 5000 元以上 3 万元以下罚款。

违反本办法第十九条第二款规定，食品生产经营者通过网络销售特定全营养配方食品的，由县级以上地方食品药品监督管理部门处 3 万元罚款。

第四十二条 违反本办法第二十条规定，入网食品生产经营者未按要求采取保证食品安全的贮存、运输措施，或者委托不具备相应贮存、运输能力的企业从事贮存、配送的，由县级以上地方食品药品监督管理部门依照食品安全法第一百三十二条的规定处罚。

第四十三条 违反本办法规定，网络食品交易第三方平台提供者、入网食品生产经营者提供虚假信息的，由县级以上地方食品药品监督管理部门责令改正，处 1 万元以上 3 万元以下罚款。

第四十四条 网络食品交易第三方平台提供者、入网食品生产经营者违反食品安全法规定，构成犯罪的，依法追究刑事责任。

第四十五条 食品药品监督管理部门工作人员不履行职责或者滥用职权、玩忽职守、徇私舞弊的，依法追究行政责任；构成犯罪的，移送司法机关，依法追究刑事责任。

第五章　附　则

第四十六条 对食品生产加工小作坊、食品摊贩等的网络食品安全违法行为的查处，可以参照本办法执行。

第四十七条 食品药品监督管理部门依法对网络食品安全违法行为进行查处的，应当自行政处罚决定书作出之日起 20 个工作日内，公开行政处罚决定书。

第四十八条 本办法自 2016 年 10 月 1 日起施行。

附录3：药品广告审查办法

第一条 为加强药品广告管理，保证药品广告的真实性和合法性，根据《中华人民共和国广告法》（以下简称《广告法》）、《中华人民共和国药品管理法》（以下简称《药品管理法》）和《中华人民共和国药品管理法实施条例》（以下简称《药品管理法实施条例》）及国家有关广告、药品监督管理的规定，制定本办法。

第二条 凡利用各种媒介或者形式发布的广告含有药品名称、药品适应症（功能主治）或者与药品有关的其他内容的，为药品广告，应当按照本办法进行审查。

非处方药仅宣传药品名称（含药品通用名称和药品商品名称）的，或者处方药在指定的医学药学专业刊物上仅宣传药品名称（含药品通用名称和药品商品名称）的，无需审查。

第三条 申请审查的药品广告，符合下列法律法规及有关规定的，方可予以通过审查：

（一）《广告法》；

（二）《药品管理法》；

（三）《药品管理法实施条例》；

（四）《药品广告审查发布标准》；

（五）国家有关广告管理的其他规定。

第四条 省、自治区、直辖市药品监督管理部门是药品广告审查机关，负责本行政区域内药品广告的审查工作。县级以上工商行政管理部门是药品广告的监督管理机关。

第五条 国家食品药品监督管理局对药品广告审查机关的药品广告审查工作进行指导和监督，对药品广告审查机关违反本办法的行为，依法予以处理。

第六条 药品广告批准文号的申请人必须是具有合法资格的药品生产企业或者药品经营企业。药品经营企业作为申请人的，必须征得药品生产企业的同意。

申请人可以委托代办人代办药品广告批准文号的申办事宜。

第七条 申请药品广告批准文号，应当向药品生产企业所在地的药品广告审查机关提出。

申请进口药品广告批准文号，应当向进口药品代理机构所在地的药品广告审查机关提出。

第八条 申请药品广告批准文号，应当提交《药品广告审查表》（附表1），并附与发布内容一致的样稿（样片、样带）和药品广告申请的电子文件，同时提交以下真实、合法、有效的证明文件：

（一）申请人的《营业执照》复印件；

（二）申请人的《药品生产许可证》或者《药品经营许可证》复印件；

（三）申请人是药品经营企业的，应当提交药品生产企业同意其作为申请人的证明文件原件；

（四）代办人代为申办药品广告批准文号的，应当提交申请人的委托书原件和代办人的营业执照复印件等主体资格证明文件；

（五）药品批准证明文件（含《进口药品注册证》、《医药产品注册证》）复印件、批准的说明书复印件和实际使用的标签及说明书；

（六）非处方药品广告需提交非处方药品审核登记证书复印件或相关证明文件的复印件；

（七）申请进口药品广告批准文号的，应当提供进口药品代理机构的相关资格证明文件的复印件；

（八）广告中涉及药品商品名称、注册商标、专利等内容的，应当提交相关有效证明文件的复印件以及其他确认广告内容真实性的证明文件。

提供本条规定的证明文件的复印件，需加盖证件持有单位的印章。

第九条　有下列情形之一的，药品广告审查机关不予受理该企业该品种药品广告的申请：

（一）属于本办法第二十条、第二十二条、第二十三条规定的不受理情形的；

（二）撤销药品广告批准文号行政程序正在执行中的。

第十条　药品广告审查机关收到药品广告批准文号申请后，对申请材料齐全并符合法定要求的，发给《药品广告受理通知书》；申请材料不齐全或者不符合法定要求的，应当当场或者在 5 个工作日内一次告知申请人需要补正的全部内容；逾期不告知的，自收到申请材料之日起即为受理。

第十一条　药品广告审查机关应当自受理之日起 10 个工作日内，对申请人提交的证明文件的真实性、合法性、有效性进行审查，并依法对广告内容进行审查。对审查合格的药品广告，发给药品广告批准文号；对审查不合格的药品广告，应当作出不予核发药品广告批准文号的决定，书面通知申请人并说明理由，同时告知申请人享有依法申请行政复议或者提起行政诉讼的权利。

对批准的药品广告，药品广告审查机关应当报国家食品药品监督管理局备案，并将批准的《药品广告审查表》送同级广告监督管理机关备案。国家食品药品监督管理局对备案中存在问题的药品广告，应当责成药品广告审查机关予以纠正。

对批准的药品广告，药品监督管理部门应当及时向社会予以公布。

第十二条　在药品生产企业所在地和进口药品代理机构所在地以外的省、自治区、直辖市发布药品广告的（以下简称异地发布药品广告），在发布前应当到发布地药品广告审查机关办理备案。

第十三条 异地发布药品广告备案应当提交如下材料：

（一）《药品广告审查表》复印件；

（二）批准的药品说明书复印件；

（三）电视广告和广播广告需提交与通过审查的内容相一致的录音带、光盘或者其他介质载体。

提供本条规定的材料的复印件，需加盖证件持有单位印章。

第十四条 对按照本办法第十二条、第十三条规定提出的异地发布药品广告备案申请，药品广告审查机关在受理备案申请后5个工作日内应当给予备案，在《药品广告审查表》上签注"已备案"，加盖药品广告审查专用章，并送同级广告监督管理机关备查。

备案地药品广告审查机关认为药品广告不符合有关规定的，应当填写《药品广告备案意见书》（附表2），交原审批的药品广告审查机关进行复核，并抄报国家食品药品监督管理局。

原审批的药品广告审查机关应当在收到《药品广告备案意见书》后的5个工作日内，将意见告知备案地药品广告审查机关。原审批的药品广告审查机关与备案地药品广告审查机关意见无法达成一致的，可提请国家食品药品监督管理局裁定。

第十五条 药品广告批准文号有效期为1年，到期作废。

第十六条 经批准的药品广告，在发布时不得更改广告内容。药品广告内容需要改动的，应当重新申请药品广告批准文号。

第十七条 广告申请人自行发布药品广告的，应当将《药品广告审查表》原件保存2年备查。

广告发布者、广告经营者受广告申请人委托代理、发布药品广告的，应当查验《药品广告审查表》原件，按照审查批准的内容发布，并将该《药品广告审查表》复印件保存2年备查。

第十八条 已经批准的药品广告有下列情形之一的，原审批的药品广告审查机关应当向申请人发出《药品广告复审通知书》（附表3），进行复审。复审期间，该药品广告可以继续发布。

（一）国家食品药品监督管理局认为药品广告审查机关批准的药品广告内容不符合规定的；

（二）省级以上广告监督管理机关提出复审建议的；

（三）药品广告审查机关认为应当复审的其他情形。

经复审，认为与法定条件不符的，收回《药品广告审查表》，原药品广告批准文号作废。

第十九条 有下列情形之一的，药品广告审查机关应当注销药品广告批准文号：

（一）《药品生产许可证》、《药品经营许可证》被吊销的；

（二）药品批准证明文件被撤销、注销的；

（三）国家食品药品监督管理局或者省、自治区、直辖市药品监督管理部门责令停止生产、销售和使用的药品。

第二十条 篡改经批准的药品广告内容进行虚假宣传的，由药品监督管理部门责令立即停止该药品广告的发布，撤销该品种药品广告批准文号，1年内不受理该品种的广告审批申请。

第二十一条 对任意扩大产品适应症（功能主治）范围、绝对化夸大药品疗效、严重欺骗和误导消费者的违法广告，省以上药品监督管理部门一经发现，应当采取行政强制措施，暂停该药品在辖区内的销售，同时责令违法发布药品广告的企业在当地相应的媒体发布更正启事。违法发布药品广告的企业按要求发布更正启事后，省以上药品监督管理部门应当在15个工作日内做出解除行政强制措施的决定；需要进行药品检验的，药品监督管理部门应当自检验报告书发出之日起15日内，做出是否解除行政强制措施的决定。

第二十二条 对提供虚假材料申请药品广告审批，被药品广告审查机关在受理审查中发现的，1年内不受理该企业该品种的广告审批申请。

第二十三条 对提供虚假材料申请药品广告审批，取得药品广告批准文号的，药品广告审查机关在发现后应当撤销该药品广告批准文号，并3年内不受理该企业该品种的广告审批申请。

第二十四条 按照本办法第十八条、第十九条、第二十条和第二十三条被收回、注销或者撤销药品广告批准文号的药品广告，必须立即停止发布；异地药品广告审查机关停止受理该企业该药品广告批准文号的广告备案。

药品广告审查机关按照本办法第十八条、第十九条、第二十条和第二十三条收回、注销或者撤销药品广告批准文号的，应当自做出行政处理决定之日起5个工作日内通知同级广告监督管理机关，由广告监督管理机关依法予以处理。

第二十五条 异地发布药品广告未向发布地药品广告审查机关备案的，发布地药品广告审查机关发现后，应当责令限期办理备案手续，逾期不改正的，停止该药品品种在发布地的广告发布活动。

第二十六条 县级以上药品监督管理部门应当对审查批准的药品广告发布情况进行监测检查。对违法发布的药品广告，各级药品监督管理部门应当填写《违法药品广告移送通知书》（附表4），连同违法药品广告样件等材料，移送同级广告监督管理机关查处；属于异地发布篡改经批准的药品广告内容的，发布地药品广告审查机关还应当向原审批的药品广告审查机关提出依照《药品管理法》第九十二条、本办法第二十条撤销药品广告批准文号的建议。

第二十七条 对发布违法药品广告，情节严重的，省、自治区、直辖市药品监督管理部门予以公告，并及时上报国家食品药品监督管理局，国家食品药品监督管理局定期汇总发布。

对发布虚假违法药品广告情节严重的，必要时，由国家工商行政管理总局会同国家食品药品监督管理局联合予以公告。

第二十八条 对未经审查批准发布的药品广告，或者发布的药品广告与审查批准的内容不一致的，广告监督管理机关应当依据《广告法》第四十三条规定予以处罚；构成虚假广告或者引人误解的虚假宣传的，广告监督管理机关依据《广告法》第三十七条、《反不正当竞争法》第二十四条规定予以处罚。

广告监督管理机关在查处违法药品广告案件中，涉及到药品专业技术内容需要认定的，应当将需要认定的内容通知省级以上药品监督管理部门，省级以上药品监督管理部门应在收到通知书后的 10 个工作日内将认定结果反馈广告监督管理机关。

第二十九条 药品广告审查工作人员和药品广告监督工作人员应当接受《广告法》、《药品管理法》等有关法律法规的培训。药品广告审查机关和药品广告监督管理机关的工作人员玩忽职守、滥用职权、徇私舞弊的，给予行政处分。构成犯罪的，依法追究刑事责任。

第三十条 药品广告批准文号为 "X 药广审（视）第 0000000000 号"、"X 药广审（声）第 0000000000 号"、"X 药广审（文）第 0000000000 号"。其中 "X" 为各省、自治区、直辖市的简称。"0" 为由 10 位数字组成，前 6 位代表审查年月，后 4 位代表广告批准序号。"视"、"声"、"文" 代表用于广告媒介形式的分类代号。

第三十一条 本办法自 2007 年 5 月 1 日起实施。1995 年 3 月 22 日国家工商行政管理局、卫生部发布的《药品广告审查办法》（国家工商行政管理局令第 25 号）同时废止。

附录4：药品广告审查发布标准

第一条 为了保证药品广告真实、合法、科学，制定本标准。

第二条 发布药品广告，应当遵守《中华人民共和国广告法》、《中华人民共和国药品管理法》和《中华人民共和国药品管理法实施条例》、《中华人民共和国反不正当竞争法》及国家有关法规。

第三条 下列药品不得发布广告：

（一）麻醉药品、精神药品、医疗用毒性药品、放射性药品；

（二）医疗机构配制的制剂；

（三）军队特需药品；

（四）国家食品药品监督管理局依法明令停止或者禁止生产、销售和使用的药品；

（五）批准试生产的药品。

第四条 处方药可以在卫生部和国家食品药品监督管理局共同指定的医学、药学专业刊物上发布广告，但不得在大众传播媒介发布广告或者以其他方式进行以公众为对象的广告宣传。不得以赠送医学、药学专业刊物等形式向公众发布处方药广告。

第五条 处方药名称与该药品的商标、生产企业字号相同的，不得使用该商标、企业字号在医学、药学专业刊物以外的媒介变相发布广告。

不得以处方药名称或者以处方药名称注册的商标以及企业字号为各种活动冠名。

第六条 药品广告内容涉及药品适应症或者功能主治、药理作用等内容的宣传，应当以国务院食品药品监督管理部门批准的说明书为准，不得进行扩大或者恶意隐瞒的宣传，不得含有说明书以外的理论、观点等内容。

第七条 药品广告中必须标明药品的通用名称、忠告语、药品广告批准文号、药品生产批准文号；以非处方药商品名称为各种活动冠名的，可以只发布药品商品名称。

药品广告必须标明药品生产企业或者药品经营企业名称，不得单独出现"咨询热线"

"咨询电话"等内容。

非处方药广告必须同时标明非处方药专用标识（OTC）。

药品广告中不得以产品注册商标代替药品名称进行宣传，但经批准作为药品商品名称使用的文字型注册商标除外。

已经审查批准的药品广告在广播电台发布时，可不播出药品广告批准文号。

第八条 处方药广告的忠告语是："本广告仅供医学药学专业人士阅读"。

非处方药广告的忠告语是："请按药品说明书或在药师指导下购买和使用"。

第九条 药品广告中涉及改善和增强性功能内容的，必须与经批准的药品说明书中的适应症或者功能主治完全一致。

电视台、广播电台不得在 7:00—22:00 发布含有上款内容的广告。

第十条 药品广告中有关药品功能疗效的宣传应当科学准确，不得出现下列情形：

（一）含有不科学地表示功效的断言或者保证的；

（二）说明治愈率或者有效率的；

（三）与其他药品的功效和安全性进行比较的；

（四）违反科学规律，明示或者暗示包治百病、适应所有症状的；

（五）含有"安全无毒副作用""毒副作用小"等内容的；含有明示或者暗示中成药为"天然"药品，因而安全性有保证等内容的；

（六）含有明示或者暗示该药品为正常生活和治疗病症所必需等内容的；

（七）含有明示或暗示服用该药能应付现代紧张生活和升学、考试等需要，能够帮助提高成绩、使精力旺盛、增强竞争力、增高、益智等内容的；

（八）其他不科学的用语或者表示，如"最新技术""最高科学""最先进制法"等。

第十一条 非处方药广告不得利用公众对于医药学知识的缺乏，使用公众难以理解和容易引起混淆的医学、药学术语，造成公众对药品功效与安全性的误解。

第十二条 药品广告应当宣传和引导合理用药，不得直接或者间接怂恿任意、过量地购买和使用药品，不得含有以下内容：

（一）含有不科学的表述或者使用不恰当的表现形式，引起公众对所处健康状况和所患疾病产生不必要的担忧和恐惧，或者使公众误解不使用该药品会患某种疾病或加重病情的；

（二）含有免费治疗、免费赠送、有奖销售、以药品作为礼品或者奖品等促销药品内容的；

（三）含有"家庭必备"或者类似内容的；

（四）含有"无效退款""保险公司保险"等保证内容的；

（五）含有评比、排序、推荐、指定、选用、获奖等综合性评价内容的。

第十三条 药品广告不得含有利用医药科研单位、学术机构、医疗机构或者专家、医生、患者的名义和形象作证明的内容。

药品广告不得使用国家机关和国家机关工作人员的名义。

药品广告不得含有军队单位或者军队人员的名义、形象。不得利用军队装备、设施从事药品广告宣传。

第十四条 药品广告不得含有涉及公共信息、公共事件或其他与公共利益相关联的内容，如各类疾病信息、经济社会发展成果或医药科学以外的科技成果。

第十五条 药品广告不得在未成年人出版物和广播电视频道、节目、栏目上发布。

药品广告不得以儿童为诉求对象，不得以儿童名义介绍药品。

第十六条 药品广告不得含有医疗机构的名称、地址、联系办法、诊疗项目、诊疗方法以及有关义诊、医疗（热线）咨询、开设特约门诊等医疗服务的内容。

第十七条 按照本标准第七条规定必须在药品广告中出现的内容，其字体和颜色必须清晰可见、易于辨认。上述内容在电视、电影、互联网、显示屏等媒体发布时，出现时间不得少于5秒。

第十八条 违反本标准规定发布的广告，构成虚假广告或者引人误解的虚假宣传的，依照《广告法》第三十七条、《反不正当竞争法》第二十四条处罚。

违反本标准第四条、第五条规定发布药品广告的，依照《广告法》第三十九条处罚。

违反本标准第三条、第六条等规定发布药品广告的，依照《广告法》第四十一条处罚。

违反本标准其他规定发布广告，《广告法》有规定的，依照《广告法》处罚；《广告法》没有具体规定的，对负有责任的广告主、广告经营者、广告发布者，处以一万元以下罚款；有违法所得的，处以违法所得三倍以下但不超过三万元的罚款。

第十九条 本标准自2007年5月1日起施行。1995年3月28日国家工商行政管理局令第27号发布的《药品广告审查标准》同时废止。

附录5：药品流通监督管理办法

第一章　总　则

第一条　为加强药品监督管理，规范药品流通秩序，保证药品质量，根据《中华人民共和国药品管理法》（以下简称《药品管理法》）、《中华人民共和国药品管理法实施条例》（以下简称《药品管理法实施条例》）和有关法律、法规的规定，制定本办法。

第二条　在中华人民共和国境内从事药品购销及监督管理的单位或者个人，应当遵守本办法。

第三条　药品生产、经营企业、医疗机构应当对其生产、经营、使用的药品质量负责。

药品生产、经营企业在确保药品质量安全的前提下，应当适应现代药品流通发展方向，进行改革和创新。

第四条　药品监督管理部门鼓励个人和组织对药品流通实施社会监督。对违反本办法的行为，任何个人和组织都有权向药品监督管理部门举报和控告。

第二章　药品生产、经营企业购销药品的监督管理

第五条　药品生产、经营企业对其药品购销行为负责，对其销售人员或设立的办事机构以本企业名义从事的药品购销行为承担法律责任。

第六条　药品生产、经营企业应当对其购销人员进行药品相关的法律、法规和专业知识培训，建立培训档案，培训档案中应当记录培训时间、地点、内容及接受培训的人员。

第七条　药品生产、经营企业应当加强对药品销售人员的管理，并对其销售行为作出具体规定。

第八条　药品生产、经营企业不得在经药品监督管理部门核准的地址以外的场所储存或者现货销售药品。

第九条　药品生产企业只能销售本企业生产的药品，不得销售本企业受委托生产的或者他人生产的药品。

第十条　药品生产企业、药品批发企业销售药品时，应当提供下列资料：

（一）加盖本企业原印章的《药品生产许可证》或《药品经营许可证》和营业执照的复印件；

（二）加盖本企业原印章的所销售药品的批准证明文件复印件；

（三）销售进口药品的，按照国家有关规定提供相关证明文件。

药品生产企业、药品批发企业派出销售人员销售药品的，除本条前款规定的资料外，还应当提供加盖本企业原印章的授权书复印件。授权书原件应当载明授权销售的品种、地域、期限，注明销售人员的身份证号码，并加盖本企业原印章和企业法定代表人印章（或者签名）。销售人员应当出示授权书原件及本人身份证原件，供药品采购方核实。

第十一条 药品生产企业、药品批发企业销售药品时，应当开具标明供货单位名称、药品名称、生产厂商、批号、数量、价格等内容的销售凭证。

药品零售企业销售药品时，应当开具标明药品名称、生产厂商、数量、价格、批号等内容的销售凭证。

第十二条 药品生产、经营企业采购药品时，应按本办法第十条规定索取、查验、留存供货企业有关证件、资料，按本办法第十一条规定索取、留存销售凭证。

药品生产、经营企业按照本条前款规定留存的资料和销售凭证，应当保存至超过药品有效期1年，但不得少于3年。

第十三条 药品生产、经营企业知道或者应当知道他人从事无证生产、经营药品行为的，不得为其提供药品。

第十四条 药品生产、经营企业不得为他人以本企业的名义经营药品提供场所，或者资质证明文件，或者票据等便利条件。

第十五条 药品生产、经营企业不得以展示会、博览会、交易会、订货会、产品宣传会等方式现货销售药品。

第十六条 药品经营企业不得购进和销售医疗机构配制的制剂。

第十七条 未经药品监督管理部门审核同意，药品经营企业不得改变经营方式。

药品经营企业应当按照《药品经营许可证》许可的经营范围经营药品。

第十八条 药品零售企业应当按照国家食品药品监督管理局药品分类管理规定的要求，凭处方销售处方药。

经营处方药和甲类非处方药的药品零售企业，执业药师或者其他依法经资格认定的药学技术人员不在岗时，应当挂牌告知，并停止销售处方药和甲类非处方药。

第十九条 药品说明书要求低温、冷藏储存的药品，药品生产、经营企业应当按照有关规定，使用低温、冷藏设施设备运输和储存。

药品监督管理部门发现药品生产、经营企业违反本条前款规定的，应当立即查封、扣押所涉药品，并依法进行处理。

第二十条　药品生产、经营企业不得以搭售、买药品赠药品、买商品赠药品等方式向公众赠送处方药或者甲类非处方药。

第二十一条　药品生产、经营企业不得采用邮售、互联网交易等方式直接向公众销售处方药。

第二十二条　禁止非法收购药品。

第三章　医疗机构购进、储存药品的监督管理

第二十三条　医疗机构设置的药房，应当具有与所使用药品相适应的场所、设备、仓储设施和卫生环境，配备相应的药学技术人员，并设立药品质量管理机构或者配备质量管理人员，建立药品保管制度。

第二十四条　医疗机构购进药品时，应当按照本办法第十二条规定，索取、查验、保存供货企业有关证件、资料、票据。

第二十五条　医疗机构购进药品，必须建立并执行进货检查验收制度，并建有真实完整的药品购进记录。药品购进记录必须注明药品的通用名称、生产厂商（中药材标明产地）、剂型、规格、批号、生产日期、有效期、批准文号、供货单位、数量、价格、购进日期。

药品购进记录必须保存至超过药品有效期1年，但不得少于3年。

第二十六条　医疗机构储存药品，应当制订和执行有关药品保管、养护的制度，并采取必要的冷藏、防冻、防潮、避光、通风、防火、防虫、防鼠等措施，保证药品质量。

医疗机构应当将药品与非药品分开存放；中药材、中药饮片、化学药品、中成药应分别储存、分类存放。

第二十七条　医疗机构和计划生育技术服务机构不得未经诊疗直接向患者提供药品。

第二十八条　医疗机构不得采用邮售、互联网交易等方式直接向公众销售处方药。

第二十九条　医疗机构以集中招标方式采购药品的，应当遵守《药品管理法》、《药品管理法实施条例》及本办法的有关规定。

第四章　法律责任

第三十条　有下列情形之一的，责令限期改正，给予警告；逾期不改正的，处以

五千元以上二万元以下的罚款：

（一）药品生产、经营企业违反本办法第六条规定的；

（二）药品生产、批发企业违反本办法第十一条第一款规定的；

（三）药品生产、经营企业违反本办法第十二条，未按照规定留存有关资料、销售凭证的。

第三十一条 药品生产、经营企业违反本办法第七条规定的，给予警告，责令限期改正。

第三十二条 有下列情形之一的，依照《药品管理法》第七十三条规定，没收违法销售的药品和违法所得，并处违法销售的药品货值金额二倍以上五倍以下的罚款：

（一）药品生产、经营企业违反本办法第八条规定，在经药品监督管理部门核准的地址以外的场所现货销售药品的；

（二）药品生产企业违反本办法第九条规定的；

（三）药品生产、经营企业违反本办法第十五条规定的；

（四）药品经营企业违反本办法第十七条规定的。

第三十三条 药品生产、经营企业违反本办法第八条规定，在经药品监督管理部门核准的地址以外的场所储存药品的，按照《药品管理法实施条例》第七十四条的规定予以处罚。

第三十四条 药品零售企业违反本办法第十一条第二款规定的，责令改正，给予警告；逾期不改正的，处以五百元以下的罚款。

第三十五条 违反本办法第十三条规定，药品生产、经营企业知道或者应当知道他人从事无证生产、经营药品行为而为其提供药品的，给予警告，责令改正，并处一万元以下的罚款，情节严重的，处一万元以上三万元以下的罚款。

第三十六条 药品生产、经营企业违反本办法第十四条规定的，按照《药品管理法》第八十二条的规定予以处罚。

第三十七条 违反本办法第十六条规定，药品经营企业购进或者销售医疗机构配制的制剂的，按照《药品管理法》第八十条规定予以处罚。

第三十八条 药品零售企业违反本办法第十八条第一款规定的，责令限期改正，给予警告；逾期不改正或者情节严重的，处以一千元以下的罚款。

违反本办法第十八条第二款规定，药品零售企业在执业药师或者其他依法经过资格认定的药学技术人员不在岗时销售处方药或者甲类非处方药的，责令限期改正，给予警告；逾期不改正的，处以一千元以下的罚款。

第三十九条 药品生产、批发企业违反本办法第十九条规定，未在药品说明书规定的低温、冷藏条件下运输药品的，给予警告，责令限期改正；逾期不改正的，处以五千元以上二万元以下的罚款；有关药品经依法确认属于假劣药品的，按照《药品管理法》有关规定予以处罚。

药品生产、批发企业违反本办法第十九条规定，未在药品说明书规定的低温、冷藏条件下储存药品的，按照《药品管理法》第七十九条的规定予以处罚；有关药品经依法确认属于假劣药品的，按照《药品管理法》有关规定予以处罚。

第四十条　药品生产、经营企业违反本办法第二十条规定的，限期改正，给予警告；逾期不改正或者情节严重的，处以赠送药品货值金额二倍以下的罚款，但是最高不超过三万元。

第四十一条　违反本办法第二十三条至第二十七条的，责令限期改正，情节严重的，给予通报。

第四十二条　药品生产、经营企业违反本办法第二十一条、医疗机构违反本办法第二十八条规定，以邮售、互联网交易等方式直接向公众销售处方药的，责令改正，给予警告，并处销售药品货值金额二倍以下的罚款，但是最高不超过三万元。

第四十三条　违反本办法第二十二条规定非法收购药品的，按照《药品管理法》第七十三条的规定予以处罚。

第四十四条　药品监督管理部门及其工作人员玩忽职守，对应当予以制止和处罚的违法行为不予制止、处罚的，对直接负责的主管人员和其他直接责任人员给予行政处分；构成犯罪的，依法追究刑事责任。

第五章　附　则

第四十五条　本办法所称药品现货销售，是指药品生产、经营企业或其委派的销售人员，在药品监督管理部门核准的地址以外的其他场所，携带药品现货向不特定对象现场销售药品的行为。

第四十六条　实行特殊管理的药品、疫苗、军队用药品的流通监督管理，有关法律、法规、规章另有规定的，从其规定。

第四十七条　本办法自 2007 年 5 月 1 日起施行。自本办法施行之日起，1999 年 8 月 1 日实施的国家药品监督管理局《药品流通监督管理办法（暂行）》（国家药品监督管理局第 7 号令）同时废止。

附录6：中华人民共和国药品管理法

（1984年9月20日第六届全国人民代表大会常务委员会第七次会议通过；2001年2月28日第九届全国人民代表大会常务委员会第二十次会议第一次修订；根据2013年12月28日第十二届全国人民代表大会常务委员会第六次会议《关于修改〈中华人民共和国海洋环境保护法〉等七部法律的决定》第一次修正；根据2015年4月24日第十二届全国人民代表大会常务委员会第十四次会议《关于修改〈中华人民共和国药品管理法〉的决定》第二次修正；2019年8月26日第十三届全国人民代表大会常务委员会第十二次会议第二次修订）

第一章 总 则

第一条 为了加强药品管理，保证药品质量，保障公众用药安全和合法权益，保护和促进公众健康，制定本法。

第二条 在中华人民共和国境内从事药品研制、生产、经营、使用和监督管理活动，适用本法。

本法所称药品，是指用于预防、治疗、诊断人的疾病，有目的地调节人的生理机能并规定有适应症或者功能主治、用法和用量的物质，包括中药、化学药和生物制品等。

第三条 药品管理应当以人民健康为中心，坚持风险管理、全程管控、社会共治的原则，建立科学、严格的监督管理制度，全面提升药品质量，保障药品的安全、有效、可及。

第四条 国家发展现代药和传统药，充分发挥其在预防、医疗和保健中的作用。

国家保护野生药材资源和中药品种，鼓励培育道地中药材。

第五条 国家鼓励研究和创制新药，保护公民、法人和其他组织研究、开发新药的合法权益。

第六条 国家对药品管理实行药品上市许可持有人制度。药品上市许可持有人依法对药品研制、生产、经营、使用全过程中药品的安全性、有效性和质量可控性负责。

第七条 从事药品研制、生产、经营、使用活动，应当遵守法律、法规、规章、标准和规范，保证全过程信息真实、准确、完整和可追溯。

第八条 国务院药品监督管理部门主管全国药品监督管理工作。国务院有关部门在各自职责范围内负责与药品有关的监督管理工作。国务院药品监督管理部门配合国务院有关部门，执行国家药品行业发展规划和产业政策。

省、自治区、直辖市人民政府药品监督管理部门负责本行政区域内的药品监督管理工作。设区的市级、县级人民政府承担药品监督管理职责的部门（以下称药品监督管理部门）负责本行政区域内的药品监督管理工作。县级以上地方人民政府有关部门在各自职责范围内负责与药品有关的监督管理工作。

第九条 县级以上地方人民政府对本行政区域内的药品监督管理工作负责，统一领导、组织、协调本行政区域内的药品监督管理工作以及药品安全突发事件应对工作，建立健全药品监督管理工作机制和信息共享机制。

第十条 县级以上人民政府应当将药品安全工作纳入本级国民经济和社会发展规划，将药品安全工作经费列入本级政府预算，加强药品监督管理能力建设，为药品安全工作提供保障。

第十一条 药品监督管理部门设置或者指定的药品专业技术机构，承担依法实施药品监督管理所需的审评、检验、核查、监测与评价等工作。

第十二条 国家建立健全药品追溯制度。国务院药品监督管理部门应当制定统一的药品追溯标准和规范，推进药品追溯信息互通互享，实现药品可追溯。

国家建立药物警戒制度，对药品不良反应及其他与用药有关的有害反应进行监测、识别、评估和控制。

第十三条 各级人民政府及其有关部门、药品行业协会等应当加强药品安全宣传教育，开展药品安全法律法规等知识的普及工作。

新闻媒体应当开展药品安全法律法规等知识的公益宣传，并对药品违法行为进行舆论监督。有关药品的宣传报道应当全面、科学、客观、公正。

第十四条 药品行业协会应当加强行业自律，建立健全行业规范，推动行业诚信体系建设，引导和督促会员依法开展药品生产经营等活动。

第十五条 县级以上人民政府及其有关部门对在药品研制、生产、经营、使用和监督管理工作中做出突出贡献的单位和个人，按照国家有关规定给予表彰、奖励。

第二章 药品研制和注册

第十六条 国家支持以临床价值为导向、对人的疾病具有明确或者特殊疗效的药物创新，鼓励具有新的治疗机理、治疗严重危及生命的疾病或者罕见病、对人体具有多靶向系统性调节干预功能等的新药研制，推动药品技术进步。

国家鼓励运用现代科学技术和传统中药研究方法开展中药科学技术研究和药物开

发，建立和完善符合中药特点的技术评价体系，促进中药传承创新。

国家采取有效措施，鼓励儿童用药品的研制和创新，支持开发符合儿童生理特征的儿童用药品新品种、剂型和规格，对儿童用药品予以优先审评审批。

第十七条 从事药品研制活动，应当遵守药物非临床研究质量管理规范、药物临床试验质量管理规范，保证药品研制全过程持续符合法定要求。

药物非临床研究质量管理规范、药物临床试验质量管理规范由国务院药品监督管理部门会同国务院有关部门制定。

第十八条 开展药物非临床研究，应当符合国家有关规定，有与研究项目相适应的人员、场地、设备、仪器和管理制度，保证有关数据、资料和样品的真实性。

第十九条 开展药物临床试验，应当按照国务院药品监督管理部门的规定如实报送研制方法、质量指标、药理及毒理试验结果等有关数据、资料和样品，经国务院药品监督管理部门批准。国务院药品监督管理部门应当自受理临床试验申请之日起六十个工作日内决定是否同意并通知临床试验申办者，逾期未通知的，视为同意。其中，开展生物等效性试验的，报国务院药品监督管理部门备案。

开展药物临床试验，应当在具备相应条件的临床试验机构进行。药物临床试验机构实行备案管理，具体办法由国务院药品监督管理部门、国务院卫生健康主管部门共同制定。

第二十条 开展药物临床试验，应当符合伦理原则，制定临床试验方案，经伦理委员会审查同意。

伦理委员会应当建立伦理审查工作制度，保证伦理审查过程独立、客观、公正，监督规范开展药物临床试验，保障受试者合法权益，维护社会公共利益。

第二十一条 实施药物临床试验，应当向受试者或者其监护人如实说明和解释临床试验的目的和风险等详细情况，取得受试者或者其监护人自愿签署的知情同意书，并采取有效措施保护受试者合法权益。

第二十二条 药物临床试验期间，发现存在安全性问题或者其他风险的，临床试验申办者应当及时调整临床试验方案、暂停或者终止临床试验，并向国务院药品监督管理部门报告。必要时，国务院药品监督管理部门可以责令调整临床试验方案、暂停或者终止临床试验。

第二十三条 对正在开展临床试验的用于治疗严重危及生命且尚无有效治疗手段的疾病的药物，经医学观察可能获益，并且符合伦理原则的，经审查、知情同意后可以在开展临床试验的机构内用于其他病情相同的患者。

第二十四条 在中国境内上市的药品，应当经国务院药品监督管理部门批准，取得药品注册证书；但是，未实施审批管理的中药材和中药饮片除外。实施审批管理的中药材、中药饮片品种目录由国务院药品监督管理部门会同国务院中医药主管部门制定。

申请药品注册，应当提供真实、充分、可靠的数据、资料和样品，证明药品的安全性、有效性和质量可控性。

第二十五条 对申请注册的药品，国务院药品监督管理部门应当组织药学、医学和其他技术人员进行审评，对药品的安全性、有效性和质量可控性以及申请人的质量管理、风险防控和责任赔偿等能力进行审查；符合条件的，颁发药品注册证书。

国务院药品监督管理部门在审批药品时，对化学原料药一并审评审批，对相关辅料、直接接触药品的包装材料和容器一并审评，对药品的质量标准、生产工艺、标签和说明书一并核准。

本法所称辅料，是指生产药品和调配处方时所用的赋形剂和附加剂。

第二十六条 对治疗严重危及生命且尚无有效治疗手段的疾病以及公共卫生方面急需的药品，药物临床试验已有数据显示疗效并能预测其临床价值的，可以附条件批准，并在药品注册证书中载明相关事项。

第二十七条 国务院药品监督管理部门应当完善药品审评审批工作制度，加强能力建设，建立健全沟通交流、专家咨询等机制，优化审评审批流程，提高审评审批效率。

批准上市药品的审评结论和依据应当依法公开，接受社会监督。对审评审批中知悉的商业秘密应当保密。

第二十八条 药品应当符合国家药品标准。经国务院药品监督管理部门核准的药品质量标准高于国家药品标准的，按照经核准的药品质量标准执行；没有国家药品标准的，应当符合经核准的药品质量标准。

国务院药品监督管理部门颁布的《中华人民共和国药典》和药品标准为国家药品标准。

国务院药品监督管理部门会同国务院卫生健康主管部门组织药典委员会，负责国家药品标准的制定和修订。

国务院药品监督管理部门设置或者指定的药品检验机构负责标定国家药品标准品、对照品。

第二十九条 列入国家药品标准的药品名称为药品通用名称。已经作为药品通用名称的，该名称不得作为药品商标使用。

第三章　药品上市许可持有人

第三十条 药品上市许可持有人是指取得药品注册证书的企业或者药品研制机

构等。

药品上市许可持有人应当依照本法规定，对药品的非临床研究、临床试验、生产经营、上市后研究、不良反应监测及报告与处理等承担责任。其他从事药品研制、生产、经营、储存、运输、使用等活动的单位和个人依法承担相应责任。

药品上市许可持有人的法定代表人、主要负责人对药品质量全面负责。

第三十一条 药品上市许可持有人应当建立药品质量保证体系，配备专门人员独立负责药品质量管理。

药品上市许可持有人应当对受托药品生产企业、药品经营企业的质量管理体系进行定期审核，监督其持续具备质量保证和控制能力。

第三十二条 药品上市许可持有人可以自行生产药品，也可以委托药品生产企业生产。

药品上市许可持有人自行生产药品的，应当依照本法规定取得药品生产许可证；委托生产的，应当委托符合条件的药品生产企业。药品上市许可持有人和受托生产企业应当签订委托协议和质量协议，并严格履行协议约定的义务。

国务院药品监督管理部门制定药品委托生产质量协议指南，指导、监督药品上市许可持有人和受托生产企业履行药品质量保证义务。

血液制品、麻醉药品、精神药品、医疗用毒性药品、药品类易制毒化学品不得委托生产；但是，国务院药品监督管理部门另有规定的除外。

第三十三条 药品上市许可持有人应当建立药品上市放行规程，对药品生产企业出厂放行的药品进行审核，经质量受权人签字后方可放行。不符合国家药品标准的，不得放行。

第三十四条 药品上市许可持有人可以自行销售其取得药品注册证书的药品，也可以委托药品经营企业销售。药品上市许可持有人从事药品零售活动的，应当取得药品经营许可证。

药品上市许可持有人自行销售药品的，应当具备本法第五十二条规定的条件；委托销售的，应当委托符合条件的药品经营企业。药品上市许可持有人和受托经营企业应当签订委托协议，并严格履行协议约定的义务。

第三十五条 药品上市许可持有人、药品生产企业、药品经营企业委托储存、运输药品的，应当对受托方的质量保证能力和风险管理能力进行评估，与其签订委托协议，约定药品质量责任、操作规程等内容，并对受托方进行监督。

第三十六条 药品上市许可持有人、药品生产企业、药品经营企业和医疗机构应当建立并实施药品追溯制度，按照规定提供追溯信息，保证药品可追溯。

第三十七条 药品上市许可持有人应当建立年度报告制度，每年将药品生产销售、上市后研究、风险管理等情况按照规定向省、自治区、直辖市人民政府药品监督管理部门报告。

第三十八条 药品上市许可持有人为境外企业的，应当由其指定的在中国境内的企业法人履行药品上市许可持有人义务，与药品上市许可持有人承担连带责任。

第三十九条 中药饮片生产企业履行药品上市许可持有人的相关义务，对中药饮片生产、销售实行全过程管理，建立中药饮片追溯体系，保证中药饮片安全、有效、可追溯。

第四十条 经国务院药品监督管理部门批准，药品上市许可持有人可以转让药品上市许可。受让方应当具备保障药品安全性、有效性和质量可控性的质量管理、风险防控和责任赔偿等能力，履行药品上市许可持有人义务。

第四章　药品生产

第四十一条 从事药品生产活动，应当经所在地省、自治区、直辖市人民政府药品监督管理部门批准，取得药品生产许可证。无药品生产许可证的，不得生产药品。

药品生产许可证应当标明有效期和生产范围，到期重新审查发证。

第四十二条 从事药品生产活动，应当具备以下条件：

（一）有依法经过资格认定的药学技术人员、工程技术人员及相应的技术工人；

（二）有与药品生产相适应的厂房、设施和卫生环境；

（三）有能对所生产药品进行质量管理和质量检验的机构、人员及必要的仪器设备；

（四）有保证药品质量的规章制度，并符合国务院药品监督管理部门依据本法制定的药品生产质量管理规范要求。

第四十三条 从事药品生产活动，应当遵守药品生产质量管理规范，建立健全药品生产质量管理体系，保证药品生产全过程持续符合法定要求。

药品生产企业的法定代表人、主要负责人对本企业的药品生产活动全面负责。

第四十四条 药品应当按照国家药品标准和经药品监督管理部门核准的生产工艺进行生产。生产、检验记录应当完整准确，不得编造。

中药饮片应当按照国家药品标准炮制；国家药品标准没有规定的，应当按照省、自治区、直辖市人民政府药品监督管理部门制定的炮制规范炮制。省、自治区、直辖市人民政府药品监督管理部门制定的炮制规范应当报国务院药品监督管理部门备案。不符合国家药品标准或者不按照省、自治区、直辖市人民政府药品监督管理部门制定的炮制规范炮制的，不得出厂、销售。

第四十五条 生产药品所需的原料、辅料，应当符合药用要求、药品生产质量管理规范的有关要求。

生产药品，应当按照规定对供应原料、辅料等的供应商进行审核，保证购进、使用的原料、辅料等符合前款规定要求。

第四十六条 直接接触药品的包装材料和容器，应当符合药用要求，符合保障人体健康、安全的标准。

对不合格的直接接触药品的包装材料和容器，由药品监督管理部门责令停止使用。

第四十七条 药品生产企业应当对药品进行质量检验。不符合国家药品标准的，不得出厂。

药品生产企业应当建立药品出厂放行规程，明确出厂放行的标准、条件。符合标准、条件的，经质量受权人签字后方可放行。

第四十八条 药品包装应当适合药品质量的要求，方便储存、运输和医疗使用。

发运中药材应当有包装。在每件包装上，应当注明品名、产地、日期、供货单位，并附有质量合格的标志。

第四十九条 药品包装应当按照规定印有或者贴有标签并附有说明书。

标签或者说明书应当注明药品的通用名称、成份、规格、上市许可持有人及其地址、生产企业及其地址、批准文号、产品批号、生产日期、有效期、适应症或者功能主治、用法、用量、禁忌、不良反应和注意事项。标签、说明书中的文字应当清晰，生产日期、有效期等事项应当显著标注，容易辨识。

麻醉药品、精神药品、医疗用毒性药品、放射性药品、外用药品和非处方药的标签、说明书，应当印有规定的标志。

第五十条 药品上市许可持有人、药品生产企业、药品经营企业和医疗机构中直接接触药品的工作人员，应当每年进行健康检查。患有传染病或者其他可能污染药品的疾病的，不得从事直接接触药品的工作。

第五章 药品经营

第五十一条 从事药品批发活动，应当经所在地省、自治区、直辖市人民政府药品监督管理部门批准，取得药品经营许可证。从事药品零售活动，应当经所在地县级以上地方人民政府药品监督管理部门批准，取得药品经营许可证。无药品经营许可证的，不得经营药品。

药品经营许可证应当标明有效期和经营范围，到期重新审查发证。

药品监督管理部门实施药品经营许可，除依据本法第五十二条规定的条件外，还应当遵循方便群众购药的原则。

第五十二条 从事药品经营活动应当具备以下条件：

（一）有依法经过资格认定的药师或者其他药学技术人员；

（二）有与所经营药品相适应的营业场所、设备、仓储设施和卫生环境；

（三）有与所经营药品相适应的质量管理机构或者人员；

（四）有保证药品质量的规章制度，并符合国务院药品监督管理部门依据本法制定的药品经营质量管理规范要求。

第五十三条 从事药品经营活动，应当遵守药品经营质量管理规范，建立健全药品经营质量管理体系，保证药品经营全过程持续符合法定要求。

国家鼓励、引导药品零售连锁经营。从事药品零售连锁经营活动的企业总部，应当建立统一的质量管理制度，对所属零售企业的经营活动履行管理责任。

药品经营企业的法定代表人、主要负责人对本企业的药品经营活动全面负责。

第五十四条 国家对药品实行处方药与非处方药分类管理制度。具体办法由国务院药品监督管理部门会同国务院卫生健康主管部门制定。

第五十五条 药品上市许可持有人、药品生产企业、药品经营企业和医疗机构应当从药品上市许可持有人或者具有药品生产、经营资格的企业购进药品；但是，购进未实施审批管理的中药材除外。

第五十六条 药品经营企业购进药品，应当建立并执行进货检查验收制度，验明药品合格证明和其他标识；不符合规定要求的，不得购进和销售。

第五十七条 药品经营企业购销药品，应当有真实、完整的购销记录。购销记录应当注明药品的通用名称、剂型、规格、产品批号、有效期、上市许可持有人、生产企业、购销单位、购销数量、购销价格、购销日期及国务院药品监督管理部门规定的其他内容。

第五十八条 药品经营企业零售药品应当准确无误，并正确说明用法、用量和注意事项；调配处方应当经过核对，对处方所列药品不得擅自更改或者代用。对有配伍禁忌或者超剂量的处方，应当拒绝调配；必要时，经处方医师更正或者重新签字，方可调配。

药品经营企业销售中药材，应当标明产地。

依法经过资格认定的药师或者其他药学技术人员负责本企业的药品管理、处方审核和调配、合理用药指导等工作。

第五十九条 药品经营企业应当制定和执行药品保管制度，采取必要的冷藏、防冻、防潮、防虫、防鼠等措施，保证药品质量。

药品入库和出库应当执行检查制度。

第六十条 城乡集市贸易市场可以出售中药材，国务院另有规定的除外。

第六十一条 药品上市许可持有人、药品经营企业通过网络销售药品，应当遵守本法药品经营的有关规定。具体管理办法由国务院药品监督管理部门会同国务院卫生健康主管部门等部门制定。

疫苗、血液制品、麻醉药品、精神药品、医疗用毒性药品、放射性药品、药品类易制毒化学品等国家实行特殊管理的药品不得在网络上销售。

第六十二条 药品网络交易第三方平台提供者应当按照国务院药品监督管理部门的规定，向所在地省、自治区、直辖市人民政府药品监督管理部门备案。

第三方平台提供者应当依法对申请进入平台经营的药品上市许可持有人、药品经营企业的资质等进行审核，保证其符合法定要求，并对发生在平台的药品经营行为进行管理。

第三方平台提供者发现进入平台经营的药品上市许可持有人、药品经营企业有违反本法规定行为的，应当及时制止并立即报告所在地县级人民政府药品监督管理部门；发现严重违法行为的，应当立即停止提供网络交易平台服务。

第六十三条 新发现和从境外引种的药材，经国务院药品监督管理部门批准后，方可销售。

第六十四条 药品应当从允许药品进口的口岸进口，并由进口药品的企业向口岸所在地药品监督管理部门备案。海关凭药品监督管理部门出具的进口药品通关单办理通关手续。无进口药品通关单的，海关不得放行。

口岸所在地药品监督管理部门应当通知药品检验机构按照国务院药品监督管理部门的规定对进口药品进行抽查检验。

允许药品进口的口岸由国务院药品监督管理部门会同海关总署提出，报国务院批准。

第六十五条 医疗机构因临床急需进口少量药品的，经国务院药品监督管理部门或者国务院授权的省、自治区、直辖市人民政府批准，可以进口。进口的药品应当在指定医疗机构内用于特定医疗目的。

个人自用携带入境少量药品，按照国家有关规定办理。

第六十六条 进口、出口麻醉药品和国家规定范围内的精神药品，应当持有国务院药品监督管理部门颁发的进口准许证、出口准许证。

第六十七条 禁止进口疗效不确切、不良反应大或者因其他原因危害人体健康的药品。

第六十八条 国务院药品监督管理部门对下列药品在销售前或者进口时，应当指定药品检验机构进行检验；未经检验或者检验不合格的，不得销售或者进口：

（一）首次在中国境内销售的药品；

（二）国务院药品监督管理部门规定的生物制品；

（三）国务院规定的其他药品。

第六章　医疗机构药事管理

第六十九条　医疗机构应当配备依法经过资格认定的药师或者其他药学技术人员，负责本单位的药品管理、处方审核和调配、合理用药指导等工作。非药学技术人员不得直接从事药剂技术工作。

第七十条　医疗机构购进药品，应当建立并执行进货检查验收制度，验明药品合格证明和其他标识；不符合规定要求的，不得购进和使用。

第七十一条　医疗机构应当有与所使用药品相适应的场所、设备、仓储设施和卫生环境，制定和执行药品保管制度，采取必要的冷藏、防冻、防潮、防虫、防鼠等措施，保证药品质量。

第七十二条　医疗机构应当坚持安全有效、经济合理的用药原则，遵循药品临床应用指导原则、临床诊疗指南和药品说明书等合理用药，对医师处方、用药医嘱的适宜性进行审核。

医疗机构以外的其他药品使用单位，应当遵守本法有关医疗机构使用药品的规定。

第七十三条　依法经过资格认定的药师或者其他药学技术人员调配处方，应当进行核对，对处方所列药品不得擅自更改或者代用。对有配伍禁忌或者超剂量的处方，应当拒绝调配；必要时，经处方医师更正或者重新签字，方可调配。

第七十四条　医疗机构配制制剂，应当经所在地省、自治区、直辖市人民政府药品监督管理部门批准，取得医疗机构制剂许可证。无医疗机构制剂许可证的，不得配制制剂。

医疗机构制剂许可证应当标明有效期，到期重新审查发证。

第七十五条　医疗机构配制制剂，应当有能够保证制剂质量的设施、管理制度、检验仪器和卫生环境。

医疗机构配制制剂，应当按照经核准的工艺进行，所需的原料、辅料和包装材料等应当符合药用要求。

第七十六条　医疗机构配制的制剂，应当是本单位临床需要而市场上没有供应的品种，并应当经所在地省、自治区、直辖市人民政府药品监督管理部门批准；但是，法律对配制中药制剂另有规定的除外。

医疗机构配制的制剂应当按照规定进行质量检验；合格的，凭医师处方在本单位使用。经国务院药品监督管理部门或者省、自治区、直辖市人民政府药品监督管理部门批准，医疗机构配制的制剂可以在指定的医疗机构之间调剂使用。

医疗机构配制的制剂不得在市场上销售。

第七章　药品上市后管理

第七十七条　药品上市许可持有人应当制定药品上市后风险管理计划，主动开展药品上市后研究，对药品的安全性、有效性和质量可控性进行进一步确证，加强对已上市药品的持续管理。

第七十八条　对附条件批准的药品，药品上市许可持有人应当采取相应风险管理措施，并在规定期限内按照要求完成相关研究；逾期未按照要求完成研究或者不能证明其获益大于风险的，国务院药品监督管理部门应当依法处理，直至注销药品注册证书。

第七十九条　对药品生产过程中的变更，按照其对药品安全性、有效性和质量可控性的风险和产生影响的程度，实行分类管理。属于重大变更的，应当经国务院药品监督管理部门批准，其他变更应当按照国务院药品监督管理部门的规定备案或者报告。

药品上市许可持有人应当按照国务院药品监督管理部门的规定，全面评估、验证变更事项对药品安全性、有效性和质量可控性的影响。

第八十条　药品上市许可持有人应当开展药品上市后不良反应监测，主动收集、跟踪分析疑似药品不良反应信息，对已识别风险的药品及时采取风险控制措施。

第八十一条　药品上市许可持有人、药品生产企业、药品经营企业和医疗机构应当经常考察本单位所生产、经营、使用的药品质量、疗效和不良反应。发现疑似不良反应的，应当及时向药品监督管理部门和卫生健康主管部门报告。具体办法由国务院药品监督管理部门会同国务院卫生健康主管部门制定。

对已确认发生严重不良反应的药品，由国务院药品监督管理部门或者省、自治区、直辖市人民政府药品监督管理部门根据实际情况采取停止生产、销售、使用等紧急控制措施，并应当在五日内组织鉴定，自鉴定结论作出之日起十五日内依法作出行政处理决定。

第八十二条　药品存在质量问题或者其他安全隐患的，药品上市许可持有人应当立即停止销售，告知相关药品经营企业和医疗机构停止销售和使用，召回已销售的药品，及时公开召回信息，必要时应当立即停止生产，并将药品召回和处理情况向省、自治区、直辖市人民政府药品监督管理部门和卫生健康主管部门报告。药品生产企业、药品经营企业和医疗机构应当配合。

药品上市许可持有人依法应当召回药品而未召回的，省、自治区、直辖市人民政府药品监督管理部门应当责令其召回。

第八十三条　药品上市许可持有人应当对已上市药品的安全性、有效性和质量可控性定期开展上市后评价。必要时，国务院药品监督管理部门可以责令药品上市许可持有人开展上市后评价或者直接组织开展上市后评价。

经评价，对疗效不确切、不良反应大或者因其他原因危害人体健康的药品，应当注销药品注册证书。

已被注销药品注册证书的药品，不得生产或者进口、销售和使用。

已被注销药品注册证书、超过有效期等的药品，应当由药品监督管理部门监督销毁或者依法采取其他无害化处理等措施。

第八章　药品价格和广告

第八十四条　国家完善药品采购管理制度，对药品价格进行监测，开展成本价格调查，加强药品价格监督检查，依法查处价格垄断、哄抬价格等药品价格违法行为，维护药品价格秩序。

第八十五条　依法实行市场调节价的药品，药品上市许可持有人、药品生产企业、药品经营企业和医疗机构应当按照公平、合理和诚实信用、质价相符的原则制定价格，为用药者提供价格合理的药品。

药品上市许可持有人、药品生产企业、药品经营企业和医疗机构应当遵守国务院药品价格主管部门关于药品价格管理的规定，制定和标明药品零售价格，禁止暴利、价格垄断和价格欺诈等行为。

第八十六条　药品上市许可持有人、药品生产企业、药品经营企业和医疗机构应当依法向药品价格主管部门提供其药品的实际购销价格和购销数量等资料。

第八十七条　医疗机构应当向患者提供所用药品的价格清单，按照规定如实公布其常用药品的价格，加强合理用药管理。具体办法由国务院卫生健康主管部门制定。

第八十八条　禁止药品上市许可持有人、药品生产企业、药品经营企业和医疗机构在药品购销中给予、收受回扣或者其他不正当利益。

禁止药品上市许可持有人、药品生产企业、药品经营企业或者代理人以任何名义给予使用其药品的医疗机构的负责人、药品采购人员、医师、药师等有关人员财物或者其他不正当利益。禁止医疗机构的负责人、药品采购人员、医师、药师等有关人员以任何名义收受药品上市许可持有人、药品生产企业、药品经营企业或者代理人给予的财物或者其他不正当利益。

第八十九条　药品广告应当经广告主所在地省、自治区、直辖市人民政府确定的广告审查机关批准；未经批准的，不得发布。

第九十条　药品广告的内容应当真实、合法，以国务院药品监督管理部门核准的药品说明书为准，不得含有虚假的内容。

药品广告不得含有表示功效、安全性的断言或者保证；不得利用国家机关、科研单位、学术机构、行业协会或者专家、学者、医师、药师、患者等的名义或者形象作推荐、证明。

非药品广告不得有涉及药品的宣传。

第九十一条 药品价格和广告，本法未作规定的，适用《中华人民共和国价格法》、《中华人民共和国反垄断法》、《中华人民共和国反不正当竞争法》、《中华人民共和国广告法》等的规定。

第九章 药品储备和供应

第九十二条 国家实行药品储备制度，建立中央和地方两级药品储备。

发生重大灾情、疫情或者其他突发事件时，依照《中华人民共和国突发事件应对法》的规定，可以紧急调用药品。

第九十三条 国家实行基本药物制度，遴选适当数量的基本药物品种，加强组织生产和储备，提高基本药物的供给能力，满足疾病防治基本用药需求。

第九十四条 国家建立药品供求监测体系，及时收集和汇总分析短缺药品供求信息，对短缺药品实行预警，采取应对措施。

第九十五条 国家实行短缺药品清单管理制度。具体办法由国务院卫生健康主管部门会同国务院药品监督管理部门等部门制定。

药品上市许可持有人停止生产短缺药品的，应当按照规定向国务院药品监督管理部门或者省、自治区、直辖市人民政府药品监督管理部门报告。

第九十六条 国家鼓励短缺药品的研制和生产，对临床急需的短缺药品、防治重大传染病和罕见病等疾病的新药予以优先审评审批。

第九十七条 对短缺药品，国务院可以限制或者禁止出口。必要时，国务院有关部门可以采取组织生产、价格干预和扩大进口等措施，保障药品供应。

药品上市许可持有人、药品生产企业、药品经营企业应当按照规定保障药品的生产和供应。

第十章 监督管理

第九十八条 禁止生产（包括配制，下同）、销售、使用假药、劣药。

有下列情形之一的，为假药：

（一）药品所含成份与国家药品标准规定的成份不符；

（二）以非药品冒充药品或者以他种药品冒充此种药品；

（三）变质的药品；

（四）药品所标明的适应症或者功能主治超出规定范围。

有下列情形之一的，为劣药：

（一）药品成份的含量不符合国家药品标准；

（二）被污染的药品；

（三）未标明或者更改有效期的药品；

（四）未注明或者更改产品批号的药品；

（五）超过有效期的药品；

（六）擅自添加防腐剂、辅料的药品；

（七）其他不符合药品标准的药品。

禁止未取得药品批准证明文件生产、进口药品；禁止使用未按照规定审评、审批的原料药、包装材料和容器生产药品。

第九十九条 药品监督管理部门应当依照法律、法规的规定对药品研制、生产、经营和药品使用单位使用药品等活动进行监督检查，必要时可以对为药品研制、生产、经营、使用提供产品或者服务的单位和个人进行延伸检查，有关单位和个人应当予以配合，不得拒绝和隐瞒。

药品监督管理部门应当对高风险的药品实施重点监督检查。

对有证据证明可能存在安全隐患的，药品监督管理部门根据监督检查情况，应当采取告诫、约谈、限期整改以及暂停生产、销售、使用、进口等措施，并及时公布检查处理结果。

药品监督管理部门进行监督检查时，应当出示证明文件，对监督检查中知悉的商业秘密应当保密。

第一百条 药品监督管理部门根据监督管理的需要，可以对药品质量进行抽查检验。抽查检验应当按照规定抽样，并不得收取任何费用；抽样应当购买样品。所需费用按照国务院规定列支。

对有证据证明可能危害人体健康的药品及其有关材料，药品监督管理部门可以查封、扣押，并在七日内作出行政处理决定；药品需要检验的，应当自检验报告书发出之日起十五日内作出行政处理决定。

第一百零一条 国务院和省、自治区、直辖市人民政府的药品监督管理部门应当定期公告药品质量抽查检验结果；公告不当的，应当在原公告范围内予以更正。

第一百零二条 当事人对药品检验结果有异议的，可以自收到药品检验结果之日起七日内向原药品检验机构或者上一级药品监督管理部门设置或者指定的药品检验机构申请复验，也可以直接向国务院药品监督管理部门设置或者指定的药品检验机构申请复验。受理复验的药品检验机构应当在国务院药品监督管理部门规定的时间内作出复验结论。

第一百零三条 药品监督管理部门应当对药品上市许可持有人、药品生产企业、药品经营企业和药物非临床安全性评价研究机构、药物临床试验机构等遵守药品生产质量管理规范、药品经营质量管理规范、药物非临床研究质量管理规范、药物临床试验质量管理规范等情况进行检查，监督其持续符合法定要求。

第一百零四条 国家建立职业化、专业化药品检查员队伍。检查员应当熟悉药品法律法规，具备药品专业知识。

第一百零五条 药品监督管理部门建立药品上市许可持有人、药品生产企业、药品经营企业、药物非临床安全性评价研究机构、药物临床试验机构和医疗机构药品安全信用档案，记录许可颁发、日常监督检查结果、违法行为查处等情况，依法向社会公布并及时更新；对有不良信用记录的，增加监督检查频次，并可以按照国家规定实施联合惩戒。

第一百零六条 药品监督管理部门应当公布本部门的电子邮件地址、电话，接受咨询、投诉、举报，并依法及时答复、核实、处理。对查证属实的举报，按照有关规定给予举报人奖励。

药品监督管理部门应当对举报人的信息予以保密，保护举报人的合法权益。举报人举报所在单位的，该单位不得以解除、变更劳动合同或者其他方式对举报人进行打击报复。

第一百零七条 国家实行药品安全信息统一公布制度。国家药品安全总体情况、药品安全风险警示信息、重大药品安全事件及其调查处理信息和国务院确定需要统一公布的其他信息由国务院药品监督管理部门统一公布。药品安全风险警示信息和重大药品安全事件及其调查处理信息的影响限于特定区域的，也可以由有关省、自治区、直辖市人民政府药品监督管理部门公布。未经授权不得发布上述信息。

公布药品安全信息，应当及时、准确、全面，并进行必要的说明，避免误导。

任何单位和个人不得编造、散布虚假药品安全信息。

第一百零八条 县级以上人民政府应当制定药品安全事件应急预案。药品上市许可持有人、药品生产企业、药品经营企业和医疗机构等应当制定本单位的药品安全事件处置方案，并组织开展培训和应急演练。

发生药品安全事件，县级以上人民政府应当按照应急预案立即组织开展应对工作；有关单位应当立即采取有效措施进行处置，防止危害扩大。

第一百零九条 药品监督管理部门未及时发现药品安全系统性风险，未及时消除监督管理区域内药品安全隐患的，本级人民政府或者上级人民政府药品监督管理部门应当对其主要负责人进行约谈。

地方人民政府未履行药品安全职责，未及时消除区域性重大药品安全隐患的，上级人民政府或者上级人民政府药品监督管理部门应当对其主要负责人进行约谈。

被约谈的部门和地方人民政府应当立即采取措施，对药品监督管理工作进行整改。

约谈情况和整改情况应当纳入有关部门和地方人民政府药品监督管理工作评议、考核记录。

第一百一十条 地方人民政府及其药品监督管理部门不得以要求实施药品检验、审批等手段限制或者排斥非本地区药品上市许可持有人、药品生产企业生产的药品进入本地区。

第一百一十一条 药品监督管理部门及其设置或者指定的药品专业技术机构不得参与药品生产经营活动，不得以其名义推荐或者监制、监销药品。

药品监督管理部门及其设置或者指定的药品专业技术机构的工作人员不得参与药品生产经营活动。

第一百一十二条 国务院对麻醉药品、精神药品、医疗用毒性药品、放射性药品、药品类易制毒化学品等有其他特殊管理规定的，依照其规定。

第一百一十三条 药品监督管理部门发现药品违法行为涉嫌犯罪的，应当及时将案件移送公安机关。

对依法不需要追究刑事责任或者免予刑事处罚，但应当追究行政责任的，公安机关、人民检察院、人民法院应当及时将案件移送药品监督管理部门。

公安机关、人民检察院、人民法院商请药品监督管理部门、生态环境主管部门等部门提供检验结论、认定意见以及对涉案药品进行无害化处理等协助的，有关部门应当及时提供，予以协助。

第十一章　法律责任

第一百一十四条 违反本法规定，构成犯罪的，依法追究刑事责任。

第一百一十五条 未取得药品生产许可证、药品经营许可证或者医疗机构制剂许可证生产、销售药品的，责令关闭，没收违法生产、销售的药品和违法所得，并处违法生产、销售的药品（包括已售出和未售出的药品，下同）货值金额十五倍以上三十倍以下的罚款；货值金额不足十万元的，按十万元计算。

第一百一十六条 生产、销售假药的，没收违法生产、销售的药品和违法所得，责令停产停业整顿，吊销药品批准证明文件，并处违法生产、销售的药品货值金额十五倍以上三十倍以下的罚款；货值金额不足十万元的，按十万元计算；情节严重的，吊销药品生产许可证、药品经营许可证或者医疗机构制剂许可证，十年内不受理其相应申请；药品上市许可持有人为境外企业的，十年内禁止其药品进口。

第一百一十七条 生产、销售劣药的，没收违法生产、销售的药品和违法所得，并处违法生产、销售的药品货值金额十倍以上二十倍以下的罚款；违法生产、批发的药品货值金额不足十万元的，按十万元计算，违法零售的药品货值金额不足一万元的，按一万元计算；情节严重的，责令停产停业整顿直至吊销药品批准证明文件、药品生产许可证、药品经营许可证或者医疗机构制剂许可证。

生产、销售的中药饮片不符合药品标准，尚不影响安全性、有效性的，责令限期改正，给予警告；可以处十万元以上五十万元以下的罚款。

第一百一十八条 生产、销售假药，或者生产、销售劣药且情节严重的，对法定代表人、主要负责人、直接负责的主管人员和其他责任人员，没收违法行为发生期间自本单位所获收入，并处所获收入百分之三十以上三倍以下的罚款，终身禁止从事药品生产经营活动，并可以由公安机关处五日以上十五日以下的拘留。

对生产者专门用于生产假药、劣药的原料、辅料、包装材料、生产设备予以没收。

第一百一十九条 药品使用单位使用假药、劣药的，按照销售假药、零售劣药的规定处罚；情节严重的，法定代表人、主要负责人、直接负责的主管人员和其他责任人员有医疗卫生人员执业证书的，还应当吊销执业证书。

第一百二十条 知道或者应当知道属于假药、劣药或者本法第一百二十四条第一款第一项至第五项规定的药品，而为其提供储存、运输等便利条件的，没收全部储存、运输收入，并处违法收入一倍以上五倍以下的罚款；情节严重的，并处违法收入五倍以上十五倍以下的罚款；违法收入不足五万元的，按五万元计算。

第一百二十一条 对假药、劣药的处罚决定，应当依法载明药品检验机构的质量检验结论。

第一百二十二条 伪造、变造、出租、出借、非法买卖许可证或者药品批准证明文件的，没收违法所得，并处违法所得一倍以上五倍以下的罚款；情节严重的，并处违法所得五倍以上十五倍以下的罚款，吊销药品生产许可证、药品经营许可证、医疗机构制剂许可证或者药品批准证明文件，对法定代表人、主要负责人、直接负责的主管人员和其他责任人员，处二万元以上二十万元以下的罚款，十年内禁止从事药品生产经营活动，并可以由公安机关处五日以上十五日以下的拘留；违法所得不足十万元的，按十万元计算。

第一百二十三条 提供虚假的证明、数据、资料、样品或者采取其他手段骗取临床试验许可、药品生产许可、药品经营许可、医疗机构制剂许可或者药品注册等许可的，撤销相关许可，十年内不受理其相应申请，并处五十万元以上五百万元以下的罚款；情节严重的，对法定代表人、主要负责人、直接负责的主管人员和其他责任人员，处二万元以上二十万元以下的罚款，十年内禁止从事药品生产经营活动，并可以由公安机关处五日以上十五日以下的拘留。

第一百二十四条 违反本法规定，有下列行为之一的，没收违法生产、进口、销售的药品和违法所得以及专门用于违法生产的原料、辅料、包装材料和生产设备，责令停产停业整顿，并处违法生产、进口、销售的药品货值金额十五倍以上三十倍以下的罚款；货值金额不足十万元的，按十万元计算；情节严重的，吊销药品批准证明文件直至吊销药品生产许可证、药品经营许可证或者医疗机构制剂许可证，对法定代表人、主要负责人、直接负责的主管人员和其他责任人员，没收违法行为发生期间自本单位所获收入，并处所获收入百分之三十以上三倍以下的罚款，十年直至终身禁止从事药品生产经营活动，并可以由公安机关处五日以上十五日以下的拘留：

（一）未取得药品批准证明文件生产、进口药品；

（二）使用采取欺骗手段取得的药品批准证明文件生产、进口药品；

（三）使用未经审评审批的原料药生产药品；

（四）应当检验而未经检验即销售药品；

（五）生产、销售国务院药品监督管理部门禁止使用的药品；

（六）编造生产、检验记录；

（七）未经批准在药品生产过程中进行重大变更。

销售前款第一项至第三项规定的药品，或者药品使用单位使用前款第一项至第五项规定的药品的，依照前款规定处罚；情节严重的，药品使用单位的法定代表人、主要负责人、直接负责的主管人员和其他责任人员有医疗卫生人员执业证书的，还应当吊销执业证书。

未经批准进口少量境外已合法上市的药品，情节较轻的，可以依法减轻或者免予处罚。

第一百二十五条 违反本法规定，有下列行为之一的，没收违法生产、销售的药品和违法所得以及包装材料、容器，责令停产停业整顿，并处五十万元以上五百万元以下的罚款；情节严重的，吊销药品批准证明文件、药品生产许可证、药品经营许可证，对法定代表人、主要负责人、直接负责的主管人员和其他责任人员处二万元以上二十万元以下的罚款，十年直至终身禁止从事药品生产经营活动：

（一）未经批准开展药物临床试验；

（二）使用未经审评的直接接触药品的包装材料或者容器生产药品，或者销售该类药品；

（三）使用未经核准的标签、说明书。

第一百二十六条 除本法另有规定的情形外，药品上市许可持有人、药品生产企业、药品经营企业、药物非临床安全性评价研究机构、药物临床试验机构等未遵守药品生产质量管理规范、药品经营质量管理规范、药物非临床研究质量管理规范、药物临床试验质量管理规范等的，责令限期改正，给予警告；逾期不改正的，处十万元以上五十万元以下的罚款；情节严重的，处五十万元以上二百万元以下的罚款，责令停产停业整顿直至吊销药品批准证明文件、药品生产许可证、药品经营许可证等，药物非临床安全性评价研究机构、药物临床试验机构等五年内不得开展药物非临床安全性评价研究、药物临床试验，对法定代表人、主要负责人、直接负责的主管人员和其他责任人员，没收违法行为发生期间自本单位所获收入，并处所获收入百分之十以上百分之五十以下的罚款，十年直至终身禁止从事药品生产经营等活动。

第一百二十七条　违反本法规定，有下列行为之一的，责令限期改正，给予警告；逾期不改正的，处十万元以上五十万元以下的罚款：

（一）开展生物等效性试验未备案；

（二）药物临床试验期间，发现存在安全性问题或者其他风险，临床试验申办者未及时调整临床试验方案、暂停或者终止临床试验，或者未向国务院药品监督管理部门报告；

（三）未按照规定建立并实施药品追溯制度；

（四）未按照规定提交年度报告；

（五）未按照规定对药品生产过程中的变更进行备案或者报告；

（六）未制定药品上市后风险管理计划；

（七）未按照规定开展药品上市后研究或者上市后评价。

第一百二十八条　除依法应当按照假药、劣药处罚的外，药品包装未按照规定印有、贴有标签或者附有说明书，标签、说明书未按照规定注明相关信息或者印有规定标志的，责令改正，给予警告；情节严重的，吊销药品注册证书。

第一百二十九条　违反本法规定，药品上市许可持有人、药品生产企业、药品经营企业或者医疗机构未从药品上市许可持有人或者具有药品生产、经营资格的企业购进药品的，责令改正，没收违法购进的药品和违法所得，并处违法购进药品货值金额二倍以上十倍以下的罚款；情节严重的，并处货值金额十倍以上三十倍以下的罚款，吊销药品批准证明文件、药品生产许可证、药品经营许可证或者医疗机构执业许可证；货值金额不足五万元的，按五万元计算。

第一百三十条　违反本法规定，药品经营企业购销药品未按照规定进行记录，零售药品未正确说明用法、用量等事项，或者未按照规定调配处方的，责令改正，给予警告；情节严重的，吊销药品经营许可证。

第一百三十一条　违反本法规定，药品网络交易第三方平台提供者未履行资质审核、报告、停止提供网络交易平台服务等义务的，责令改正，没收违法所得，并处二十万元以上二百万元以下的罚款；情节严重的，责令停业整顿，并处二百万元以上五百万元以下的罚款。

第一百三十二条 进口已获得药品注册证书的药品，未按照规定向允许药品进口的口岸所在地药品监督管理部门备案的，责令限期改正，给予警告；逾期不改正的，吊销药品注册证书。

第一百三十三条 违反本法规定，医疗机构将其配制的制剂在市场上销售的，责令改正，没收违法销售的制剂和违法所得，并处违法销售制剂货值金额二倍以上五倍以下的罚款；情节严重的，并处货值金额五倍以上十五倍以下的罚款；货值金额不足五万元的，按五万元计算。

第一百三十四条 药品上市许可持有人未按照规定开展药品不良反应监测或者报告疑似药品不良反应的，责令限期改正，给予警告；逾期不改正的，责令停产停业整顿，并处十万元以上一百万元以下的罚款。

药品经营企业未按照规定报告疑似药品不良反应的，责令限期改正，给予警告；逾期不改正的，责令停产停业整顿，并处五万元以上五十万元以下的罚款。

医疗机构未按照规定报告疑似药品不良反应的，责令限期改正，给予警告；逾期不改正的，处五万元以上五十万元以下的罚款。

第一百三十五条 药品上市许可持有人在省、自治区、直辖市人民政府药品监督管理部门责令其召回后，拒不召回的，处应召回药品货值金额五倍以上十倍以下的罚款；货值金额不足十万元的，按十万元计算；情节严重的，吊销药品批准证明文件、药品生产许可证、药品经营许可证，对法定代表人、主要负责人、直接负责的主管人员和其他责任人员，处二万元以上二十万元以下的罚款。药品生产企业、药品经营企业、医疗机构拒不配合召回的，处十万元以上五十万元以下的罚款。

第一百三十六条 药品上市许可持有人为境外企业的，其指定的在中国境内的企业法人未依照本法规定履行相关义务的，适用本法有关药品上市许可持有人法律责任的规定。

第一百三十七条 有下列行为之一的，在本法规定的处罚幅度内从重处罚：

（一）以麻醉药品、精神药品、医疗用毒性药品、放射性药品、药品类易制毒化学品冒充其他药品，或者以其他药品冒充上述药品；

（二）生产、销售以孕产妇、儿童为主要使用对象的假药、劣药；

（三）生产、销售的生物制品属于假药、劣药；

（四）生产、销售假药、劣药，造成人身伤害后果；

（五）生产、销售假药、劣药，经处理后再犯；

（六）拒绝、逃避监督检查，伪造、销毁、隐匿有关证据材料，或者擅自动用查封、扣押物品。

第一百三十八条 药品检验机构出具虚假检验报告的，责令改正，给予警告，对单位并处二十万元以上一百万元以下的罚款；对直接负责的主管人员和其他直接责任人员依法给予降级、撤职、开除处分，没收违法所得，并处五万元以下的罚款；情节严重的，撤销其检验资格。药品检验机构出具的检验结果不实，造成损失的，应当承担相应的赔偿责任。

第一百三十九条 本法第一百一十五条至第一百三十八条规定的行政处罚，由县级以上人民政府药品监督管理部门按照职责分工决定；撤销许可、吊销许可证件的，由原批准、发证的部门决定。

第一百四十条 药品上市许可持有人、药品生产企业、药品经营企业或者医疗机构违反本法规定聘用人员的，由药品监督管理部门或者卫生健康主管部门责令解聘，处五万元以上二十万元以下的罚款。

第一百四十一条 药品上市许可持有人、药品生产企业、药品经营企业或者医疗机构在药品购销中给予、收受回扣或者其他不正当利益的，药品上市许可持有人、药品生产企业、药品经营企业或者代理人给予使用其药品的医疗机构的负责人、药品采购人员、医师、药师等有关人员财物或者其他不正当利益的，由市场监督管理部门没收违法所得，并处三十万元以上三百万元以下的罚款；情节严重的，吊销药品上市许可持有人、药品生产企业、药品经营企业营业执照，并由药品监督管理部门吊销药品批准证明文件、药品生产许可证、药品经营许可证。

药品上市许可持有人、药品生产企业、药品经营企业在药品研制、生产、经营中向国家工作人员行贿的，对法定代表人、主要负责人、直接负责的主管人员和其他责任人员终身禁止从事药品生产经营活动。

第一百四十二条 药品上市许可持有人、药品生产企业、药品经营企业的负责人、采购人员等有关人员在药品购销中收受其他药品上市许可持有人、药品生产企业、药品经营企业或者代理人给予的财物或者其他不正当利益的，没收违法所得，依法给予处罚；情节严重的，五年内禁止从事药品生产经营活动。

医疗机构的负责人、药品采购人员、医师、药师等有关人员收受药品上市许可持有人、药品生产企业、药品经营企业或者代理人给予的财物或者其他不正当利益的，由卫生健康主管部门或者本单位给予处分，没收违法所得；情节严重的，还应当吊销其执业证书。

第一百四十三条 违反本法规定，编造、散布虚假药品安全信息，构成违反治安管理行为的，由公安机关依法给予治安管理处罚。

第一百四十四条 药品上市许可持有人、药品生产企业、药品经营企业或者医疗机构违反本法规定，给用药者造成损害的，依法承担赔偿责任。

因药品质量问题受到损害的，受害人可以向药品上市许可持有人、药品生产企业请求赔偿损失，也可以向药品经营企业、医疗机构请求赔偿损失。接到受害人赔偿请求的，应当实行首负责任制，先行赔付；先行赔付后，可以依法追偿。

生产假药、劣药或者明知是假药、劣药仍然销售、使用的，受害人或者其近亲属除请求赔偿损失外，还可以请求支付价款十倍或者损失三倍的赔偿金；增加赔偿的金额不足一千元的，为一千元。

第一百四十五条 药品监督管理部门或者其设置、指定的药品专业技术机构参与药品生产经营活动的，由其上级主管机关责令改正，没收违法收入；情节严重的，对直接负责的主管人员和其他直接责任人员依法给予处分。

药品监督管理部门或者其设置、指定的药品专业技术机构的工作人员参与药品生产经营活动的，依法给予处分。

第一百四十六条 药品监督管理部门或者其设置、指定的药品检验机构在药品监督检验中违法收取检验费用的，由政府有关部门责令退还，对直接负责的主管人员和其他直接责任人员依法给予处分；情节严重的，撤销其检验资格。

第一百四十七条 违反本法规定，药品监督管理部门有下列行为之一的，应当撤销相关许可，对直接负责的主管人员和其他直接责任人员依法给予处分：

（一）不符合条件而批准进行药物临床试验；

（二）对不符合条件的药品颁发药品注册证书；

（三）对不符合条件的单位颁发药品生产许可证、药品经营许可证或者医疗机构制剂许可证。

第一百四十八条 违反本法规定，县级以上地方人民政府有下列行为之一的，对直接负责的主管人员和其他直接责任人员给予记过或者记大过处分；情节严重的，给予降级、撤职或者开除处分：

（一）瞒报、谎报、缓报、漏报药品安全事件；

（二）未及时消除区域性重大药品安全隐患，造成本行政区域内发生特别重大药品安全事件，或者连续发生重大药品安全事件；

（三）履行职责不力，造成严重不良影响或者重大损失。

第一百四十九条 违反本法规定，药品监督管理等部门有下列行为之一的，对直接负责的主管人员和其他直接责任人员给予记过或者记大过处分；情节较重的，给予降级或者撤职处分；情节严重的，给予开除处分：

（一）瞒报、谎报、缓报、漏报药品安全事件；

（二）对发现的药品安全违法行为未及时查处；

（三）未及时发现药品安全系统性风险，或者未及时消除监督管理区域内药品安全隐患，造成严重影响；

（四）其他不履行药品监督管理职责，造成严重不良影响或者重大损失。

第一百五十条 药品监督管理人员滥用职权、徇私舞弊、玩忽职守的，依法给予处分。

查处假药、劣药违法行为有失职、渎职行为的，对药品监督管理部门直接负责的主管人员和其他直接责任人员依法从重给予处分。

第一百五十一条 本章规定的货值金额以违法生产、销售药品的标价计算；没有标价的，按照同类药品的市场价格计算。

第十二章 附 则

第一百五十二条 中药材种植、采集和饲养的管理，依照有关法律、法规的规定执行。

第一百五十三条 地区性民间习用药材的管理办法，由国务院药品监督管理部门会同国务院中医药主管部门制定。

第一百五十四条 中国人民解放军和中国人民武装警察部队执行本法的具体办法，由国务院、中央军事委员会依据本法制定。

第一百五十五条 本法自 2019 年 12 月 1 日起施行。

附录7：中华人民共和国药品管理法实施条例

（2002 年 8 月 4 日中华人民共和国国务院令第 360 号公布；根据 2016 年 2 月 6 日《国务院关于修改部分行政法规的决定》第一次修订；根据 2019 年 3 月 2 日《国务院关于修改部分行政法规的决定》第二次修订）

第一章 总 则

第一条 根据《中华人民共和国药品管理法》（以下简称《药品管理法》），制定本条例。

第二条 国务院药品监督管理部门设置国家药品检验机构。

省、自治区、直辖市人民政府药品监督管理部门可以在本行政区域内设置药品检验机构。地方药品检验机构的设置规划由省、自治区、直辖市人民政府药品监督管理部门提出，报省、自治区、直辖市人民政府批准。

国务院和省、自治区、直辖市人民政府的药品监督管理部门可以根据需要，确定符合药品检验条件的检验机构承担药品检验工作。

第二章 药品生产企业管理

第三条 开办药品生产企业，申办人应当向拟办企业所在地省、自治区、直辖市人民政府药品监督管理部门提出申请。省、自治区、直辖市人民政府药品监督管理部门应当自收到申请之日起 30 个工作日内，依据《药品管理法》第八条规定的开办条件组织验收；验收合格的，发给《药品生产许可证》。

第四条 药品生产企业变更《药品生产许可证》许可事项的，应当在许可事项发生变更 30 日前，向原发证机关申请《药品生产许可证》变更登记；未经批准，不得变更许可事项。原发证机关应当自收到申请之日起 15 个工作日内作出决定。

第五条 省级以上人民政府药品监督管理部门应当按照《药品生产质量管理规范》和国务院药品监督管理部门规定的实施办法和实施步骤，组织对药品生产企业的认证工作；符合《药品生产质量管理规范》的，发给认证证书。其中，生产注射剂、放射性药品和国务院药品监督管理部门规定的生物制品的药品生产企业的认证工作，由国务院药品监督管理部门负责。

《药品生产质量管理规范》认证证书的格式由国务院药品监督管理部门统一规定。

第六条 新开办药品生产企业、药品生产企业新建药品生产车间或者新增生产剂型的，应当自取得药品生产证明文件或者经批准正式生产之日起 30 日内，按照规定向药品监督管理部门申请《药品生产质量管理规范》认证。受理申请的药品监督管理部门应当自收到企业申请之日起 6 个月内，组织对申请企业是否符合《药品生产质量管理规范》进行认证；认证合格的，发给认证证书。

第七条 国务院药品监督管理部门应当设立《药品生产质量管理规范》认证检查员库。《药品生产质量管理规范》认证检查员必须符合国务院药品监督管理部门规定的条件。进行《药品生产质量管理规范》认证，必须按照国务院药品监督管理部门的规定，从《药品生产质量管理规范》认证检查员库中随机抽取认证检查员组成认证检查组进行认证检查。

第八条 《药品生产许可证》有效期为 5 年。有效期届满，需要继续生产药品的，持证企业应当在许可证有效期届满前 6 个月，按照国务院药品监督管理部门的规定申请换发《药品生产许可证》。

药品生产企业终止生产药品或者关闭的，《药品生产许可证》由原发证部门缴销。

第九条 药品生产企业生产药品所使用的原料药，必须具有国务院药品监督管理部门核发的药品批准文号或者进口药品注册证书、医药产品注册证书；但是，未实施批准文号管理的中药材、中药饮片除外。

第十条 依据《药品管理法》第十三条规定，接受委托生产药品的，受托方必须是持有与其受托生产的药品相适应的《药品生产质量管理规范》认证证书的药品生产企业。

疫苗、血液制品和国务院药品监督管理部门规定的其他药品，不得委托生产。

第三章　药品经营企业管理

第十一条 开办药品批发企业，申办人应当向拟办企业所在地省、自治区、直辖市人民政府药品监督管理部门提出申请。省、自治区、直辖市人民政府药品监督管理部门应当自收到申请之日起 30 个工作日内，依据国务院药品监督管理部门规定的设置标准作出是否同意筹建的决定。申办人完成拟办企业筹建后，应当向原审批部门申请验收。原审批部门应当自收到申请之日起 30 个工作日内，依据《药品管理法》第十五条规定的开办条件组织验收；符合条件的，发给《药品经营许可证》。

第十二条 开办药品零售企业，申办人应当向拟办企业所在地设区的市级药品监督管理机构或者省、自治区、直辖市人民政府药品监督管理部门直接设置的县级药品监督管理机构提出申请。受理申请的药品监督管理机构应当自收到申请之日起30个工作日内，依据国务院药品监督管理部门的规定，结合当地常住人口数量、地域、交通状况和实际需要进行审查，作出是否同意筹建的决定。申办人完成拟办企业筹建后，应当向原审批机构申请验收。原审批机构应当自收到申请之日起15个工作日内，依据《药品管理法》第十五条规定的开办条件组织验收；符合条件的，发给《药品经营许可证》。

第十三条 省、自治区、直辖市人民政府药品监督管理部门和设区的市级药品监督管理机构负责组织药品经营企业的认证工作。药品经营企业应当按照国务院药品监督管理部门规定的实施办法和实施步骤，通过省、自治区、直辖市人民政府药品监督管理部门或者设区的市级药品监督管理机构组织的《药品经营质量管理规范》的认证，取得认证证书。《药品经营质量管理规范》认证证书的格式由国务院药品监督管理部门统一规定。

新开办药品批发企业和药品零售企业，应当自取得《药品经营许可证》之日起30日内，向发给其《药品经营许可证》的药品监督管理部门或者药品监督管理机构申请《药品经营质量管理规范》认证。受理申请的药品监督管理部门或者药品监督管理机构应当自收到申请之日起3个月内，按照国务院药品监督管理部门的规定，组织对申请认证的药品批发企业或者药品零售企业是否符合《药品经营质量管理规范》进行认证；认证合格的，发给认证证书。

第十四条 省、自治区、直辖市人民政府药品监督管理部门应当设立《药品经营质量管理规范》认证检查员库。《药品经营质量管理规范》认证检查员必须符合国务院药品监督管理部门规定的条件。进行《药品经营质量管理规范》认证，必须按照国务院药品监督管理部门的规定，从《药品经营质量管理规范》认证检查员库中随机抽取认证检查员组成认证检查组进行认证检查。

第十五条 国家实行处方药和非处方药分类管理制度。国家根据非处方药品的安全性，将非处方药分为甲类非处方药和乙类非处方药。

经营处方药、甲类非处方药的药品零售企业，应当配备执业药师或者其他依法经资格认定的药学技术人员。经营乙类非处方药的药品零售企业，应当配备经设区的市级药品监督管理机构或者省、自治区、直辖市人民政府药品监督管理部门直接设置的县级药品监督管理机构组织考核合格的业务人员。

第十六条 药品经营企业变更《药品经营许可证》许可事项的，应当在许可事项发生变更30日前，向原发证机关申请《药品经营许可证》变更登记；未经批准，不得变更许可事项。原发证机关应当自收到企业申请之日起15个工作日内作出决定。

第十七条 《药品经营许可证》有效期为5年。有效期届满，需要继续经营药品的，持证企业应当在许可证有效期届满前6个月，按照国务院药品监督管理部门的规定申请换发《药品经营许可证》。

药品经营企业终止经营药品或者关闭的，《药品经营许可证》由原发证机关缴销。

第十八条 交通不便的边远地区城乡集市贸易市场没有药品零售企业的，当地药品零售企业经所在地县（市）药品监督管理机构批准并到工商行政管理部门办理登记注册后，可以在该城乡集市贸易市场内设点并在批准经营的药品范围内销售非处方药品。

第十九条 通过互联网进行药品交易的药品生产企业、药品经营企业、医疗机构及其交易的药品，必须符合《药品管理法》和本条例的规定。互联网药品交易服务的管理办法，由国务院药品监督管理部门会同国务院有关部门制定。

第四章　医疗机构的药剂管理

第二十条 医疗机构设立制剂室，应当向所在地省、自治区、直辖市人民政府卫生行政部门提出申请，经审核同意后，报同级人民政府药品监督管理部门审批；省、自治区、直辖市人民政府药品监督管理部门验收合格的，予以批准，发给《医疗机构制剂许可证》。

省、自治区、直辖市人民政府卫生行政部门和药品监督管理部门应当在各自收到申请之日起 30 个工作日内，作出是否同意或者批准的决定。

第二十一条 医疗机构变更《医疗机构制剂许可证》许可事项的，应当在许可事项发生变更 30 日前，依照本条例第二十条的规定向原审核、批准机关申请《医疗机构制剂许可证》变更登记；未经批准，不得变更许可事项。原审核、批准机关应当在各自收到申请之日起 15 个工作日内作出决定。

医疗机构新增配制剂型或者改变配制场所的，应当经所在地省、自治区、直辖市人民政府药品监督管理部门验收合格后，依照前款规定办理《医疗机构制剂许可证》变更登记。

第二十二条 《医疗机构制剂许可证》有效期为 5 年。有效期届满，需要继续配制制剂的，医疗机构应当在许可证有效期届满前 6 个月，按照国务院药品监督管理部门的规定申请换发《医疗机构制剂许可证》。

医疗机构终止配制制剂或者关闭的，《医疗机构制剂许可证》由原发证机关缴销。

第二十三条 医疗机构配制制剂，必须按照国务院药品监督管理部门的规定报送有关资料和样品，经所在地省、自治区、直辖市人民政府药品监督管理部门批准，并发给制剂批准文号后，方可配制。

第二十四条 医疗机构配制的制剂不得在市场上销售或者变相销售，不得发布医疗机构制剂广告。

发生灾情、疫情、突发事件或者临床急需而市场没有供应时，经国务院或者省、自治区、直辖市人民政府的药品监督管理部门批准，在规定期限内，医疗机构配制的制剂可以在指定的医疗机构之间调剂使用。

国务院药品监督管理部门规定的特殊制剂的调剂使用以及省、自治区、直辖市之间医疗机构制剂的调剂使用，必须经国务院药品监督管理部门批准。

第二十五条 医疗机构审核和调配处方的药剂人员必须是依法经资格认定的药学技术人员。

第二十六条 医疗机构购进药品，必须有真实、完整的药品购进记录。药品购进记录必须注明药品的通用名称、剂型、规格、批号、有效期、生产厂商、供货单位、购货数量、购进价格、购货日期以及国务院药品监督管理部门规定的其他内容。

第二十七条 医疗机构向患者提供的药品应当与诊疗范围相适应，并凭执业医师或者执业助理医师的处方调配。

计划生育技术服务机构采购和向患者提供药品，其范围应当与经批准的服务范围相一致，并凭执业医师或者执业助理医师的处方调配。

个人设置的门诊部、诊所等医疗机构不得配备常用药品和急救药品以外的其他药品。常用药品和急救药品的范围和品种，由所在地的省、自治区、直辖市人民政府卫生行政部门会同同级人民政府药品监督管理部门规定。

第五章 药品管理

第二十八条 药物非临床安全性评价研究机构必须执行《药物非临床研究质量管理规范》，药物临床试验机构必须执行《药物临床试验质量管理规范》。《药物非临床研究质量管理规范》、《药物临床试验质量管理规范》由国务院药品监督管理部门分别商国务院科学技术行政部门和国务院卫生行政部门制定。

第二十九条 药物临床试验、生产药品和进口药品，应当符合《药品管理法》及本条例的规定，经国务院药品监督管理部门审查批准；国务院药品监督管理部门可以委托省、自治区、直辖市人民政府药品监督管理部门对申报药物的研制情况及条件进行审查，对申报资料进行形式审查，并对试制的样品进行检验。具体办法由国务院药品监督管理部门制定。

第三十条 研制新药，需要进行临床试验的，应当依照《药品管理法》第二十九条的规定，经国务院药品监督管理部门批准。

药物临床试验申请经国务院药品监督管理部门批准后，申报人应当在经依法认定的具有药物临床试验资格的机构中选择承担药物临床试验的机构，并将该临床试验机构报国务院药品监督管理部门和国务院卫生行政部门备案。

药物临床试验机构进行药物临床试验，应当事先告知受试者或者其监护人真实情况，并取得其书面同意。

第三十一条 生产已有国家标准的药品，应当按照国务院药品监督管理部门的规定，向省、自治区、直辖市人民政府药品监督管理部门或者国务院药品监督管理部门提出申请，报送有关技术资料并提供相关证明文件。省、自治区、直辖市人民政府药品监督管理部门应当自受理申请之日起 30 个工作日内进行审查，提出意见后报送国务院药品监督管理部门审核，并同时将审查意见通知申报方。国务院药品监督管理部门经审核符合规定的，发给药品批准文号。

第三十二条 变更研制新药、生产药品和进口药品已获批准证明文件及其附件中载明事项的，应当向国务院药品监督管理部门提出补充申请；国务院药品监督管理部门经审核符合规定的，应当予以批准。其中，不改变药品内在质量的，应当向省、自治区、直辖市人民政府药品监督管理部门提出补充申请；省、自治区、直辖市人民政府药品监督管理部门经审核符合规定的，应当予以批准，并报国务院药品监督管理部门备案。不改变药品内在质量的补充申请事项由国务院药品监督管理部门制定。

第三十三条 国务院药品监督管理部门根据保护公众健康的要求，可以对药品生产企业生产的新药品种设立不超过 5 年的监测期；在监测期内，不得批准其他企业生产和进口。

第三十四条 国家对获得生产或者销售含有新型化学成份药品许可的生产者或者销售者提交的自行取得且未披露的试验数据和其他数据实施保护，任何人不得对该未披露的试验数据和其他数据进行不正当的商业利用。

自药品生产者或者销售者获得生产、销售新型化学成份药品的许可证明文件之日起 6 年内，对其他申请人未经已获得许可的申请人同意，使用前款数据申请生产、销售新型化学成份药品许可的，药品监督管理部门不予许可；但是，其他申请人提交自行取得数据的除外。

除下列情形外，药品监督管理部门不得披露本条第一款规定的数据：

（一）公共利益需要；

（二）已采取措施确保该类数据不会被不正当地进行商业利用。

第三十五条 申请进口的药品，应当是在生产国家或者地区获得上市许可的药品；未在生产国家或者地区获得上市许可的，经国务院药品监督管理部门确认该药品品种安全、有效而且临床需要的，可以依照《药品管理法》及本条例的规定批准进口。

进口药品，应当按照国务院药品监督管理部门的规定申请注册。国外企业生产的药品取得《进口药品注册证》，中国香港、澳门和台湾地区企业生产的药品取得《医药产品注册证》后，方可进口。

第三十六条 医疗机构因临床急需进口少量药品的，应当持《医疗机构执业许可证》向国务院药品监督管理部门提出申请；经批准后，方可进口。进口的药品应当在指定医疗机构内用于特定医疗目的。

第三十七条 进口药品到岸后，进口单位应当持《进口药品注册证》或者《医药产品注册证》以及产地证明原件、购货合同副本、装箱单、运单、货运发票、出厂检验报告书、说明书等材料，向口岸所在地药品监督管理部门备案。口岸所在地药品监督管理部门经审查，提交的材料符合要求的，发给《进口药品通关单》。进口单位凭《进口药品通关单》向海关办理报关验放手续。

口岸所在地药品监督管理部门应当通知药品检验机构对进口药品逐批进行抽查检验；但是，有《药品管理法》第四十一条规定情形的除外。

第三十八条 疫苗类制品、血液制品、用于血源筛查的体外诊断试剂以及国务院药品监督管理部门规定的其他生物制品在销售前或者进口时，应当按照国务院药品监督管理部门的规定进行检验或者审核批准；检验不合格或者未获批准的，不得销售或者进口。

第三十九条 国家鼓励培育中药材。对集中规模化栽培养殖、质量可以控制并符合国务院药品监督管理部门规定条件的中药材品种，实行批准文号管理。

第四十条 国务院药品监督管理部门对已批准生产、销售的药品进行再评价，根据药品再评价结果，可以采取责令修改药品说明书，暂停生产、销售和使用的措施；对不良反应大或者其他原因危害人体健康的药品，应当撤销该药品批准证明文件。

第四十一条 国务院药品监督管理部门核发的药品批准文号、《进口药品注册证》、《医药产品注册证》的有效期为 5 年。有效期届满，需要继续生产或者进口的，应当在有效期届满前 6 个月申请再注册。药品再注册时，应当按照国务院药品监督管理部门的规定报送相关资料。有效期届满，未申请再注册或者经审查不符合国务院药品监督管理部门关于再注册的规定的，注销其药品批准文号、《进口药品注册证》或者《医药产品注册证》。

药品批准文号的再注册由省、自治区、直辖市人民政府药品监督管理部门审批，并报国务院药品监督管理部门备案；《进口药品注册证》、《医药产品注册证》的再注册由国务院药品监督管理部门审批。

第四十二条 非药品不得在其包装、标签、说明书及有关宣传资料上进行含有预防、治疗、诊断人体疾病等有关内容的宣传；但是，法律、行政法规另有规定的除外。

第六章　药品包装的管理

第四十三条　药品生产企业使用的直接接触药品的包装材料和容器，必须符合药用要求和保障人体健康、安全的标准。

直接接触药品的包装材料和容器的管理办法、产品目录和药用要求与标准，由国务院药品监督管理部门组织制定并公布。

第四十四条　生产中药饮片，应当选用与药品性质相适应的包装材料和容器；包装不符合规定的中药饮片，不得销售。中药饮片包装必须印有或者贴有标签。

中药饮片的标签必须注明品名、规格、产地、生产企业、产品批号、生产日期，实施批准文号管理的中药饮片还必须注明药品批准文号。

第四十五条　药品包装、标签、说明书必须依照《药品管理法》第五十四条和国务院药品监督管理部门的规定印制。

药品商品名称应当符合国务院药品监督管理部门的规定。

第四十六条　医疗机构配制制剂所使用的直接接触药品的包装材料和容器、制剂的标签和说明书应当符合《药品管理法》第六章和本条例的有关规定，并经省、自治区、直辖市人民政府药品监督管理部门批准。

第七章　药品价格和广告的管理

第四十七条　政府价格主管部门依照《价格法》第二十八条的规定实行药品价格监测时，为掌握、分析药品价格变动和趋势，可以指定部分药品生产企业、药品经营企业和医疗机构作为价格监测定点单位；定点单位应当给予配合、支持，如实提供有关信息资料。

第四十八条　发布药品广告，应当向药品生产企业所在地省、自治区、直辖市人民政府药品监督管理部门报送有关材料。省、自治区、直辖市人民政府药品监督管理部门应当自收到有关材料之日起 10 个工作日内作出是否核发药品广告批准文号的决定；核发药品广告批准文号的，应当同时报国务院药品监督管理部门备案。具体办法由国务院药品监督管理部门制定。

发布进口药品广告，应当依照前款规定向进口药品代理机构所在地省、自治区、直辖市人民政府药品监督管理部门申请药品广告批准文号。

在药品生产企业所在地和进口药品代理机构所在地以外的省、自治区、直辖市发布药品广告的，发布广告的企业应当在发布前向发布地省、自治区、直辖市人民政府药品监督管理部门备案。接受备案的省、自治区、直辖市人民政府药品监督管理部门发现药品广告批准内容不符合药品广告管理规定的，应当交由原核发部门处理。

第四十九条　经国务院或者省、自治区、直辖市人民政府的药品监督管理部门决定，责令暂停生产、销售和使用的药品，在暂停期间不得发布该品种药品广告；已经发布广告的，必须立即停止。

第五十条　未经省、自治区、直辖市人民政府药品监督管理部门批准的药品广告，使用伪造、冒用、失效的药品广告批准文号的广告，或者因其他广告违法活动被撤销药品广告批准文号的广告，发布广告的企业、广告经营者、广告发布者必须立即停止该药品广告的发布。

对违法发布药品广告，情节严重的，省、自治区、直辖市人民政府药品监督管理部门可以予以公告。

第八章　药品监督

第五十一条　药品监督管理部门（含省级人民政府药品监督管理部门依法设立的药品监督管理机构，下同）依法对药品的研制、生产、经营、使用实施监督检查。

第五十二条　药品抽样必须由两名以上药品监督检查人员实施，并按照国务院药品监督管理部门的规定进行抽样；被抽检方应当提供抽检样品，不得拒绝。

药品被抽检单位没有正当理由，拒绝抽查检验的，国务院药品监督管理部门和被抽检单位所在地省、自治区、直辖市人民政府药品监督管理部门可以宣布停止该单位拒绝抽检的药品上市销售和使用。

第五十三条　对有掺杂、掺假嫌疑的药品，在国家药品标准规定的检验方法和检验项目不能检验时，药品检验机构可以补充检验方法和检验项目进行药品检验；经国务院药品监督管理部门批准后，使用补充检验方法和检验项目所得出的检验结果，可以作为药品监督管理部门认定药品质量的依据。

第五十四条　国务院和省、自治区、直辖市人民政府的药品监督管理部门应当根据药品质量抽查检验结果，定期发布药品质量公告。药品质量公告应当包括抽验药品的品名、检品来源、生产企业、生产批号、药品规格、检验机构、检验依据、检验结果、不合格项目等内容。药品质量公告不当的，发布部门应当自确认公告不当之日起5日内，在原公告范围内予以更正。

当事人对药品检验机构的检验结果有异议，申请复验的，应当向负责复验的药品检验机构提交书面申请、原药品检验报告书。复验的样品从原药品检验机构留样中抽取。

第五十五条 药品监督管理部门依法对有证据证明可能危害人体健康的药品及其有关证据材料采取查封、扣押的行政强制措施的，应当自采取行政强制措施之日起7日内作出是否立案的决定；需要检验的，应当自检验报告书发出之日起15日内作出是否立案的决定；不符合立案条件的，应当解除行政强制措施；需要暂停销售和使用的，应当由国务院或者省、自治区、直辖市人民政府的药品监督管理部门作出决定。

第五十六条 药品抽查检验，不得收取任何费用。

当事人对药品检验结果有异议，申请复验的，应当按照国务院有关部门或者省、自治区、直辖市人民政府有关部门的规定，向复验机构预先支付药品检验费用。复验结论与原检验结论不一致的，复验检验费用由原药品检验机构承担。

第五十七条 依据《药品管理法》和本条例的规定核发证书、进行药品注册、药品认证和实施药品审批检验及其强制性检验，可以收取费用。具体收费标准由国务院财政部门、国务院价格主管部门制定。

第九章 法律责任

第五十八条 药品生产企业、药品经营企业有下列情形之一的，由药品监督管理部门依照《药品管理法》第七十九条的规定给予处罚：

（一）开办药品生产企业、药品生产企业新建药品生产车间、新增生产剂型，在国务院药品监督管理部门规定的时间内未通过《药品生产质量管理规范》认证，仍进行药品生产的；

（二）开办药品经营企业，在国务院药品监督管理部门规定的时间内未通过《药品经营质量管理规范》认证，仍进行药品经营的。

第五十九条 违反《药品管理法》第十三条的规定，擅自委托或者接受委托生产药品的，对委托方和受托方均依照《药品管理法》第七十四条的规定给予处罚。

第六十条 未经批准，擅自在城乡集市贸易市场设点销售药品或者在城乡集市贸易市场设点销售的药品超出批准经营的药品范围的，依照《药品管理法》第七十三条的规定给予处罚。

第六十一条 未经批准，医疗机构擅自使用其他医疗机构配制的制剂的，依照《药品管理法》第八十条的规定给予处罚。

第六十二条 个人设置的门诊部、诊所等医疗机构向患者提供的药品超出规定的范围和品种的，依照《药品管理法》第七十三条的规定给予处罚。

第六十三条 医疗机构使用假药、劣药的，依照《药品管理法》第七十四条、第七十五条的规定给予处罚。

第六十四条 违反《药品管理法》第二十九条的规定，擅自进行临床试验的，对承担药物临床试验的机构，依照《药品管理法》第七十九条的规定给予处罚。

第六十五条 药品申报者在申报临床试验时，报送虚假研制方法、质量标准、药理及毒理试验结果等有关资料和样品的，国务院药品监督管理部门对该申报药品的临床试验不予批准，对药品申报者给予警告；情节严重的，3 年内不受理该药品申报者申报该品种的临床试验申请。

第六十六条 生产没有国家药品标准的中药饮片，不符合省、自治区、直辖市人民政府药品监督管理部门制定的炮制规范的；医疗机构不按照省、自治区、直辖市人民政府药品监督管理部门批准的标准配制制剂的，依照《药品管理法》第七十五条的规定给予处罚。

第六十七条 药品监督管理部门及其工作人员违反规定，泄露生产者、销售者为获得生产、销售含有新型化学成份药品许可而提交的未披露试验数据或者其他数据，造成申请人损失的，由药品监督管理部门依法承担赔偿责任；药品监督管理部门赔偿损失后，应当责令故意或者有重大过失的工作人员承担部分或者全部赔偿费用，并对直接责任人员依法给予行政处分。

第六十八条 药品生产企业、药品经营企业生产、经营的药品及医疗机构配制的制剂，其包装、标签、说明书违反《药品管理法》及本条例规定的，依照《药品管理法》第八十六条的规定给予处罚。

第六十九条 药品生产企业、药品经营企业和医疗机构变更药品生产经营许可事项，应当办理变更登记手续而未办理的，由原发证部门给予警告，责令限期补办变更登记手续；逾期不补办的，宣布其《药品生产许可证》、《药品经营许可证》和《医疗机构制剂许可证》无效；仍从事药品生产经营活动的，依照《药品管理法》第七十三条的规定给予处罚。

第七十条 篡改经批准的药品广告内容的，由药品监督管理部门责令广告主立即停止该药品广告的发布，并由原审批的药品监督管理部门依照《药品管理法》第九十二条的规定给予处罚。

药品监督管理部门撤销药品广告批准文号后，应当自作出行政处理决定之日起 5 个工作日内通知广告监督管理机关。广告监督管理机关应当自收到药品监督管理部门通知之日起 15 个工作日内，依照《中华人民共和国广告法》的有关规定作出行政处理决定。

第七十一条 发布药品广告的企业在药品生产企业所在地或者进口药品代理机构所在地以外的省、自治区、直辖市发布药品广告，未按照规定向发布地省、自治区、直辖市人民政府药品监督管理部门备案的，由发布地的药品监督管理部门责令限期改正；逾期不改正的，停止该药品品种在发布地的广告发布活动。

第七十二条　未经省、自治区、直辖市人民政府药品监督管理部门批准，擅自发布药品广告的，药品监督管理部门发现后，应当通知广告监督管理部门依法查处。

第七十三条　违反《药品管理法》和本条例的规定，有下列行为之一的，由药品监督管理部门在《药品管理法》和本条例规定的处罚幅度内从重处罚：

（一）以麻醉药品、精神药品、医疗用毒性药品、放射性药品冒充其他药品，或者以其他药品冒充上述药品的；

（二）生产、销售以孕产妇、婴幼儿及儿童为主要使用对象的假药、劣药的；

（三）生产、销售的生物制品、血液制品属于假药、劣药的；

（四）生产、销售、使用假药、劣药，造成人员伤害后果的；

（五）生产、销售、使用假药、劣药，经处理后重犯的；

（六）拒绝、逃避监督检查，或者伪造、销毁、隐匿有关证据材料的，或者擅自动用查封、扣押物品的。

第七十四条　药品监督管理部门设置的派出机构，有权作出《药品管理法》和本条例规定的警告、罚款、没收违法生产、销售的药品和违法所得的行政处罚。

第七十五条　药品经营企业、医疗机构未违反《药品管理法》和本条例的有关规定，并有充分证据证明其不知道所销售或者使用的药品是假药、劣药的，应当没收其销售或者使用的假药、劣药和违法所得；但是，可以免除其他行政处罚。

第七十六条　依照《药品管理法》和本条例的规定没收的物品，由药品监督管理部门按照规定监督处理。

第十章　附　则

第七十七条　本条例下列用语的含义：

药品合格证明和其他标识，是指药品生产批准证明文件、药品检验报告书、药品的包装、标签和说明书。

新药，是指未曾在中国境内上市销售的药品。

处方药，是指凭执业医师和执业助理医师处方方可购买、调配和使用的药品。

非处方药，是指由国务院药品监督管理部门公布的，不需要凭执业医师和执业助理医师处方，消费者可以自行判断、购买和使用的药品。

医疗机构制剂，是指医疗机构根据本单位临床需要经批准而配制、自用的固定处方制剂。

药品认证，是指药品监督管理部门对药品研制、生产、经营、使用单位实施相应质量管理规范进行检查、评价并决定是否发给相应认证证书的过程。

药品经营方式，是指药品批发和药品零售。

药品经营范围，是指经药品监督管理部门核准经营药品的品种类别。

药品批发企业，是指将购进的药品销售给药品生产企业、药品经营企业、医疗机构的药品经营企业。

药品零售企业，是指将购进的药品直接销售给消费者的药品经营企业。

第七十八条 《药品管理法》第四十一条中"首次在中国销售的药品"，是指国内或者国外药品生产企业第一次在中国销售的药品，包括不同药品生产企业生产的相同品种。

第七十九条 《药品管理法》第五十九条第二款"禁止药品的生产企业、经营企业或者其代理人以任何名义给予使用其药品的医疗机构的负责人、药品采购人员、医师等有关人员以财物或者其他利益"中的"财物或者其他利益"，是指药品的生产企业、经营企业或者其代理人向医疗机构的负责人、药品采购人员、医师等有关人员提供的目的在于影响其药品采购或者药品处方行为的不正当利益。

第八十条 本条例自 2002 年 9 月 15 日起施行。

附录8：互联网药品信息服务管理办法

（2004年7月8日国家食品药品监督管理局令第9号公布；根据2017年11月7日国家食品药品监督管理总局局务会议《关于修改部分规章的决定》修正）

第一条 为加强药品监督管理，规范互联网药品信息服务活动，保证互联网药品信息的真实、准确，根据《中华人民共和国药品管理法》《互联网信息服务管理办法》，制定本办法。

第二条 在中华人民共和国境内提供互联网药品信息服务活动，适用本办法。

本办法所称互联网药品信息服务，是指通过互联网向上网用户提供药品（含医疗器械）信息的服务活动。

第三条 互联网药品信息服务分为经营性和非经营性两类。

经营性互联网药品信息服务是指通过互联网向上网用户有偿提供药品信息等服务的活动。

非经营性互联网药品信息服务是指通过互联网向上网用户无偿提供公开的、共享性药品信息等服务的活动。

第四条 国家食品药品监督管理总局对全国提供互联网药品信息服务活动的网站实施监督管理。

省、自治区、直辖市食品药品监督管理部门对本行政区域内提供互联网药品信息服务活动的网站实施监督管理。

第五条 拟提供互联网药品信息服务的网站，应当在向国务院信息产业主管部门或者省级电信管理机构申请办理经营许可证或者办理备案手续之前，按照属地监督管理的原则，向该网站主办单位所在地省、自治区、直辖市食品药品监督管理部门提出申请，经审核同意后取得提供互联网药品信息服务的资格。

第六条 各省、自治区、直辖市食品药品监督管理部门对本辖区内申请提供互联网药品信息服务的互联网站进行审核，符合条件的核发《互联网药品信息服务资格证书》。

第七条 《互联网药品信息服务资格证书》的格式由国家食品药品监督管理总局统一制定。

第八条 提供互联网药品信息服务的网站，应当在其网站主页显著位置标注《互联网药品信息服务资格证书》的证书编号。

第九条 提供互联网药品信息服务网站所登载的药品信息必须科学、准确，必须符合国家的法律、法规和国家有关药品、医疗器械管理的相关规定。

提供互联网药品信息服务的网站不得发布麻醉药品、精神药品、医疗用毒性药品、放射性药品、戒毒药品和医疗机构制剂的产品信息。

第十条 提供互联网药品信息服务的网站发布的药品（含医疗器械）广告，必须经过食品药品监督管理部门审查批准。

提供互联网药品信息服务的网站发布的药品（含医疗器械）广告要注明广告审查批准文号。

第十一条 申请提供互联网药品信息服务，除应当符合《互联网信息服务管理办法》规定的要求外，还应当具备下列条件：

（一）互联网药品信息服务的提供者应当为依法设立的企事业单位或者其他组织；

（二）具有与开展互联网药品信息服务活动相适应的专业人员、设施及相关制度；

（三）有两名以上熟悉药品、医疗器械管理法律、法规和药品、医疗器械专业知识，或者依法经资格认定的药学、医疗器械技术人员。

第十二条 提供互联网药品信息服务的申请应当以一个网站为基本单元。

第十三条 申请提供互联网药品信息服务，应当填写国家食品药品监督管理总局统一制发的《互联网药品信息服务申请表》，向网站主办单位所在地省、自治区、直辖市食品药品监督管理部门提出申请，同时提交以下材料：

（一）企业营业执照复印件。

（二）网站域名注册的相关证书或者证明文件。从事互联网药品信息服务网站的中文名称，除与主办单位名称相同的以外，不得以"中国""中华""全国"等冠名；除取得药品招标代理机构资格证书的单位开办的互联网站外，其他提供互联网药品信息服务的网站名称中不得出现"电子商务""药品招商""药品招标"等内容。

（三）网站栏目设置说明（申请经营性互联网药品信息服务的网站需提供收费栏目及收费方式的说明）。

（四）网站对历史发布信息进行备份和查阅的相关管理制度及执行情况说明。

（五）食品药品监督管理部门在线浏览网站上所有栏目、内容的方法及操作说明。

（六）药品及医疗器械相关专业技术人员学历证明或者其专业技术资格证书复印件、网站负责人身份证复印件及简历。

（七）健全的网络与信息安全保障措施，包括网站安全保障措施、信息安全保密管理制度、用户信息安全管理制度。

（八）保证药品信息来源合法、真实、安全的管理措施、情况说明及相关证明。

第十四条 省、自治区、直辖市食品药品监督管理部门在收到申请材料之日起5日内做出受理与否的决定，受理的，发给受理通知书；不受理的，书面通知申请人并说明理由，同时告知申请人享有依法申请行政复议或者提起行政诉讼的权利。

第十五条 对于申请材料不规范、不完整的，省、自治区、直辖市食品药品监督管理部门自申请之日起5日内一次告知申请人需要补正的全部内容；逾期不告知的，自收到材料之日起即为受理。

第十六条 省、自治区、直辖市食品药品监督管理部门自受理之日起20日内对申请提供互联网药品信息服务的材料进行审核，并作出同意或者不同意的决定。同意的，由省、自治区、直辖市食品药品监督管理部门核发《互联网药品信息服务资格证书》，同时报国家食品药品监督管理总局备案并发布公告；不同意的，应当书面通知申请人并说明理由，同时告知申请人享有依法申请行政复议或者提起行政诉讼的权利。

国家食品药品监督管理总局对各省、自治区、直辖市食品药品监督管理部门的审核工作进行监督。

第十七条 《互联网药品信息服务资格证书》有效期为5年。有效期届满，需要继续提供互联网药品信息服务的，持证单位应当在有效期届满前6个月内，向原发证机关申请换发《互联网药品信息服务资格证书》。原发证机关进行审核后，认为符合条件的，予以换发新证；认为不符合条件的，发给不予换发新证的通知并说明理由，原《互联网药品信息服务资格证书》由原发证机关收回并公告注销。

省、自治区、直辖市食品药品监督管理部门根据申请人的申请，应当在《互联网药品信息服务资格证书》有效期届满前作出是否准予其换证的决定。逾期未作出决定的，视为准予换证。

第十八条 《互联网药品信息服务资格证书》可以根据互联网药品信息服务提供者的书面申请，由原发证机关收回，原发证机关应当报国家食品药品监督管理总局备案并发布公告。被收回《互联网药品信息服务资格证书》的网站不得继续从事互联网药品信息服务。

第十九条 互联网药品信息服务提供者变更下列事项之一的，应当向原发证机关申请办理变更手续，填写《互联网药品信息服务项目变更申请表》，同时提供下列相关证明文件：

（一）《互联网药品信息服务资格证书》中审核批准的项目（互联网药品信息服务提供者单位名称、网站名称、IP地址等）；

（二）互联网药品信息服务提供者的基本项目（地址、法定代表人、企业负责人等）；

（三）网站提供互联网药品信息服务的基本情况（服务方式、服务项目等）。

第二十条 省、自治区、直辖市食品药品监督管理部门自受理变更申请之日起20个工作日内作出是否同意变更的审核决定。同意变更的，将变更结果予以公告并报国家食品药品监督管理总局备案；不同意变更的，以书面形式通知申请人并说明理由。

第二十一条 省、自治区、直辖市食品药品监督管理部门对申请人的申请进行审查时，应当公示审批过程和审批结果。申请人和利害关系人可以对直接关系其重大利益的事项提交书面意见进行陈述和申辩。依法应当听证的，按照法定程序举行听证。

第二十二条 未取得或者超出有效期使用《互联网药品信息服务资格证书》从事互联网药品信息服务的，由国家食品药品监督管理总局或者省、自治区、直辖市食品药品监督管理部门给予警告，并责令其停止从事互联网药品信息服务；情节严重的，移送相关部门，依照有关法律、法规给予处罚。

第二十三条 提供互联网药品信息服务的网站不在其网站主页的显著位置标注《互联网药品信息服务资格证书》的证书编号的，国家食品药品监督管理总局或者省、自治区、直辖市食品药品监督管理部门给予警告，责令限期改正；在限定期限内拒不改正的，对提供非经营性互联网药品信息服务的网站处以 500 元以下罚款，对提供经营性互联网药品信息服务的网站处以 5000 元以上 1 万元以下罚款。

第二十四条 互联网药品信息服务提供者违反本办法，有下列情形之一的，由国家食品药品监督管理总局或者省、自治区、直辖市食品药品监督管理部门给予警告，责令限期改正；情节严重的，对提供非经营性互联网药品信息服务的网站处以 1000 元以下罚款，对提供经营性互联网药品信息服务的网站处以 1 万元以上 3 万元以下罚款；构成犯罪的，移送司法部门追究刑事责任：

（一）已经获得《互联网药品信息服务资格证书》，但提供的药品信息直接撮合药品网上交易的；

（二）已经获得《互联网药品信息服务资格证书》，但超出审核同意的范围提供互联网药品信息服务的；

（三）提供不真实互联网药品信息服务并造成不良社会影响的；

（四）擅自变更互联网药品信息服务项目的。

第二十五条 互联网药品信息服务提供者在其业务活动中，违法使用《互联网药品信息服务资格证书》的，由国家食品药品监督管理总局或者省、自治区、直辖市食品药品监督管理部门依照有关法律、法规的规定处罚。

第二十六条 省、自治区、直辖市食品药品监督管理部门违法对互联网药品信息服务申请作出审核批准的，原发证机关应当撤销原批准的《互联网药品信息服务资格证书》，由此给申请人的合法权益造成损害的，由原发证机关依照国家赔偿法的规定给予赔偿；对直接负责的主管人员和其他直接责任人员，由其所在单位或者上级机关依法给予行政处分。

第二十七条 省、自治区、直辖市食品药品监督管理部门应当对提供互联网药品信息服务的网站进行监督检查，并将检查情况向社会公告。

第二十八条 本办法由国家食品药品监督管理总局负责解释。

第二十九条 本办法自公布之日起施行。《互联网药品信息服务管理暂行规定》（国家药品监督管理局令第 26 号）同时废止。

附录9：网络交易管理办法

第一章　总　则

第一条　为规范网络商品交易及有关服务，保护消费者和经营者的合法权益，促进网络经济持续健康发展，依据《消费者权益保护法》《产品质量法》《反不正当竞争法》《合同法》《商标法》《广告法》《侵权责任法》和《电子签名法》等法律、法规，制定本办法。

第二条　在中华人民共和国境内从事网络商品交易及有关服务，应当遵守中华人民共和国法律、法规和本办法的规定。

第三条　本办法所称网络商品交易，是指通过互联网（含移动互联网）销售商品或者提供服务的经营活动。

本办法所称有关服务，是指为网络商品交易提供第三方交易平台、宣传推广、信用评价、支付结算、物流、快递、网络接入、服务器托管、虚拟空间租用、网站网页设计制作等营利性服务。

第四条　从事网络商品交易及有关服务应当遵循自愿、公平、诚实信用的原则，遵守商业道德和公序良俗。

第五条　鼓励支持网络商品经营者、有关服务经营者创新经营模式，提升服务水平，推动网络经济发展。

第六条　鼓励支持网络商品经营者、有关服务经营者成立行业组织，建立行业公约，推动行业信用建设，加强行业自律，促进行业规范发展。

第二章　网络商品经营者和有关服务经营者的义务

第一节　一般性规定

第七条　从事网络商品交易及有关服务的经营者，应当依法办理工商登记。

从事网络商品交易的自然人，应当通过第三方交易平台开展经营活动，并向第三方交易平台提交其姓名、地址、有效身份证明、有效联系方式等真实身份信息。具备登记注册条件的，依法办理工商登记。

从事网络商品交易及有关服务的经营者销售的商品或者提供的服务属于法律、行政法规或者国务院决定规定应当取得行政许可的，应当依法取得有关许可。

第八条 已经工商行政管理部门登记注册并领取营业执照的法人、其他经济组织或者个体工商户，从事网络商品交易及有关服务的，应当在其网站首页或者从事经营活动的主页面醒目位置公开营业执照登载的信息或者其营业执照的电子链接标识。

第九条 网上交易的商品或者服务应当符合法律、法规、规章的规定。法律、法规禁止交易的商品或者服务，经营者不得在网上进行交易。

第十条 网络商品经营者向消费者销售商品或者提供服务，应当遵守《消费者权益保护法》和《产品质量法》等法律、法规、规章的规定，不得损害消费者合法权益。

第十一条 网络商品经营者向消费者销售商品或者提供服务，应当向消费者提供经营地址、联系方式、商品或者服务的数量和质量、价款或者费用、履行期限和方式、支付形式、退换货方式、安全注意事项和风险警示、售后服务、民事责任等信息，采取安全保障措施确保交易安全可靠，并按照承诺提供商品或者服务。

第十二条 网络商品经营者销售商品或者提供服务，应当保证商品或者服务的完整性，不得将商品或者服务不合理拆分出售，不得确定最低消费标准或者另行收取不合理的费用。

第十三条 网络商品经营者销售商品或者提供服务，应当按照国家有关规定或者商业惯例向消费者出具发票等购货凭证或者服务单据；征得消费者同意的，可以以电子化形式出具。电子化的购货凭证或者服务单据，可以作为处理消费投诉的依据。

消费者索要发票等购货凭证或者服务单据的，网络商品经营者必须出具。

第十四条 网络商品经营者、有关服务经营者提供的商品或者服务信息应当真实准确，不得作虚假宣传和虚假表示。

第十五条 网络商品经营者、有关服务经营者销售商品或者提供服务，应当遵守《商标法》《企业名称登记管理规定》等法律、法规、规章的规定，不得侵犯他人的注册商标专用权、企业名称权等权利。

第十六条 网络商品经营者销售商品，消费者有权自收到商品之日起七日内退货，且无需说明理由，但下列商品除外：

（一）消费者定作的；

（二）鲜活易腐的；

（三）在线下载或者消费者拆封的音像制品、计算机软件等数字化商品；

（四）交付的报纸、期刊。

除前款所列商品外，其他根据商品性质并经消费者在购买时确认不宜退货的商品，不适用无理由退货。

消费者退货的商品应当完好。网络商品经营者应当自收到退回商品之日起七日内返还消费者支付的商品价款。退回商品的运费由消费者承担；网络商品经营者和消费者另有约定的，按照约定。

第十七条 网络商品经营者、有关服务经营者在经营活动中使用合同格式条款的，应当符合法律、法规、规章的规定，按照公平原则确定交易双方的权利与义务，采用显著的方式提请消费者注意与消费者有重大利害关系的条款，并按照消费者的要求予以说明。

网络商品经营者、有关服务经营者不得以合同格式条款等方式作出排除或者限制消费者权利、减轻或者免除经营者责任、加重消费者责任等对消费者不公平、不合理的规定，不得利用合同格式条款并借助技术手段强制交易。

第十八条 网络商品经营者、有关服务经营者在经营活动中收集、使用消费者或者经营者信息，应当遵循合法、正当、必要的原则，明示收集、使用信息的目的、方式和范围，并经被收集者同意。网络商品经营者、有关服务经营者收集、使用消费者或者经营者信息，应当公开其收集、使用规则，不得违反法律、法规的规定和双方的约定收集、使用信息。

网络商品经营者、有关服务经营者及其工作人员对收集的消费者个人信息或者经营者商业秘密的数据信息必须严格保密，不得泄露、出售或者非法向他人提供。网络商品经营者、有关服务经营者应当采取技术措施和其他必要措施，确保信息安全，防止信息泄露、丢失。在发生或者可能发生信息泄露、丢失的情况时，应当立即采取补救措施。

网络商品经营者、有关服务经营者未经消费者同意或者请求，或者消费者明确表示拒绝的，不得向其发送商业性电子信息。

第十九条 网络商品经营者、有关服务经营者销售商品或者服务，应当遵守《反不正当竞争法》等法律的规定，不得以不正当竞争方式损害其他经营者的合法权益、扰乱社会经济秩序。同时，不得利用网络技术手段或者载体等方式，从事下列不正当竞争行为：

（一）擅自使用知名网站特有的域名、名称、标识或者使用与知名网站近似的域名、名称、标识，与他人知名网站相混淆，造成消费者误认；

（二）擅自使用、伪造政府部门或者社会团体电子标识，进行引人误解的虚假宣传；

（三）以虚拟物品为奖品进行抽奖式的有奖销售，虚拟物品在网络市场约定金额超过法律法规允许的限额；

（四）以虚构交易、删除不利评价等形式，为自己或他人提升商业信誉；

（五）以交易达成后违背事实的恶意评价损害竞争对手的商业信誉；

（六）法律、法规规定的其他不正当竞争行为。

第二十条 网络商品经营者、有关服务经营者不得对竞争对手的网站或者网页进行非法技术攻击，造成竞争对手无法正常经营。

第二十一条 网络商品经营者、有关服务经营者应当按照国家工商行政管理总局的规定向所在地工商行政管理部门报送经营统计资料。

第二节　第三方交易平台经营者的特别规定

第二十二条 第三方交易平台经营者应当是经工商行政管理部门登记注册并领取营业执照的企业法人。

前款所称第三方交易平台，是指在网络商品交易活动中为交易双方或者多方提供网页空间、虚拟经营场所、交易规则、交易撮合、信息发布等服务，供交易双方或者多方独立开展交易活动的信息网络系统。

第二十三条 第三方交易平台经营者应当对申请进入平台销售商品或者提供服务的法人、其他经济组织或者个体工商户的经营主体身份进行审查和登记，建立登记档案并定期核实更新，在其从事经营活动的主页面醒目位置公开营业执照登载的信息或者其营业执照的电子链接标识。

第三方交易平台经营者应当对尚不具备工商登记注册条件、申请进入平台销售商品或者提供服务的自然人的真实身份信息进行审查和登记，建立登记档案并定期核实更新，核发证明个人身份信息真实合法的标记，加载在其从事经营活动的主页面醒目位置。

第三方交易平台经营者在审查和登记时，应当使对方知悉并同意登记协议，提请对方注意义务和责任条款。

第二十四条 第三方交易平台经营者应当与申请进入平台销售商品或者提供服务的经营者订立协议，明确双方在平台进入和退出、商品和服务质量安全保障、消费者权益保护等方面的权利、义务和责任。

第三方交易平台经营者修改其与平台内经营者的协议、交易规则，应当遵循公开、连续、合理的原则，修改内容应当至少提前七日予以公示并通知相关经营者。平台内经营者不接受协议或者规则修改内容、申请退出平台的，第三方交易平台经营者应当允许其退出，并根据原协议或者交易规则承担相关责任。

第二十五条 第三方交易平台经营者应当建立平台内交易规则、交易安全保障、消费者权益保护、不良信息处理等管理制度。各项管理制度应当在其网站显示，并从技术上保证用户能够便利、完整地阅览和保存。

第三方交易平台经营者应当采取必要的技术手段和管理措施保证平台的正常运行，

提供必要、可靠的交易环境和交易服务，维护网络交易秩序。

第二十六条 第三方交易平台经营者应当对通过平台销售商品或者提供服务的经营者及其发布的商品和服务信息建立检查监控制度，发现有违反工商行政管理法律、法规、规章的行为的，应当向平台经营者所在地工商行政管理部门报告，并及时采取措施制止，必要时可以停止对其提供第三方交易平台服务。

工商行政管理部门发现平台内有违反工商行政管理法律、法规、规章的行为，依法要求第三方交易平台经营者采取措施制止的，第三方交易平台经营者应当予以配合。

第二十七条 第三方交易平台经营者应当采取必要手段保护注册商标专用权、企业名称权等权利，对权利人有证据证明平台内的经营者实施侵犯其注册商标专用权、企业名称权等权利的行为或者实施损害其合法权益的其他不正当竞争行为的，应当依照《侵权责任法》采取必要措施。

第二十八条 第三方交易平台经营者应当建立消费纠纷和解和消费维权自律制度。消费者在平台内购买商品或者接受服务，发生消费纠纷或者其合法权益受到损害时，消费者要求平台调解的，平台应当调解；消费者通过其他渠道维权的，平台应当向消费者提供经营者的真实的网站登记信息，积极协助消费者维护自身合法权益。

第二十九条 第三方交易平台经营者在平台上开展商品或者服务自营业务的，应当以显著方式对自营部分和平台内其他经营者经营部分进行区分和标记，避免消费者产生误解。

第三十条 第三方交易平台经营者应当审查、记录、保存在其平台上发布的商品和服务信息内容及其发布时间。平台内经营者的营业执照或者个人真实身份信息记录保存时间从经营者在平台的登记注销之日起不少于两年，交易记录等其他信息记录备份保存时间从交易完成之日起不少于两年。

第三方交易平台经营者应当采取电子签名、数据备份、故障恢复等技术手段确保网络交易数据和资料的完整性和安全性，并应当保证原始数据的真实性。

第三十一条 第三方交易平台经营者拟终止提供第三方交易平台服务的，应当至少提前三个月在其网站主页面醒目位置予以公示并通知相关经营者和消费者，采取必要措施保障相关经营者和消费者的合法权益。

第三十二条 鼓励第三方交易平台经营者为交易当事人提供公平、公正的信用评价服务，对经营者的信用情况客观、公正地进行采集与记录，建立信用评价体系、信用披露制度以警示交易风险。

第三十三条 鼓励第三方交易平台经营者设立消费者权益保证金。消费者权益保证金应当用于对消费者权益的保障，不得挪作他用，使用情况应当定期公开。

第三方交易平台经营者与平台内的经营者协议设立消费者权益保证金的，双方应当就消费者权益保证金提取数额、管理、使用和退还办法等作出明确约定。

第三十四条 第三方交易平台经营者应当积极协助工商行政管理部门查处网上违法经营行为，提供在其平台内涉嫌违法经营的经营者的登记信息、交易数据等资料，不得隐瞒真实情况。

第三节 其他有关服务经营者的特别规定

第三十五条 为网络商品交易提供网络接入、服务器托管、虚拟空间租用、网站网页设计制作等服务的有关服务经营者，应当要求申请者提供经营资格证明和个人真实身份信息，签订服务合同，依法记录其上网信息。申请者营业执照或者个人真实身份信息等信息记录备份保存时间自服务合同终止或者履行完毕之日起不少于两年。

第三十六条 为网络商品交易提供信用评价服务的有关服务经营者，应当通过合法途径采集信用信息，坚持中立、公正、客观原则，不得任意调整用户的信用级别或者相关信息，不得将收集的信用信息用于任何非法用途。

第三十七条 为网络商品交易提供宣传推广服务应当符合相关法律、法规、规章的规定。

通过博客、微博等网络社交载体提供宣传推广服务、评论商品或者服务并因此取得酬劳的，应当如实披露其性质，避免消费者产生误解。

第三十八条 为网络商品交易提供网络接入、支付结算、物流、快递等服务的有关服务经营者，应当积极协助工商行政管理部门查处网络商品交易相关违法行为，提供涉嫌违法经营的网络商品经营者的登记信息、联系方式、地址等相关数据资料，不得隐瞒真实情况。

第三章 网络商品交易及有关服务监督管理

第三十九条 网络商品交易及有关服务的监督管理由县级以上工商行政管理部门负责。

第四十条 县级以上工商行政管理部门应当建立网络商品交易及有关服务信用档案，记录日常监督检查结果、违法行为查处等情况。根据信用档案的记录，对网络商品经营者、有关服务经营者实施信用分类监管。

第四十一条 网络商品交易及有关服务违法行为由发生违法行为的经营者住所所在地县级以上工商行政管理部门管辖。对于其中通过第三方交易平台开展经营活动的经营者，其违法行为由第三方交易平台经营者住所所在地县级以上工商行政管理部门管辖。第三方交易平台经营者住所所在地县级以上工商行政管理部门管辖异地违法行为人有困难的，可以将违法行为人的违法情况移交违法行为人所在地县级以上工商行政管理部门处理。

两个以上工商行政管理部门因网络商品交易及有关服务违法行为的管辖权发生争议的，应当报请共同的上一级工商行政管理部门指定管辖。

对于全国范围内有重大影响、严重侵害消费者权益、引发群体投诉或者案情复杂的网络商品交易及有关服务违法行为，由国家工商行政管理总局负责查处或者指定省级工商行政管理局负责查处。

第四十二条 网络商品交易及有关服务活动中的消费者向工商行政管理部门投诉的，依照《工商行政管理部门处理消费者投诉办法》处理。

第四十三条 县级以上工商行政管理部门对涉嫌违法的网络商品交易及有关服务行为进行查处时，可以行使下列职权：

（一）询问有关当事人，调查其涉嫌从事违法网络商品交易及有关服务行为的相关情况；

（二）查阅、复制当事人的交易数据、合同、票据、账簿以及其他相关数据资料；

（三）依照法律、法规的规定，查封、扣押用于从事违法网络商品交易及有关服务行为的商品、工具、设备等物品，查封用于从事违法网络商品交易及有关服务行为的经营场所；

（四）法律、法规规定可以采取的其他措施。

工商行政管理部门依法行使前款规定的职权时，当事人应当予以协助、配合，不得拒绝、阻挠。

第四十四条 工商行政管理部门对网络商品交易及有关服务活动的技术监测记录资料，可以作为对违法的网络商品经营者、有关服务经营者实施行政处罚或者采取行政措施的电子数据证据。

第四十五条 在网络商品交易及有关服务活动中违反工商行政管理法律法规规定，情节严重，需要采取措施制止违法网站继续从事违法活动的，工商行政管理部门可以依照有关规定，提请网站许可或者备案地通信管理部门依法责令暂时屏蔽或者停止该违法网站接入服务。

第四十六条 工商行政管理部门对网站违法行为作出行政处罚后，需要关闭该违法网站的，可以依照有关规定，提请网站许可或者备案地通信管理部门依法关闭该违法网站。

第四十七条 工商行政管理部门在对网络商品交易及有关服务活动的监督管理中发现应当由其他部门查处的违法行为的，应当依法移交相关部门。

第四十八条 县级以上工商行政管理部门应当建立网络商品交易及有关服务监管工作责任制度，依法履行职责。

第四章　法律责任

第四十九条　对于违反本办法的行为，法律、法规另有规定的，从其规定。

第五十条　违反本办法第七条第二款、第二十三条、第二十五条、第二十六条第二款、第二十九条、第三十条、第三十四条、第三十五条、第三十六条、第三十八条规定的，予以警告，责令改正，拒不改正的，处以一万元以上三万元以下的罚款。

第五十一条　违反本办法第八条、第二十一条规定的，予以警告，责令改正，拒不改正的，处以一万元以下的罚款。

第五十二条　违反本办法第十七条规定的，按照《合同违法行为监督处理办法》的有关规定处罚。

第五十三条　违反本办法第十九条第（一）项规定的，按照《反不正当竞争法》第二十一条的规定处罚；违反本办法第十九条第（二）项、第（四）项规定的，按照《反不正当竞争法》第二十四条的规定处罚；违反本办法第十九条第（三）项规定的，按照《反不正当竞争法》第二十六条的规定处罚；违反本办法第十九条第（五）项规定的，予以警告，责令改正，并处一万元以上三万元以下的罚款。

第五十四条　违反本办法第二十条规定的，予以警告，责令改正，并处一万元以上三万元以下的罚款。

第五章　附　　则

第五十五条　通过第三方交易平台发布商品或者营利性服务信息、但交易过程不直接通过平台完成的经营活动，参照适用本办法关于网络商品交易的管理规定。

第五十六条　本办法由国家工商行政管理总局负责解释。

第五十七条　省级工商行政管理部门可以依据本办法的规定制定网络商品交易及有关服务监管实施指导意见。

第五十八条　本办法自 2014 年 3 月 15 日起施行。国家工商行政管理总局 2010 年 5 月 31 日发布的《网络商品交易及有关服务行为管理暂行办法》同时废止。

附录 10：中华人民共和国中医药法

（2016 年 12 月 25 日第十二届全国人民代表大会常务委员会第二十五次会议通过）

第一章 总 则

第一条 为了继承和弘扬中医药，保障和促进中医药事业发展，保护人民健康，制定本法。

第二条 本法所称中医药，是包括汉族和少数民族医药在内的我国各民族医药的统称，是反映中华民族对生命、健康和疾病的认识，具有悠久历史传统和独特理论及技术方法的医药学体系。

第三条 中医药事业是我国医药卫生事业的重要组成部分。国家大力发展中医药事业，实行中西医并重的方针，建立符合中医药特点的管理制度，充分发挥中医药在我国医药卫生事业中的作用。

发展中医药事业应当遵循中医药发展规律，坚持继承和创新相结合，保持和发挥中医药特色和优势，运用现代科学技术，促进中医药理论和实践的发展。

国家鼓励中医西医相互学习，相互补充，协调发展，发挥各自优势，促进中西医结合。

第四条 县级以上人民政府应当将中医药事业纳入国民经济和社会发展规划，建立健全中医药管理体系，统筹推进中医药事业发展。

第五条 国务院中医药主管部门负责全国的中医药管理工作。国务院其他有关部门在各自职责范围内负责与中医药管理有关的工作。

县级以上地方人民政府中医药主管部门负责本行政区域的中医药管理工作。县级以上地方人民政府其他有关部门在各自职责范围内负责与中医药管理有关的工作。

第六条 国家加强中医药服务体系建设，合理规划和配置中医药服务资源，为公民获得中医药服务提供保障。

国家支持社会力量投资中医药事业，支持组织和个人捐赠、资助中医药事业。

第七条 国家发展中医药教育，建立适应中医药事业发展需要、规模适宜、结构合理、形式多样的中医药教育体系，培养中医药人才。

第八条 国家支持中医药科学研究和技术开发，鼓励中医药科学技术创新，推广应用中医药科学技术成果，保护中医药知识产权，提高中医药科学技术水平。

第九条 国家支持中医药对外交流与合作，促进中医药的国际传播和应用。

第十条 对在中医药事业中做出突出贡献的组织和个人，按照国家有关规定给予表彰、奖励。

第二章 中医药服务

第十一条 县级以上人民政府应当将中医医疗机构建设纳入医疗机构设置规划，举办规模适宜的中医医疗机构，扶持有中医药特色和优势的医疗机构发展。

合并、撤销政府举办的中医医疗机构或者改变其中医医疗性质，应当征求上一级人民政府中医药主管部门的意见。

第十二条 政府举办的综合医院、妇幼保健机构和有条件的专科医院、社区卫生服务中心、乡镇卫生院，应当设置中医药科室。

县级以上人民政府应当采取措施，增强社区卫生服务站和村卫生室提供中医药服务的能力。

第十三条 国家支持社会力量举办中医医疗机构。

社会力量举办的中医医疗机构在准入、执业、基本医疗保险、科研教学、医务人员职称评定等方面享有与政府举办的中医医疗机构同等的权利。

第十四条 举办中医医疗机构应当按照国家有关医疗机构管理的规定办理审批手续，并遵守医疗机构管理的有关规定。

举办中医诊所的，将诊所的名称、地址、诊疗范围、人员配备情况等报所在地县级人民政府中医药主管部门备案后即可开展执业活动。中医诊所应当将本诊所的诊疗范围、中医医师的姓名及其执业范围在诊所的明显位置公示，不得超出备案范围开展医疗活动。具体办法由国务院中医药主管部门拟订，报国务院卫生行政部门审核、发布。

第十五条 从事中医医疗活动的人员应当依照《中华人民共和国执业医师法》的规定，通过中医医师资格考试取得中医医师资格，并进行执业注册。中医医师资格考试的内容应当体现中医药特点。

以师承方式学习中医或者经多年实践，医术确有专长的人员，由至少两名中医医师推荐，经省、自治区、直辖市人民政府中医药主管部门组织实践技能和效果考核合格后，即可取得中医医师资格；按照考核内容进行执业注册后，即可在注册的执业范围内，以个人开业的方式或者在医疗机构内从事中医医疗活动。国务院中医药主管部门应当根据中医药技术方法的安全风险拟订本款规定人员的分类考核办法，报国务院卫生行政部门审核、发布。

第十六条　中医医疗机构配备医务人员应当以中医药专业技术人员为主，主要提供中医药服务；经考试取得医师资格的中医医师按照国家有关规定，经培训、考核合格后，可以在执业活动中采用与其专业相关的现代科学技术方法。在医疗活动中采用现代科学技术方法的，应当有利于保持和发挥中医药特色和优势。

社区卫生服务中心、乡镇卫生院、社区卫生服务站以及有条件的村卫生室应当合理配备中医药专业技术人员，并运用和推广适宜的中医药技术方法。

第十七条　开展中医药服务，应当以中医药理论为指导，运用中医药技术方法，并符合国务院中医药主管部门制定的中医药服务基本要求。

第十八条　县级以上人民政府应当发展中医药预防、保健服务，并按照国家有关规定将其纳入基本公共卫生服务项目统筹实施。

县级以上人民政府应当发挥中医药在突发公共卫生事件应急工作中的作用，加强中医药应急物资、设备、设施、技术与人才资源储备。

医疗卫生机构应当在疾病预防与控制中积极运用中医药理论和技术方法。

第十九条　医疗机构发布中医医疗广告，应当经所在地省、自治区、直辖市人民政府中医药主管部门审查批准；未经审查批准，不得发布。发布的中医医疗广告内容应当与经审查批准的内容相符合，并符合《中华人民共和国广告法》的有关规定。

第二十条　县级以上人民政府中医药主管部门应当加强对中医药服务的监督检查，并将下列事项作为监督检查的重点：

（一）中医医疗机构、中医医师是否超出规定的范围开展医疗活动；

（二）开展中医药服务是否符合国务院中医药主管部门制定的中医药服务基本要求；

（三）中医医疗广告发布行为是否符合本法的规定。

中医药主管部门依法开展监督检查，有关单位和个人应当予以配合，不得拒绝或者阻挠。

第三章　中药保护与发展

第二十一条　国家制定中药材种植养殖、采集、贮存和初加工的技术规范、标准，加强对中药材生产流通全过程的质量监督管理，保障中药材质量安全。

第二十二条　国家鼓励发展中药材规范化种植养殖，严格管理农药、肥料等农业投入品的使用，禁止在中药材种植过程中使用剧毒、高毒农药，支持中药材良种繁育，提高中药材质量。

第二十三条　国家建立道地中药材评价体系，支持道地中药材品种选育，扶持道地中药材生产基地建设，加强道地中药材生产基地生态环境保护，鼓励采取地理标志产品保护等措施保护道地中药材。

前款所称道地中药材，是指经过中医临床长期应用优选出来的，产在特定地域，与其他地区所产同种中药材相比，品质和疗效更好，且质量稳定，具有较高知名度的中药材。

第二十四条 国务院药品监督管理部门应当组织并加强对中药材质量的监测，定期向社会公布监测结果。国务院有关部门应当协助做好中药材质量监测有关工作。

采集、贮存中药材以及对中药材进行初加工，应当符合国家有关技术规范、标准和管理规定。

国家鼓励发展中药材现代流通体系，提高中药材包装、仓储等技术水平，建立中药材流通追溯体系。药品生产企业购进中药材应当建立进货查验记录制度。中药材经营者应当建立进货查验和购销记录制度，并标明中药材产地。

第二十五条 国家保护药用野生动植物资源，对药用野生动植物资源实行动态监测和定期普查，建立药用野生动植物资源种质基因库，鼓励发展人工种植养殖，支持依法开展珍贵、濒危药用野生动植物的保护、繁育及其相关研究。

第二十六条 在村医疗机构执业的中医医师、具备中药材知识和识别能力的乡村医生，按照国家有关规定可以自种、自采地产中药材并在其执业活动中使用。

第二十七条 国家保护中药饮片传统炮制技术和工艺，支持应用传统工艺炮制中药饮片，鼓励运用现代科学技术开展中药饮片炮制技术研究。

第二十八条 对市场上没有供应的中药饮片，医疗机构可以根据本医疗机构医师处方的需要，在本医疗机构内炮制、使用。医疗机构应当遵守中药饮片炮制的有关规定，对其炮制的中药饮片的质量负责，保证药品安全。医疗机构炮制中药饮片，应当向所在地设区的市级人民政府药品监督管理部门备案。

根据临床用药需要，医疗机构可以凭本医疗机构医师的处方对中药饮片进行再加工。

第二十九条 国家鼓励和支持中药新药的研制和生产。

国家保护传统中药加工技术和工艺，支持传统剂型中成药的生产，鼓励运用现代科学技术研究开发传统中成药。

第三十条 生产符合国家规定条件的来源于古代经典名方的中药复方制剂，在申请药品批准文号时，可以仅提供非临床安全性研究资料。具体管理办法由国务院药品监督管理部门会同中医药主管部门制定。

前款所称古代经典名方，是指至今仍广泛应用、疗效确切、具有明显特色与优势的古代中医典籍所记载的方剂。具体目录由国务院中医药主管部门会同药品监督管理部门制定。

第三十一条　国家鼓励医疗机构根据本医疗机构临床用药需要配制和使用中药制剂，支持应用传统工艺配制中药制剂，支持以中药制剂为基础研制中药新药。

医疗机构配制中药制剂，应当依照《中华人民共和国药品管理法》的规定取得医疗机构制剂许可证，或者委托取得药品生产许可证的药品生产企业、取得医疗机构制剂许可证的其他医疗机构配制中药制剂。委托配制中药制剂，应当向委托方所在地省、自治区、直辖市人民政府药品监督管理部门备案。

医疗机构对其配制的中药制剂的质量负责；委托配制中药制剂的，委托方和受托方对所配制的中药制剂的质量分别承担相应责任。

第三十二条　医疗机构配制的中药制剂品种，应当依法取得制剂批准文号。但是，仅应用传统工艺配制的中药制剂品种，向医疗机构所在地省、自治区、直辖市人民政府药品监督管理部门备案后即可配制，不需要取得制剂批准文号。

医疗机构应当加强对备案的中药制剂品种的不良反应监测，并按照国家有关规定进行报告。药品监督管理部门应当加强对备案的中药制剂品种配制、使用的监督检查。

第四章　中医药人才培养

第三十三条　中医药教育应当遵循中医药人才成长规律，以中医药内容为主，体现中医药文化特色，注重中医药经典理论和中医药临床实践、现代教育方式和传统教育方式相结合。

第三十四条　国家完善中医药学校教育体系，支持专门实施中医药教育的高等学校、中等职业学校和其他教育机构的发展。

中医药学校教育的培养目标、修业年限、教学形式、教学内容、教学评价及学术水平评价标准等，应当体现中医药学科特色，符合中医药学科发展规律。

第三十五条　国家发展中医药师承教育，支持有丰富临床经验和技术专长的中医医师、中药专业技术人员在执业、业务活动中带徒授业，传授中医药理论和技术方法，培养中医药专业技术人员。

第三十六条　国家加强对中医医师和城乡基层中医药专业技术人员的培养和培训。

国家发展中西医结合教育，培养高层次的中西医结合人才。

第三十七条　县级以上地方人民政府中医药主管部门应当组织开展中医药继续教育，加强对医务人员，特别是城乡基层医务人员中医药基本知识和技能的培训。

中医药专业技术人员应当按照规定参加继续教育，所在机构应当为其接受继续教育创造条件。

第五章　中医药科学研究

第三十八条　国家鼓励科研机构、高等学校、医疗机构和药品生产企业等，运用现代科学技术和传统中医药研究方法，开展中医药科学研究，加强中西医结合研究，促进中医药理论和技术方法的继承和创新。

第三十九条　国家采取措施支持对中医药古籍文献、著名中医药专家的学术思想和诊疗经验以及民间中医药技术方法的整理、研究和利用。

国家鼓励组织和个人捐献有科学研究和临床应用价值的中医药文献、秘方、验方、诊疗方法和技术。

第四十条　国家建立和完善符合中医药特点的科学技术创新体系、评价体系和管理体制，推动中医药科学技术进步与创新。

第四十一条　国家采取措施，加强对中医药基础理论和辨证论治方法，常见病、多发病、慢性病和重大疑难疾病、重大传染病的中医药防治，以及其他对中医药理论和实践发展有重大促进作用的项目的科学研究。

第六章　中医药传承与文化传播

第四十二条　对具有重要学术价值的中医药理论和技术方法，省级以上人民政府中医药主管部门应当组织遴选本行政区域内的中医药学术传承项目和传承人，并为传承活动提供必要的条件。传承人应当开展传承活动，培养后继人才，收集整理并妥善保存相关的学术资料。属于非物质文化遗产代表性项目的，依照《中华人民共和国非物质文化遗产法》的有关规定开展传承活动。

第四十三条　国家建立中医药传统知识保护数据库、保护名录和保护制度。

中医药传统知识持有人对其持有的中医药传统知识享有传承使用的权利，对他人获取、利用其持有的中医药传统知识享有知情同意和利益分享等权利。

国家对经依法认定属于国家秘密的传统中药处方组成和生产工艺实行特殊保护。

第四十四条　国家发展中医养生保健服务，支持社会力量举办规范的中医养生保健机构。中医养生保健服务规范、标准由国务院中医药主管部门制定。

第四十五条　县级以上人民政府应当加强中医药文化宣传，普及中医药知识，鼓励组织和个人创作中医药文化和科普作品。

第四十六条　开展中医药文化宣传和知识普及活动，应当遵守国家有关规定。任何组织或者个人不得对中医药作虚假、夸大宣传，不得冒用中医药名义牟取不正当利益。

广播、电视、报刊、互联网等媒体开展中医药知识宣传，应当聘请中医药专业技术人员进行。

第七章　保障措施

第四十七条　县级以上人民政府应当为中医药事业发展提供政策支持和条件保障，将中医药事业发展经费纳入本级财政预算。

县级以上人民政府及其有关部门制定基本医疗保险支付政策、药物政策等医药卫生政策，应当有中医药主管部门参加，注重发挥中医药的优势，支持提供和利用中医药服务。

第四十八条　县级以上人民政府及其有关部门应当按照法定价格管理权限，合理确定中医医疗服务的收费项目和标准，体现中医医疗服务成本和专业技术价值。

第四十九条　县级以上地方人民政府有关部门应当按照国家规定，将符合条件的中医医疗机构纳入基本医疗保险定点医疗机构范围，将符合条件的中医诊疗项目、中药饮片、中成药和医疗机构中药制剂纳入基本医疗保险基金支付范围。

第五十条　国家加强中医药标准体系建设，根据中医药特点对需要统一的技术要求制定标准并及时修订。

中医药国家标准、行业标准由国务院有关部门依据职责制定或者修订，并在其网站上公布，供公众免费查阅。

国家推动建立中医药国际标准体系。

第五十一条　开展法律、行政法规规定的与中医药有关的评审、评估、鉴定活动，应当成立中医药评审、评估、鉴定的专门组织，或者有中医药专家参加。

第五十二条　国家采取措施，加大对少数民族医药传承创新、应用发展和人才培养的扶持力度，加强少数民族医疗机构和医师队伍建设，促进和规范少数民族医药事业发展。

第八章　法律责任

第五十三条　县级以上人民政府中医药主管部门及其他有关部门未履行本法规定的职责的，由本级人民政府或者上级人民政府有关部门责令改正；情节严重的，对直接负责的主管人员和其他直接责任人员，依法给予处分。

第五十四条　违反本法规定，中医诊所超出备案范围开展医疗活动的，由所在地县级人民政府中医药主管部门责令改正，没收违法所得，并处一万元以上三万元以下罚款；情节严重的，责令停止执业活动。

中医诊所被责令停止执业活动的，其直接负责的主管人员自处罚决定作出之日起五年内不得在医疗机构内从事管理工作。医疗机构聘用上述不得从事管理工作的人员从事管理工作的，由原发证部门吊销执业许可证或者由原备案部门责令停止执业活动。

第五十五条 违反本法规定，经考核取得医师资格的中医医师超出注册的执业范围从事医疗活动的，由县级以上人民政府中医药主管部门责令暂停六个月以上一年以下执业活动，并处一万元以上三万元以下罚款；情节严重的，吊销执业证书。

第五十六条 违反本法规定，举办中医诊所、炮制中药饮片、委托配制中药制剂应当备案而未备案，或者备案时提供虚假材料的，由中医药主管部门和药品监督管理部门按照各自职责分工责令改正，没收违法所得，并处三万元以下罚款，向社会公告相关信息；拒不改正的，责令停止执业活动或者责令停止炮制中药饮片、委托配制中药制剂活动，其直接责任人员五年内不得从事中医药相关活动。

医疗机构应用传统工艺配制中药制剂未依照本法规定备案，或者未按照备案材料载明的要求配制中药制剂的，按生产假药给予处罚。

第五十七条 违反本法规定，发布的中医医疗广告内容与经审查批准的内容不相符的，由原审查部门撤销该广告的审查批准文件，一年内不受理该医疗机构的广告审查申请。

违反本法规定，发布中医医疗广告有前款规定以外违法行为的，依照《中华人民共和国广告法》的规定给予处罚。

第五十八条 违反本法规定，在中药材种植过程中使用剧毒、高毒农药的，依照有关法律、法规规定给予处罚；情节严重的，可以由公安机关对其直接负责的主管人员和其他直接责任人员处五日以上十五日以下拘留。

第五十九条 违反本法规定，造成人身、财产损害的，依法承担民事责任；构成犯罪的，依法追究刑事责任。

第九章　附　则

第六十条 中医药的管理，本法未作规定的，适用《中华人民共和国执业医师法》、《中华人民共和国药品管理法》等相关法律、行政法规的规定。

军队的中医药管理，由军队卫生主管部门依照本法和军队有关规定组织实施。

第六十一条 民族自治地方可以根据《中华人民共和国民族区域自治法》和本法的有关规定，结合实际，制定促进和规范本地方少数民族医药事业发展的办法。

第六十二条 盲人按照国家有关规定取得盲人医疗按摩人员资格的，可以以个人开业的方式或者在医疗机构内提供医疗按摩服务。

第六十三条 本法自 2017 年 7 月 1 日起施行。

主要参考书目

1. 张伯礼，吴勉华 . 中医内科学［M］.10 版 . 北京：中国中医药出版，2017.

2. 宗蕾 . 肝胆疾病的家庭康复［M］. 上海：上海科学技术文献出版社，2010.

3. 步宏，李一雷 . 病理学［M］.9 版 . 北京：人民卫生出版社，2018.

4. 波特 . 默克家庭诊疗手册［M］. 赵小文，译 .19 版 . 北京：人民卫生出版社，2019.

5. 江绍基 . 家庭医学百科［M］. 上海：上海科学技术文献出版社，2009.